AF533144

A. White, M. Cummings, J. Filshie

Praxishandbuch medizinische Akupunktur

Adrian White, Mike Cummings, Jacqueline Filshie

Praxishandbuch medizinische Akupunktur

2. Auflage

Übersetzt von: Dr. Petra Zimmermann, Braunschweig

Mit einem Geleitwort von: Dr. Panos Barlas

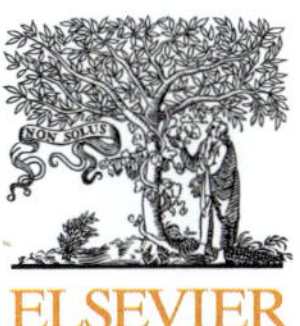

Elsevier GmbH, Hackerbrücke 6, 80335 München, Deutschland
Wir freuen uns über Ihr Feedback und Ihre Anregungen an books.cs.muc@elsevier.com

Titel der Originalausgabe
An Introduction to Western Medical Acupuncture 2nd edition

1st edition 2008
ISBN: 978-0-7020-7318-2

This translation of An Introduction to Western Medical Acupuncture, 2nd edition by Adrian White, Mike Cummings, Jacqueline Filshie was undertaken by Elsevier GmbH and is published by arrangement with Elsevier Ltd.
Diese Übersetzung von An Introduction to Western Medical Acupuncture, 2. Auflage, von Adrian White, Mike Cummings, Jacqueline Filshie wird durch die Elsevier GmbH ausgeführt und in Absprache mit Elsevier Ltd. veröffentlicht.
ISBN 978-3-437-56832-9
eISBN 978-3-437-09957-1

Wichtiger Hinweis für den Benutzer
Die Übersetzung wurde von der Elsevier GmbH eigenverantwortlich ausgeführt. Ärzte/Praktiker und Forscher müssen sich bei der Bewertung und Anwendung aller hier beschriebenen Informationen, Methoden, Wirkstoffe oder Experimente stets auf ihre eigenen Erfahrungen und Kenntnisse verlassen. Bedingt durch den schnellen Wissenszuwachs insbesondere in den medizinischen Wissenschaften sollte eine unabhängige Überprüfung von Diagnosen und Arzneimitteldosierungen erfolgen. Im größtmöglichen Umfang des Gesetzes wird von Elsevier, den Autoren, Redakteuren oder Beitragenden keinerlei Haftung in Bezug auf die Übersetzung oder für jegliche Verletzung und/oder Schäden an Personen oder Eigentum, im Rahmen von Produkthaftung, Fahrlässigkeit oder anderweitig, übernommen. Dies gilt gleichermaßen für jegliche Anwendung oder Bedienung der in diesem Werk aufgeführten Methoden, Produkte, Anweisungen oder Konzepte.

Für die Vollständigkeit und Auswahl der aufgeführten Medikamente übernimmt der Verlag keine Gewähr.
Hinweise zu Diagnose und Therapie können sich von den in Deutschland üblichen Standards unterscheiden. Achtung: Die bei den genannten Arzneimitteln angegebenen Dosierungen und Anwendungshinweise können von der deutschen Zulassung abweichen.

Bibliografische Information der Deutschen Nationalbibliothek
Die Deutsche Nationalbibliothek verzeichnet diese Publikation in der Deutschen Nationalbibliografie; detaillierte bibliografische Daten sind im Internet über https://www.dnb.de abrufbar.

21 22 23 24 5 4 3 2 1

Um den Textfluss nicht zu stören, wurde bei Patienten und Berufsbezeichnungen die grammatikalisch maskuline Form gewählt. Selbstverständlich sind in diesen Fällen immer alle Geschlechter gemeint.

Planung: Marko Schweizer, München
Projektmanagement: Marion Kraus, München
Redaktion: Lisa Lorz, Garmisch
Herstellung: Ute Landwehr-Heldt, Bremen
Satz: SPi Global, Puducherry/India
Druck und Bindung: Drukarnia Dimograf Sp. z o. o., Bielsko-Biała/Polen
Umschlaggestaltung: Spiesz Design, Neu-Ulm
Titelfotografie: © Yanik Chauvin – stock.adobe.com
Aktuelle Informationen finden Sie im Internet unter www.elsevier.de und www.elsevier.com.

Geleitwort

In einer Zeit, in der die Gesundheitsversorgung vor großen Herausforderungen steht, wo überzeugende Belege vonnöten sind, um neue Techniken in die Praxis umzusetzen, und Skepsis über alles grassiert, was „alternativ" ist, steht die Akupunktur auf dem Prüfstand. Wenn dies auf die standhaft verfochtenen Überzeugungen der Traditionalisten trifft, ist ein Konflikt zwischen der „Evidenzbasis" und der „traditionellen" Schule unausweichlich, was die Herausforderungen noch verstärkt.

Akupunktur ist ein Therapiesystem, das sich über Beobachtung und klinische Erfahrungsprozesse herausgebildet hat, aus denen persönliche Meinungen hervorgehen. Charisma, Erfahrung, die Arroganz vorgeblicher oder selbsternannter Autorität und klinische Anwendung lenkten ihre Entwicklung und formten die Prinzipien, mit denen wir alle, die wir uns zu ihrem Studium entschlossen hatten, vertraut gemacht wurden. Was wir darüber jedoch nicht vergessen sollten, ist das, was William Edwards Deming einmal sagte: „Ohne Daten ist es nur eine Meinung."

Akupunktur hat sich in den letzten Jahren zu einem nützlichen, wirksamen Hilfsmittel im Arsenal des Therapeuten muskuloskelettaler Schmerzen herausgebildet. Häufig entstehen Reibungen zwischen ihren Grundlagen in der traditionellen Chinesischen Medizin (TCM) und einem Establishment, dessen Bezugspunkt das Modell der westlichen Medizin ist. Dessen ungeachtet steigt ihre Akzeptanz als valide, biologisch plausible Therapiemethode, da nunmehr Belege für ihre physiologischen und klinischen Wirkungen verfügbar sind. Das biomedizinische Modell der klinischen Beweisführung, wie es in der medizinischen Akupunktur vorgestellt wird, scheint die vielversprechendste Entwicklung auf dem Gebiet der Akupunktur bzw. nadelbasierter Therapien im Allgemeinen zu sein.

In früheren Jahren wich die Begeisterung beim Anblick eines neuen Titels im Buchladen (ich gehöre zu der Altersgruppe, die noch in Buchläden ging, um Bücher zu kaufen …) schnell der Enttäuschung, wenn man „das gleiche alte Zeug" vorfand, das mit alarmierender Regelmäßigkeit aufgewärmt, neu verpackt und auf den Markt geworfen wurde. Als ich daher gebeten wurde, ein Geleitwort zu einer „Einführung in die medizinische Akupunktur" zu verfassen, ließen mich der Zynismus des Alters und die Erfahrung einen argwöhnischen Blick auf das Cover werfen.

Aber man ist nie zu alt oder zu erfahren, um nicht doch noch Überraschungen zu erleben. Das war bei mir der Fall (d. h. ich war nicht zu alt, sondern überrascht!): Hier ist ein Buch, das eine klare, prägnante und evidenzbasierte Sichtweise auf die Akupunktur – sowohl ihrer theoretischen als auch praktischen Aspekte – bietet.

In diesem Buch wird eine Brücke zwischen zwei Welten geschlagen und das Offensichtliche ausgesprochen: Die Zeiten haben sich geändert, und die beiden Schulen sollten voneinander lernen, wenn die Ausübung der Akupunktur in den kommenden Jahren zum Wohle der Patienten weiterwachsen soll.

Das Buch ist unübersehbar so verfasst, dass es den beschäftigten modernen Therapeuten im Blick hat, der bereits Akupunktur praktiziert oder gerade eine Akupunkturausbildung durchläuft. Das Buch ist in klare Abschnitte untergliedert, die in logischer Reihenfolge aufeinander folgen, und bedient sich einer informellen, aber nicht saloppen Ausdrucksweise, um seine Botschaft zu übermitteln. Es ist leicht verständlich und vermittelt schnell die darin enthaltenen Informationen. Die Teile, die sich mit den wissenschaftlichen Aspekten der Akupunktur beschäftigen, sind präzise, fachkundig, klar und auf dem neuesten Stand und werden auf verständliche Weise dargeboten – keineswegs leichte Kost. Aber wenn man sich die Liste der Verfasser anschaut, ist dies keine Überraschung: erfahrene Wissenschaftler, Mediziner und Pädagogen, mit einem soliden Hintergrund in den westlichen Prinzipien der Wissenschaft und einem tiefen Verständnis der Akupunkturpraxis – dies sind die idealen Personen, um diese Aufgabe anzugehen.

Die Teile, die sich mit den verschiedenen Herangehensweisen an die Nadelung befassen (myofasziale Triggerpunkte, traditionelle Chinesische Akupunktur) sind ebenfalls sehr klar und auf unparteiische Weise beschrieben und erörtert. Die Darstellung der Evidenzbasis, die für die Akupunktur als Therapie verschiedener Erkrankungen vorliegt, ist ebenfalls gut recherchiert, objektiv und detailliert. Praktischerweise ist sie in Abschnitte unterteilt, die sich auf spezielle Krankheitsbilder beziehen, sodass sie als Leitfaden zum schnellen Nachschlagen dienen kann. Die Teile über die praktischen Aspekte der Therapie und der Therapie-Leitfaden sind, zusammen mit den beiliegenden Referenzkarten, auch für den weniger erfahrenen oder gerade erst ausgebildeten Therapeuten von Nutzen.

Alles in allem ist dies ein bemerkenswertes Buch. Seine Struktur und Sprache, seine einfache Herangehensweise und umfassende Untersuchung der Akupunkturtheorie und -praxis sollten es zu *dem* modernen Handbuch der medizinischen Akupunktur werden lassen.

Panos Barlas

Vorwort

Es gibt zahlreiche Lehrbücher, die sich der Akupunktur widmen und sowohl theoretische als auch praktische Aspekte der Akupunkturtherapie abdecken. Die Mehrzahl dieser Bücher konzentriert sich auf die traditionelle Theorie und Praxis, während das vorliegende Buch eine andere Sichtweise einnimmt. Es kombiniert die neuesten Konzepte über die neurophysiologischen Mechanismen der Akupunktur mit einem praktischen Ansatz, der im Wesentlichen von diesen Mechanismen geleitet ist. Die klassischen Punktlokalisationen und Akupunkturnamen werden beibehalten, weil sie nützlich und bekannt sind, aber dieses Buch legt einen viel stärkeren Schwerpunkt auf die segmentale Innervation der Akupunkturpunkte als auf die Konzepte von Meridianen.

Die medizinische Akupunktur wird angewendet, nachdem eine konventionell-medizinische Diagnose gestellt wurde, und folgt wissenschaftlichen Prinzipien, die unter Berücksichtigung dieser Diagnose eine Therapie formulieren. Die Therapie verfolgt das Ziel, die Symptome zu lindern. Es ist nur eine therapeutische Methode neben anderen und passt perfekt zu einem breiteren Ansatz der Gesamtheit der westlichen Medizin, der sowohl das psychosoziale als auch das körperliche Wohlbefinden des Individuums berücksichtigt.

Daher ist eine westliche Medizin, die diese Form der Akupunktur mit einbezieht, ein Beispiel für eine wahrlich integrative Medizin: eine traditionelle Therapie wird erforscht, innerhalb eines modernen wissenschaftlichen Kontexts neu interpretiert und schließlich (wenn angemessen) in eine moderne Gesundheitsversorgung integriert.

Dieses Buch ist ein Begleitbuch zu *Medical Acupuncture: a Western Scientific Approach.*

Adrian White
Mike Cummings
Jacqueline Filshie

Danksagung

Dieses Buch spiegelt die Gedanken, das Wissen und die Weisheit vieler Menschen wider. Die Verfasser sind allen dankbar, mit denen sie Gespräche geführt oder deren Artikel sie gelesen bzw. deren Vorlesungen sie gehört haben und die auf die eine oder andere Weise zu diesem Werk beigetragen haben, das den Versuch unternimmt, die Akupunktur im Hinblick auf westliche Wissenschaft zu verstehen. Es sind tatsächlich zu viele Personen, um sie alle aufzuführen. Die Literaturangaben am Ende dieses Buches lassen auf die Anzahl und Diversität der Wissenschaftler schließen, die an dem Projekt, die Akupunktur zu verstehen, beteiligt sind. Wir sind auch dankbar für die Hilfe, Geduld und Professionalität von Nicola Lally, Poppy Garraway und Veronika Watkins im Elsevier-Verlag.

Ungeachtet der besten Intentionen der oben Genannten übernehmen wir bereitwillig die Verantwortung für alle Fehler oder Auslassungen.

Adrian White
Mike Cummings
Jacqueline Filshie

Glossar

Hinweis: eine Liste der klassischen Meridiane und ihrer Standardabkürzungen findet sich in ➤ Tab. 19.10 und ➤ Tab. 19.11 (➤ Kap. 19). Weiterführende Informationen sind auf der Webseite der Deutschen Schmerzgesellschaft zu finden (www.schmerzgesellschaft.de).

Affektiv(e Schmerzkomponente) Der emotionale Aspekt von Schmerzen, der störend oder besorgniserregend ist; „der Schmerz ist grässlich" (s. a. ➤ sensorisch).

Afferenter Nerv Ein Nerv, der Informationen von der Peripherie zum ZNS bringt – Sinnesnerv (von lat. affere = hinbringen).

Aktionspotenzial Die elektrische Reaktion eines Nervs auf Stimulation, beispielsweise durch eine Akupunkturnadel. Das Aktionspotenzial verläuft längs der Nervenfaser bis zur Synapse (breitet sich aus) (➤ sich ausbreiten).

Akupunkturpunkt Traditionell eine präzise Lokalisation, an der Nadeln eingeführt werden können; in der medizinischen Akupunktur ist die Nadelung nicht auf traditionelle Akupunkturpunkte beschränkt.

Akuter/chronischer Schmerz Schmerz, der weniger/mehr als drei Monate anhält, auch wenn manche Experten für eine Dauer von sechs Monaten plädieren (s. a. ➤ sensorisch[e Schmerzkomponente]).

Allodynie Schmerzen, die durch einen Stimulus verursacht werden, der normalerweise keine Schmerzen auslöst.

Analgesie Analgesie bedeutet strenggenommen eine vollständige Schmerzbeseitigung, aber „Akupunktur-Analgesie" meint eine Schmerzlinderung, oft in Verbindung mit konventioneller Anästhesie.

Assoziative Cortices Kortikale Areale, die unserer Welterfahrung zugrunde liegen; sie werden von den „primären" Cortices unterschieden, die direkt mit sensorischer oder motorischer Aktivität befasst sind.

Autonome Nerven Nerven, die für die Kontrolle von Körperfunktionen zuständig sind, die nicht der bewussten Kontrolle unterliegen.

De Qi Chinesisches Wort für die Nadelempfindung, wörtlich „Taubheit, Gespanntheit, Schwere und Schmerzen", auch kribbelnde und sich ausbreitende Empfindung.

Dermatom Areal der Körperoberfläche, das durch Sinnesnerven eines einzelnen Rückenmarkssegment innerviert wird.

Dry Needling (trockenes Nadeln) Ausdruck, der manchmal für Akupunktur verwendet wird, wenn die Nadelung ohne traditionell chinesische Herangehensweise erfolgt.

Efferenter Nerv Ein motorischer oder autonomer Nerv, der Informationen aus dem ZNS hinausführt.

Elektroakupunktur Elektrische Stimulation, die mittels auf die übliche Weise eingeführter Nadeln angewendet wird.

Empfindlicher Punkt Eine Lokalisation, die beim Drücken Schmerzen verursacht; kann ggf. die besonderen Merkmale eines myofaszialen Triggerpunkts aufweisen.

Hauptpunkte Akupunkturpunkte, die besonders starke allgemein-regulatorische oder stimulierende Effekte aufzuweisen scheinen.

Heterotopischer noxischer Konditionierungsstimulus (HNCS) Schmerzhafte Stimulation der Peripherie, die eine umfassende absteigende Schmerzhemmung aktiviert. Früher als diffuse noxische inhibitorische Kontrolle (DNIC) bezeichnet.

Hinterhorn Der Teil der Grauen Substanz innerhalb des Rückenmarksegments, wo die primären afferenten Nerven enden.

Hyperalgesie Verstärkter Schmerz durch einen Stimulus, der normalerweise Schmerzen auslöst.

Kollateral(faser) Sekundäre Nervenfaser, die auf einen anderen Zielbereich als das Hauptaxon projiziert.

Konvergenz Das Zusammenfließen von Input aus mehreren verschiedenen Quellen zu einer einzigen Zelle oder zu einem einzigen Nucleus im ZNS.

Laser-„Akupunktur" Niederenergetische Laserstrahlen, die an Akupunkturpunkten angewendet werden, ohne Nadeln.

Leitbahn ➤ Meridian

Limbisches System Oberbegriff für mehrere Zentren im Gehirn, die unmittelbar an verschiedenen emotionalen Reaktionen beteiligt sind.

Medizinische Akupunktur Ein Akupunkturansatz, der Akupunkturphänomene gemäß dem heutigen Verständnis der Körperstrukturen und -funktionen deutet und die Akupunktur in die westliche Medizin integriert.

Meridian Unsichtbare Linien auf der Körperoberfläche, die Akupunkturpunkte miteinander verbinden. Eine physische Struktur, die diese Leitbahnen erklären könnte, wurde nicht gefunden. In der traditionellen Chinesischen Medizin wird behauptet, dass sie der Weg für den Fluss von *qi* sind; sie werden auch Leitbahnen genannt.

Modulieren Die Funktion einer Zelle, eines Nucleus oder eines Organs in die eine oder andere Richtung modifizieren.

Moxa Getrocknete Blätter der Pflanze *Artemisia vulgaris,* die als Wärme-Stimulus verwendet werden. Sie werden entweder direkt über der Haut oder auf/in der Nähe einer Nadel abgebrannt. Dieser Vorgang (Moxibustion) war ein integraler Bestandteil der traditionellen Chinesischen Akupunktur.

Myelinisiert In Bezug auf Nerven: mit einer Myelinschicht bedeckt, die die Übertragungsgeschwindigkeit erhöht.

Myofaszialer Triggerpunkt (MTrP) Kleines, hyperirritables Areal innerhalb eines Hartspanns von einem Skelettmuskel, das bestimmte Merkmale aufweist.

Myotom Alle Muskeln, die von einem einzelnen Rückenmarkssegment innerviert werden.

NADA-Technik Standardisierte Form der Ohrakupunktur in ambulanten Therapiezentren für Suchtkranke, die von der National Acupuncture Detoxification Association (= NADA) entwickelt wurde.

Neuropathischer Schmerz Schmerzart, die durch eine Schädigung oder Erkrankung des somatosensorischen Nervensystems verursacht wird.

Neuropeptide Moleküle, die von Neuronen genutzt werden, um über Oberflächenrezeptoren miteinander zu kommunizieren. Im Unterschied zu Neurotransmittern werden sie nicht wieder aufgenommen und recycelt, sondern im extrazellulären Raum abgebaut. Opioidpeptide sind Neuropeptide, die eng mit den Wirkungen von Akupunktur zu tun haben. Weitere Beispiele sind CGRP, NGF, Noradrenalin, Serotonin, Oxytocin, Cholecystokinin, VIP, Substanz P.

Neuroplastizität Funktionsveränderung des Nervensystems in Reaktion auf einen (v. a. wiederholten) Stimulus.

Neurotransmitter Alle chemischen Stoffe im Körper, die einen Nerv stimulieren, insbesondere ein chemischer Stoff, der lokal durch einen anderen Nerv ausgeschüttet wird (Neurotransmission).

Nozizeption Der neuronale Prozess, einen Stimulus zu spüren, der für den Körper potenziell schädlich ist; kann ggf. zur Schmerzwahrnehmung führen.

Nozizeptor Ein hochschwelliger sensorischer Rezeptor des peripheren somatosensorischen Nervensystems, der noxische Stimuli übertragen und kodieren kann.

Oberflächliche Nadelung Die Nadeln dringen in die Haut und die oberflächlichen Faszien ein, aber nicht tiefer.

Ohrakupunktur Akupunkturform, bei der Nadeln in die Ohrmuschel eingeführt werden.

Opioidpeptide Klasse endogener chemischer Botenstoffe im ZNS, deren Gesamtwirkung darin besteht, die Schmerzwahrnehmung herabzusetzen.

Periosteales Picken Stimulierung des Periosts (Knochenhaut) mit einer Nadel.

Perkutane elektrische Nervenstimulation Im Endeffekt die gleiche Behandlung wie ➤ Elektroakupunktur, wenn auch nicht unbedingt an Akupunkturpunkten.

Placebo Eine Intervention, bei der eine physikalische oder chemische Behandlung vorgetäuscht wird, die jedoch ganz auf der psychischen Ebene funktioniert; die Verwendung eines Placebos ohne Zustimmung des Patienten gilt als unethisch.

Projizieren Eines Nervs: eine Synapse herstellen und Einfluss auf (ein anderes Neuron) ausüben.

qi („tchi") Traditioneller Ausdruck, der häufig mit „Energie" übersetzt wird; stand ursprünglich für das Nähren und Schützen des Körpers (das moderne Äquivalent sind Blutversorgung und Immunfunktion).

Rezeptionsfeld Die Region (meist auf der Haut), von der aus ein peripherer Nerv erregt werden kann.

Schmerz Eine unangenehme sensorische und emotionale Erfahrung, die mit tatsächlicher oder potenzieller Gewebeschädigung zusammenhängt oder im Hinblick auf eine solche Schädigung beschrieben wird.

Sensibilisierung Erhöhte Reaktivität nozizeptiver Neuronen auf normalen Input und/oder Herbeiführung einer Reaktion auf normalerweise unterschwelligen Input. Dies kann peripher oder zentral oder meist beides sein.

Sensorisch(e Schmerzkomponente) Die Schmerzbewusstheit im Hinblick auf die Schmerzstelle, die Art und Intensität des Schmerzes: „Hier tut es weh" (s. a. ➤ „affektiv" in Bezug auf psychische Effekte).

Sensorische Stimulation Therapien (u. a. Akupunktur), die Sinnesnerven stimulieren.

Sensorischer Stimulus Eine physikalische Modalität, die die Aktivierung von Sinnesnerven zur Folge hat.

Sham Vortäuschen, meist im Zusammenhang mit einer vorgetäuschten Therapie, die als Kontrollverfahren in einer klinischen Studie konzipiert wurde.

Sich ausbreiten Korrekter Ausdruck zur Beschreibung der Bewegung des ➤ Aktionspotenzials längs einer Nervenfaser.

Sklerotom Knochenareal, das durch Sinnesnerven eines einzelnen Rückenmarkssegments innerviert wird.

Somatisch Hat mit „Soma" (griech. Körper) zu tun, speziell mit den muskuloskelettalen Anteilen des Körpers im Unterschied zu den viszeralen.

Somatoviszeral Effekt, den der Körper über neuronale Wege auf die inneren Organe haben kann.

Stark reagierender Patient Patient, der viel stärkere positive und negative Reaktionen auf Akupunktur zeigt als die meisten anderen Menschen.

Substantia gelatinosa Äußerer Anteil des Hinterhorns, wo die afferenten nozizeptiven Fasern enden.

Synapse Verbindungsstelle zwischen zwei Nervenzellen, wo das Aktionspotenzial der ersten Nervenzelle sich auf die zweite überträgt und den Stimulus ausbreitet. Die Synapse ist die entscheidende Stelle, wo die Aktivität des Nervensystems modifiziert werden kann: Lokale Gegebenheiten bestimmen, ob der Effekt des eingehenden Stimulus reduziert, blockiert oder verstärkt werden kann.

TENS Transkutane elektrische Nervenstimulation, eine Technik der sensorischen Stimulation über oberflächliche Elektroden. Unterscheidet sich von der Akupunktur v. a. dadurch, dass sie (in der Regel) keine nachhaltigen oder kumulativen Wirkungen hat.

Traditionelle Chinesische Akupunktur Akupunkturansatz, der verschiedene Akupunkturmodelle umfasst, die sich in verschiedenen Teilen Chinas und innerhalb verschiedener historischer Zeiträume entwickelt haben. Bestandteil der traditionellen Chinesischen Medizin (TCM).

Trockenes Nadeln ➤ Dry Needling

Viszerosomatisch Reflexwirkung, die Ereignisse in den inneren Organen über neuronale Bahnen auf den Rest des Körpers haben.

Viszerotom Alle Organe, die durch die Sinnesnerven eines einzelnen Rückenmarkssegments innerviert werden.

Zentralnervensystem (ZNS) Nervensystem, das in der Wirbelsäule und im Schädel lokalisiert ist, d. h. in Rückenmark und Gehirn.

Abkürzungen

ACh	Azetylcholin
ACTH	adrenocorticotropes Hormon
ASAD	anxiety, sickness, and dyspnoea (Ängstlichkeit, Krankheit und Dyspnoe)
CCK	Cholecystokinin
CGRP	Calcitonin Gene-Related Peptide
CRPS	complex regional pain syndrome (komplexes regionales Schmerzsyndrom, M. Sudeck)
DI	descending inhibition (absteigende Hemmung)
DMN	default mode network (Ruhezustandsnetzwerk)
EA	Elektroakupunktur
EMG	Elektromyografie
FDA	Food and Drug Administration
GABA	Gammaaminobuttersäure
GLY	Glycin
GnRH	Gonadotropin-Releasing-Hormon
ICD	implantierbarer Kardioverter-Defribillator
ICER	incremental cost effectiveness ratio (inkrementelles Kosten-Effektivitäts-Verhältnis)
IMS	intramuskuläre Stimulation
IPDMA	individuelle Patientendaten-Meta-Analyse
LPNN	limbisch-paralimbisches neokortikales Netzwerk
MEPP	Miniaturendplattenpotenzial
MTrP	myofaszialer Triggerpunkt
NADA	National Acupuncture Detoxification Association
NGF	nerve growth factor (Nervenwachstumsfaktor)
NHS	(britischer) National Health Service
PAG	periaquäduktales Grau
PCOS	polycystic ovary syndrome (polyzystisches Ovarialsyndrom)
PET	Positronenemissionstomografie
PGE_2	Prostaglandin E_2
PTNS	perkutane tibiale Nervenstimulation
QALY	quality adjusted life year (qualitätskorrigiertes Lebensjahr)
SMD	standardisierte Mittelwertdifferenz
SP	Substanz P
SNRI	Serotonin-Noradrenalin-Wiederaufnahme-Hemmer
SSRI	selektive Serotonin-Wiederaufnahme-Hemmer
TCA	traditionelle Chinesische Akupunktur
TCM	traditionelle Chinesische Medizin
TENS	transkutane elektrische Nervenstimulation
ZNS	Zentralnervensystem

Inhaltsverzeichnis

KAPITEL

1 Einführung

Eine Akupunkturbehandlung ist eine merkwürdige Erfahrung. Bevor sich die Patienten auf den Behandlungstisch legen, werden sie vielleicht gebeten, ihre Ärmel hochzukrempeln und ihre Socken oder Strümpfe auszuziehen – auch wenn sie gar nicht über Beschwerden an ihren Händen und Füßen klagen. Der Akupunkteur wird sie vermutlich an verschiedenen Stellen des Körpers betasten und vielleicht an der Haut Messungen mit seinen Fingern vornehmen, um nach einem bestimmten Punkt zu suchen, in den spezielle Nadeln eingestochen werden. Das Einstechen selbst tut wahrscheinlich gar nicht weh – jedenfalls nicht wie der scharfe Stich, den man erwarten könnte. Das ist umso besser, da der Akupunkteur noch weitere Nadeln einstechen wird, möglicherweise bis zu sechs oder acht. Die Nadeln gehen entweder nur in die Haut oder tiefer in den Muskel hinein. Jede Nadel ist etwa 2,5 cm lang (➤ Farbtafel 1 im Anhang) und wird etwa zur Hälfte eingeführt und dann ggf. etwa 30 Sekunden lang gedreht. Dadurch wird eine merkwürdige Art von Schmerz erzeugt, deshalb merkwürdig, weil die Nadeln nicht hohl sind – es wird ja nichts injiziert und nichts herausgezogen. Dann ruhen die Nadeln einfach an der Stelle oder werden manchmal an einen batteriebetriebenen Stimulator angeschlossen (➤ Farbtafel 2 im Anhang), der ein sanftes Kribbeln erzeugt. Dann werden die Nadeln etwa 10 bis 20 Minuten in situ belassen, bevor sie einfach wieder herausgezogen werden. Der Patient geht daraufhin nach Hause und fühlt sich oftmals für einige Stunden entspannt, sogar ein bisschen schläfrig. Er wird häufig feststellen, dass die Symptome ein bisschen besser geworden sind – wenn auch oftmals nicht nach nur einer Behandlung. Dieser Ablauf wird einmal wöchentlich in einem Behandlungszyklus von sechs oder acht Sitzungen wiederholt, und in den meisten Fällen verschwinden die Symptome allmählich.

Patienten, die ihren Akupunkteur fragen, was Akupunktur eigentlich ist, oder die sich im Internet oder in einem Buch über Akupunktur informieren, erfahren in der Regel, dass die Akupunktur ihre Ursprünge in der traditionellen Chinesischen Medizin hat. Ihnen wird auch gesagt, dass die Nadeln durch Einflussnahme auf etwas, was man *qi* (Energie) nennt, wirken. Diese Energie fließt im ganzen Körper in Strukturen, die als „Meridiane" bezeichnet werden. Diese ungewöhnlichen Konzepte (die übrigens nicht evidenzbasiert sind) scheinen der Ungewöhnlichkeit der Therapie zu entsprechen. Deshalb werden sie normalerweise akzeptiert, und zwar manchmal auch von Menschen, die erkennen, dass sie dem westlichen Verständnis von der Art und Weise, wie der Körper funktioniert, völlig fremd sind. Diese Erklärungen scheinen sogar von einigen Medizinern akzeptiert zu werden, was es den Patienten einfacher macht, sie unkritisch hinzunehmen und zu denken: „Die Fachleute sollten das wissen, warum also sollte ich das in Frage stellen?"

Leser dieses Buches werden einen anderen Ansatz entdecken: Wir nehmen diese merkwürdige Therapie, die sich im Lauf vieler Jahrhunderte entwickelt hat, und versuchen, sie in moderner Begrifflichkeit neu zu interpretieren. Wir nehmen einen wissenschaftlichen Standpunkt ein und wenden das heutige Verständnis von der Funktionsweise des Körpers an, um zu erklären, was passiert, wenn die Akupunkturnadeln eingestochen und manipuliert werden. Akupunktur funktioniert, indem Sinnesnerven stimuliert werden, und zwar die gleichen, die für Empfindungen wie Berühren, Drücken, Dehnen und sogar Schmerzen zuständig sind. Wir hoffen, zeigen zu können, dass dieser medizinische Ansatz nicht nur erklären kann, was während der Akupunktur geschieht, sondern auch als Leitfaden dienen kann, um mit Hilfe von Akupunkturnadeln verschiedene Erkrankungen zu therapieren. Wir hoffen, dass dieser Akupunkturstil in der westlichen Medizin zu einer leichteren Akzeptanz führt und dadurch den Patienten in größerem Umfang zugänglich wird.

Wir wollen den Standpunkt, den wir in dem vorliegenden Buch einnehmen, wie folgt zusammenfassen:

- Akupunktur ist eine nützliche Therapie, die einen Platz neben konventionellen Medikamenten und chirurgischen Eingriffen sowie physikalischen und auch Psychotherapien verdient hat.
- Es gibt einen validen, modernen Ansatz zur Akupunktur, demzufolge sie als eine Form der Nerven- und Muskelstimulation betrachtet wird.
- Wir behaupten nicht, dass unsere speziellen Erklärungen „richtig" sind und die traditionellen chinesischen Erklärungen „falsch".
- Wir sagen auch nicht, dass die Wissenschaft alle Antworten bereithält – es gibt noch viele Lücken in unserem Wissen und Verstehen.
- Der wissenschaftliche Ansatz ist die beste Methode, um in der Zukunft das Wissen und Verstehen von Akupunktur zu erhöhen, da er von seinem Wesen her selbstkritisch ist.

Wie können wir uns sicher sein, dass Akupunktur eine valide Therapie darstellt?

Akupunktur wurde oftmals gedankenlos abgelehnt. Schließlich handelt es sich um eine wirklich ungewohnte Therapieform, die ganz anders ist als alle anderen Therapien in der gesamten Medizin oder Chirurgie. Und die üblichen Erklärungsmuster für diese Therapie sind sogar noch sonderbarer. Deshalb können wir es verstehen, wenn die Menschen denken: „Es muss bloße Suggestion sein." Wir haben auch gewisse Zweifel, aber unsere Erfahrung mit Akupunktur überzeugt uns, dass es sich um ein reales und wertvolles Phänomen handelt. Hier sind nur drei Argumente, die diese Ansicht stützen:

1. Akupunktur erfreut sich wachsender Beliebtheit, und zwar sowohl bei den Patienten als auch unter den Ärzten – von denen einige den Ruf genießen, ziemlich sachlich zu sein. Die Meinungen so vieler Tausend vernünftiger Menschen sollten nicht einfach so abgetan werden. Eine im Jahr 2009 in Großbritannien veröffentlichte Studie von Therapeuten schätzt, dass etwa vier Millionen Akupunkturbehandlungen jährlich durchgeführt werden, ein Drittel davon im Rahmen des National Health Service (Hopton et al. 2012). In 84 Prozent der Kliniken für chronische Schmerzen im National Health Service wird den Patienten Akupunktur angeboten (Woollam und Jackson 1998). In diesen Schmerzkliniken herrscht ein harter Kampf um Ressourcen, und keine Therapie hat eine Chance, wenn sie nicht einigermaßen häufig Erfolge zeigt. Fast die Hälfte der älteren Patienten mit Rückenschmerzen hat bereits Akupunktur ausprobiert (Greville-Harris et al. 2016). Akupunktur wird immer häufiger von Allgemeinmedizinern angewendet oder von anderen Angehörigen der primären Gesundheitsversorgung angeboten. Akupunktur ist eine der populärsten Komplementärtherapien. Ein ähnliches Bild ergibt sich in anderen westlichen Ländern wie Australien (Wardle et al. 2013). Akupunktur wird auch weiterhin routinemäßig in vielen Ländern in Fernost angeboten, etwa in China, Korea und Vietnam (Chang et al. 2011, Pham et al. 2013), oftmals parallel zur etablierten westlichen Medizin.
2. Immer mehr klinische Studien belegen, dass Akupunktur nicht nur ein Placebo ist. Es gibt viele Schwierigkeiten, strenge klinische Studien über Akupunktur durchzuführen, wobei eine nicht geringe Schwierigkeit darin besteht, ein „Placebo" zu finden. Was sonst sieht aus wie eine Nadel und fühlt sich auch so an, ist aber keine? Es gibt nun jedoch genügend Studien und Reviews dieser Studien, um einigermaßen sicher sein zu können, dass Akupunktur tatsächliche Wirkungen aufweist. Reviews haben gezeigt, dass Akupunktur eine bessere Wirkung hat, unterschiedliche Arten von Problemen zu behandeln, als Sham-

Kontrollen. Dazu zählen qualitativ hochwertige Forschungsergebnisse zu Nacken- und Rückenschmerzen, Arthrose und Kopfschmerzen (Vickers et al. 2012) sowie zu Übelkeit und Erbrechen (Lee et al. 2015). Es gibt zahlreiche Belege für ihre Wirksamkeit bei anderen Erkrankungen (➤ Kap. 12).

3. Vielleicht das stärkste Argument, das für die Akupunktur spricht, ist die gesammelte klinische Erfahrung, die sich aus der Beobachtung von Patienten, die mit Akupunktur behandelt wurden, und dem Anhören ihrer Kommentare ergibt. Das, was sowohl während als auch nach der Behandlung geschieht, ist so markant und so unerwartet, dass Patienten sich dies einfach nicht ausdenken können. Diese Phänomene ereignen sich oft genug und sind bei völlig unterschiedlichen Patienten ähnlich genug, um den Gedanken nahezulegen, dass Akupunkturnadeln tatsächlich recht deutliche und biologische Wirkungen erzielen (➤ Kasten).

!

Für die Akupunkturtherapie charakteristische Phänomene

- Die Nadeln können Empfindungen hervorrufen, die sich von allem unterscheiden, was man bisher erlebt hat.
- Eine Schmerzlinderung tritt in drei unterschiedlichen Mustern auf: manchmal sofort nach dem Entfernen der Nadeln, manchmal am Morgen nach der Behandlung und manchmal sich allmählich im Lauf mehrerer Behandlungen steigernd.
- Nadeln in einem Bereich des Körpers behandeln einen anderen Bereich (z. B. profitieren Migräne Patienten davon, im Fuß genadelt zu werden).
- Patienten berichten spontan über ein verbessertes Wohlbefinden und über tiefen Schlaf nach der Therapie.
- Weitere leichtere Symptome (die dem Akupunkteur gar nicht bekannt sind und die mit dem behandelten Hauptproblem nicht zusammenhängen) werden häufig durch Akupunktur gebessert, etwa ein unregelmäßiger Menstruationszyklus oder eine leichte Darmstörung.
- Nach der Therapie können leichte „systemische" Nebenwirkungen auftreten (z. B. Benommenheit, Verschlimmerung von Symptomen, Kopfschmerzen oder Übelkeit).
- Sehr selten hat Akupunktur überraschend starke Auswirkungen auf das Nervensystem und ruft starke emotionale Reaktionen hervor.

Warum nicht einfach die traditionellen Erklärungen für die Akupunktur akzeptieren?

Weil die Chinesen die Akupunktur vor vielen Jahrhunderten entdeckt haben und auch heute noch anwenden und weil ihre Erklärungen so natürlich, schön und philosophisch sind, meinen die Leute, dass die Erklärungen stimmen müssten. Die gleichen Leute sagen auch, dass unsere wissenschaftliche Herangehensweise zu eingeschränkt sei, um den Feinheiten dieser alten Kunst gerecht zu werden. Wir sind davon nicht überzeugt und werden an dieser Stelle kurz erläutern, warum nicht (mehr Details dazu später im Buch).

Die Akupunktur hat sich über einen Zeitraum von 2000 Jahren entwickelt. Während dieser Zeit sind Theorien über die Welt entstanden, die sich im Zuge neuer Entdeckungen und eines neuen Naturverständnisses dramatisch verändert haben. Mit jeder neuen Weltsicht wurde das Phänomen der Akupunktur auf andere Weise erklärt, je nach den neuen Ideen. Wir führen diese Tradition einfach weiter fort.

Bis jetzt waren Akupunkteure darum bemüht, frühere Konzepte nicht zu verwerfen, sondern den alten Erklärungen neue hinzuzufügen. Alte daoistische Konzepte von *yin* und *yang*, die aus der Zeit des Naturalismus (ca. 300–400 v. Chr.) stammen und die ca. 100 v. Chr. in der Ära des Han-Konfuzianismus etabliert wurden, vermischen sich so mit Vorstellungen, dass Krankheiten auf Besessenheit durch Dämonen zurückzuführen seien, mit Theorien der fünf grundlegenden universellen Elemente und modernen Syndromen. Es scheint eine Art Respekt vor den früheren Modellen zu geben, der die Menschen dazu veranlasst, an den alten Ideen festzuhalten, um eine gewisse Absicherung gegen den Verlust wertvoller Einsichten zu schaffen.

Aber die westliche Wissenschaft hat die Art und Weise unseres Wissens und Verständnisses vollkommen und grundlegend verändert. An den alten Ideen festzuhalten und gleichzeitig neue hinzuzufügen wäre so, als ob man von dem Leser verlangen würde, er solle gleichzeitig akzeptieren, dass die Welt eine Kugel *und* flach sei. Das ist für den modernen Menschen nicht leicht.

Wir halten die traditionelle Chinesische Akupunktur für einen faszinierenden Teil der Medizingeschichte und respektieren die Ärzte des Altertums, aber ihre Erklärungen sind heutzutage nicht mehr von Bedeutung – zumindest für uns. Wir werden dies anhand dreier Beispiele für grundlegende Gedanken in der traditionellen chinesischen Akupunkturtheorie veranschaulichen:

1. Die traditionelle Chinesische Akupunktur beinhaltet das Grundkonzept, dass Akupunkturpunkte auf Meridianen liegen und dass die Nadeln durch die Meridiane ihre Wirkungen erzielen. Aber niemand hat bis jetzt irgendwelche Belege für die physische Existenz dieser Meridiane erbracht. Um diesem Problem zu entgehen, werden die Meridiane zuweilen nur als abstraktes Konzept beschrieben. Aber es ist schwer zu akzeptieren, wie solch ein abstraktes Konzept die starken physiologischen Wirkungen zeigen kann, die wir in der klinischen Praxis beobachten.
2. Die traditionelle Chinesische Akupunktur bietet eine Erklärung für die Symptome eines jeden Individuums und eine Diagnose für alle Erkrankungen im Medizinwörterbuch an. Aber aufgrund dessen, was wir über die große Bandbreite von den in der Medizin bekannten Erkrankungen wissen, erscheint es höchst unwahrscheinlich, dass Erkrankungen, die so unterschiedlich sind wie Krebs, rheumatoide Arthritis, Pneumonie und Herzkrankheiten, durch einen einzigen, allumfassenden Mechanismus erklärt werden können. Ganz zu schweigen davon, dass sie alle auf die Therapie mit Akupunkturnadeln reagieren könnten.
3. Wenn es um die konkrete Therapie mit Akupunktur geht, werden die Punkte auf der Grundlage ausgewählt, dass jeder Akupunkturpunkt eine spezifische Funktion besitzt. Beispielsweise hat ein Punkt in der Nähe des großen Zehs die Funktion, „Leber-Feuer zu klären". Selbst wenn wir die Symptome von „Leber-Feuer" als Hitzegefühl und Erröten der Haut verstehen können, ist der Gedanke, dass diese Empfindungen durch die Nadelung eines spezifischen Punktes am Fuß korrigiert werden können, gemäß dem, was wir über die Anatomie und Physiologie des Körpers wissen, nicht überzeugend. Kein traditionelles Glaubenssystem, sondern diese „Ursache-Wirkung"-Beziehung ist das Terrain der Wissenschaft, und Erklärungen auf der Grundlage, dass die Nadeln Nerven stimulieren und Transmitter im Gehirn freisetzen, scheinen uns viel angemessener zu sein.

Lesern, die zu der Schlussfolgerung gelangen, dass sie „ihre Zweifel unterdrücken" müssten, wenn sie die Theorie der traditionellen Chinesischen Akupunktur akzeptieren wollten, wird ein Ausweg geboten. Es ist an der Zeit, die Akupunktur und ihre sonderbaren Phänomene auf eine Art und Weise zu betrachten, die für die westliche Wissenschaft glaubwürdig ist.

Was dieses Buch bietet

Dies ist das Herzstück unserer Argumentation: Akupunktur funktioniert, aber nicht aus den Gründen, die üblicherweise angeführt werden. Akupunktur ist als Therapie valide, aber die traditionellen Erklärungen haben in der modernen Welt keine Gültigkeit.

Das Buch zielt darauf ab, Erklärungen zu bieten, die sich mit dem derzeitigen Verständnis von Struktur, Funktion und Erkrankung decken – zuzüglich eines geringen Maßes an Spekulationen. Wir akzeptieren, dass diese Erklärungen nur vorläufigen Charakter haben und revidiert werden, wenn neue Entdeckungen gemacht wurden. Aber sie liefern eine gute therapeutische Grundlage, die unter den derzeitigen Umständen rational ist. Wir glauben, dass durch diese Herangehensweise viel mehr Patienten Zugang zur Akupunktur bekommen werden.

Es ist nicht unser Anliegen, ein „Kochbuch" mit Therapie-Rezepten zu verfassen. Vielmehr möchten wir dem Leser helfen, die grundlegenden Prinzipien der Akupunktur zu verstehen, die dann auf jede Situation angewendet werden können, wo es angezeigt ist.

In der Gliederung dieses Buches wird unser Verständnis von Akupunktur schrittweise entfaltet. In einem gewissen Maß wird in den späteren Kapiteln davon ausgegangen, dass der Leser die in den vorhergehenden Kapiteln besprochenen Themen verstanden hat. Wir haben das Buch für Therapeuten geschrieben. Wie erfahren ein Therapeut auch in anderen Gesundheitsbereichen sein mag, legen wir doch jedem eindringlich nahe, die Informationen über **Sicherheit** gründlich zu lesen: Nadeln können gefährlich sein, aber Akupunktur ist in den richtigen Händen sehr sicher. Wir legen auf das Thema Sicherheit einen Schwerpunkt und haben deshalb ein Kapitel über die Evidenz (➤ Kap. 13) und ein zweites Kapitel über sichere Praktiken verfasst (➤ Kap. 16).

In Teil I dieses Buches wird ein Überblick über die zugrunde liegenden Prinzipien gegeben: Prinzipien der Akupunktur selbst, von Schmerzen und dem Nervensystem und der klinischen Praxis der Akupunktur.

In Teil II werden die Wirkungen von Akupunktur beschrieben. Dieser Teil ist so angeordnet, dass er **therapeutische Herangehensweisen** reflektiert – also wo man die Nadeln einsticht und wie man sie stimuliert. Bei der Therapie gibt es drei Zielbereiche:

- Lokal – Gewebeveränderungen und lokale Reflexe.
- Segmental – basierend auf den spinalen Reflexen.
- Generell – Veränderungen in verschiedenen Hirnzentren, die Auswirkungen auf den gesamten Körper haben.

Innerhalb eines jeden Zielbereichs kann der Therapieansatz modifiziert werden, um unterschiedliche Wirkungen zu erzielen. Die lokale Nadelung kann darauf abzielen, die Blutversorgung zu verbessern oder myofasziale Triggerpunkte zu deaktivieren. Die segmentale Nadelung kann zum Ziel haben, Schmerzen zu reduzieren oder das autonome Nervensystem zu modulieren. Zu den generellen Effekten können die absteigende Schmerzhemmung oder umfassendere hormonelle und verhaltensbezogene Wirkungen zählen. Selbstverständlich können Nadeln auch gleichzeitig mehr als nur eine Wirkung erzielen.

In Teil III wird die Studienlage bezüglich Sicherheit und Wirksamkeit zusammengefasst. Teil IV beschreibt, wie der Patient und der Therapeut sich praktisch vorbereiten können. Schließlich liefert Teil V einige praktische Richtlinien zur Therapie verschiedener Erkrankungen und bietet Referenztabellen und -abbildungen zu Übertragungsmustern von myofaszialen Triggerpunkten sowie Lokalisationen der wichtigsten klassischen Akupunkturpunkte.

Für wen dieses Buch gedacht ist

Dieses Buch ist für Therapeuten gedacht, die lernen möchten, wie sie Akupunktur in die Behandlung einbinden können. Es ist als Ergänzung zu praktischen „hands-on“-Lehrgängen für Therapeuten in der Gesundheitsversorgung zu betrachten, nicht als Ersatz dafür. Das Erlernen jeglicher praktischer Therapieformen wie etwa Akupunktur muss Beobachtung und Ausbildung umfassen.

Im Einklang mit dem Prinzip „als Erstes keinen Schaden anrichten“ legen wir den Lesern dringend nahe, immer sicherzustellen, dass ein Patient, der eine Akupunkturtherapie in Erwägung zieht, sich einer konventionellen medizinischen Beratung unterzogen hat. Akupunktur kann vorübergehend Symptome lindern und dadurch die Diagnose oder Therapie bedenklich hinauszögern. Beispielsweise kann Akupunktur eine Organ-Dysfunktion lindern, aber wenn diese Dysfunktion durch eine Infektion, Entzündung, ein Karzinom, eine Ischämie, Degeneration oder ein mechanisches Problem wie etwa Darmverschluss verursacht ist, wird die Besserung nur kurzfristig sein, und kostbare Zeit ist verloren gegangen.

Viele Begriffe in der Akupunktur – sowie in der Anatomie und Physiologie –, die in diesem Buch verwendet werden, sind eventuell neu für den Leser. Statt jedes Mal bei ihrer Nennung die Begriffe zu definieren, haben wir ein Glossar an den Anfang gestellt.

Schließlich ein Hinweis zum Gebrauch der Literaturangaben in diesem Buch. Es ist nicht möglich, alle wissenschaftlichen Quellen für jede von uns vorgenommene faktische Aussage anzuführen (sonst wäre die Literaturliste länger ausgefallen als der Text). Wir haben Quellen zitiert, um nach Möglichkeit alle wesentlichen

Argumentationsschritte zu stützen, und haben alle wichtigen Literaturangaben aufgeführt, von denen wir glauben, dass sie nützlich für den Leser sind, der sein Wissen zu diesem speziellen Thema erweitern möchte. Leser, die sich eine strengere wissenschaftliche Herangehensweise wünschen, sollten das unter „Weiterführende Literatur" angegebene Begleitbuch zurate ziehen.

WEITERFÜHRENDE LITERATUR

Filshie J, White A, Cummings M (Hrsg.). Medical acupuncture: a Western scientific approach. Edinburgh: Elsevier, 2016.

Dieses von mehreren Autoren verfasste Lehrbuch ist ein Begleitbuch zu dem vorliegenden Praxishandbuch medizinische Akupunktur. Es bietet detaillierte, von Experten verfasste Informationen über die Mechanismen der Akupunktur und ihre Anwendung und Wirksamkeit bei einer großen Bandbreite von Erkrankungen.

I Prinzipien

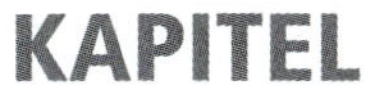

2 Überblick über die medizinische Akupunktur

Einführung

Für den zufälligen Beobachter ähnelt die medizinische Akupunktur sehr stark der traditionellen Chinesischen Akupunktur. Nadeln werden an verschiedenen Stellen in den Körper eingeführt, in vielen Fällen in Hände und Füße. Die Nadeln werden manuell angeregt und manchmal mit elektrischen Impulsen stimuliert. Nach einer gewissen Zeit (in der Regel zwischen 5 und 30 Minuten) werden sie wieder entfernt.

Zwischen den beiden Herangehensweisen gibt es jedoch beträchtliche Unterschiede. Ein medizinischer Akupunkteur erstellt eine konventionell-medizinische Diagnose, verwendet Nadeln, um die Physiologie des Körpers gemäß konventioneller (wissenschaftlicher) Sichtweise zu beeinflussen und betrachtet die Akupunktur als eine konventionelle Therapie neben Medikamenten, chirurgischen Eingriffen oder Physiotherapie. Im Gegensatz dazu erstellt ein traditioneller Akupunkteur eine Diagnose im Hinblick auf eine Störung im körperlichen „Gleichgewicht", und die Therapie besteht darin, diese Störung mit Hilfe von Nadeln zu „korrigieren".

Dieses Kapitel enthält einen kurzen Überblick darüber, was wir über die physiologischen Mechanismen der Akupunktur wissen und wie diese Mechanismen eine rationale Grundlage zur Behandlung von Patienten darstellen können. Dieser Überblick ist einerseits als Zusammenfassung für den interessierten Laien, andererseits als Einführung für den Therapeuten gedacht, damit die folgenden Kapitel über die Mechanismen der Akupunktur leichter verständlich sind. In diesem Kapitel vermeiden wir, wo immer möglich, Fachwörter, und beschränken Literaturangaben auf ein Minimum, um den Lesefluss nicht zu stören.

Akupunktur im Westen

Im Lauf der vergangenen 200 Jahre hat eine Reihe von britischen Ärzten unabhängig voneinander die Vorzüge der Akupunktur aufgedeckt. Im frühen 19. Jahrhundert veröffentlichte der Londoner Chirurg John Morse Churchill zwei Bücher über Akupunktur, in denen er beschrieb, wie er Patienten mit rheumatischen Schmerzen durch Einführen von Nadeln in empfindliche Punkte behandelte (Baldry 2005a). Ein Jahrhundert später entdeckte der berühmte kanadische Arzt William Osler (1849–1919) die Akupunktur und empfahl, Hutnadeln in empfindliche Punkte der Rückenmuskulatur einzustechen, um Lumbago zu behandeln. Keiner dieser bedeutenden Ärzte verwendete die chinesische Philosophie, um die Akupunktur zu erklären, sondern sie stachen einfach Nadeln in die schmerzhaften Punkte.

Die moderne Geschichte der medizinischen Akupunktur beginnt in den 1970er Jahren mit Felix Mann, einem Arzt, der die Mühe auf sich nahm, Chinesisch zu lernen, um so die Akupunktur besser zu verstehen, die er in Europa und China erlernt hatte. Die Schlussfolgerungen, die er aus seinen Studien und aus seiner klinischen Erfahrung zog, waren zu seiner Zeit recht ketzerisch: „Meridiane existieren nicht, Punkte existieren nicht". Dadurch fühlten sich andere Akupunkteure frei, das Undenkbare zu denken und einen rationalen Ansatz zur Akupunktur zu erforschen.

Ungefähr zur gleichen Zeit wurden Forschungen begonnen, die die Mittel zum Verständnis der Akupunkturmechanismen boten. Vor dem Hintergrund der Gate-Control-Theorie von Schmerzen (Melzack und Wall 1965) stellte die Entdeckung von „Endorphinen" (Hughes et al. 1975) einen großen Fortschritt dar. Kurz darauf folgten Studien, die zeigten, dass Akupunktur Endorphine freisetzt (Han und Terenius 1982). Dieser enge Zusammenhang zwischen Akupunktur und Endorphinen, die heutzutage als Opioidpeptide bezeichnet werden, war eine große Hilfe, um die Glaubwürdigkeit der Akupunktur zu festigen. Dies wurde mit der Zeit durch Entdeckungen anderer Wirkmechanismen sowie durch positive klinische Studien verstärkt. Seit den 1970er Jahren hat sich die medizinische Akupunktur schrittweise etabliert und im modernen Gesundheitswesen neben konventionellen westlichen Therapien eine breitere Akzeptanz erlangt.

Mechanismen zum Verständnis der medizinischen Akupunktur

Die medizinische Akupunktur basiert auf dem derzeitigen Verständnis der Mechanismen im Körper. Wir müssen den Chinesen für die ersten wissenschaftlichen Untersuchungen über Akupunktur und die Entdeckung danken, dass Akupunktur über das Nervensystem wirkt. Ein entscheidendes Experiment in der Anfangsphase der Akupunkturforschung zeigte, dass Akupunkturnadeln keine Wirkung haben, wenn sie in einen Bereich eingestochen werden, der zuvor durch eine Injektion eines lokalen Anästhetikums betäubt wurde (Chiang et al. 1973). Ein weiterer früher Versuch zeigte, dass Akupunktur Nervenaktionspotenziale erzeugt, die in den Nervenstämmen festgestellt werden können, welche von dem behandelten Bereich wegführen (Wang et al. 1985). Das große Korpus an Studien, das sich bis heute angesammelt hat, lässt wenig Zweifel daran, dass die Mehrheit der Akupunkturwirkungen an verschiedenen Stellen des Körpers die Folge davon ist, dass hochschwellige Nerven in tiefem Gewebe stimuliert werden.

Lokale Effekte im Gewebe

Akupunkturnadeln stimulieren lokale Nervenendigungen. Dadurch werden verschiedene chemische Substanzen freigesetzt, die den **Blutfluss** in diesem Bereich erhöhen. Dies kann Hauterkrankungen und (aufgrund einer Wirkung in den Speicheldrüsen) Mundtrockenheit verbessern. Es kann die Heilung von Wunden verbessern und wurde bei venösen Unterschenkelgeschwüren (Ulcus cruris) angewendet. Die Gewebeheilung wird womöglich auch durch Veränderungen unterstützt, die die Akupunkturnadel an Fibroblastenzellen bewirkt.

Durch Akupunktur wird lokal Adenosin freigesetzt, und zwar direkt über die Verletzung des Gewebes und nicht durch Nervenstimulation. Adenosin blockiert in einer relativ niedrigen Konzentration Nerven und bewirkt so eine lokale Analgesie. Höhere Konzentrationen aufgrund von Gewebeschädigung sind jedoch pronozizeptiv (schmerzhaft).

Am häufigsten wird lokale Akupunktur angewendet, um Triggerpunkte zu deaktivieren, besonders solche im Muskel, die als „myofasziale Triggerpunkte" (MTrPs) bezeichnet werden. Diese können auftreten, wenn ein Muskel überlastet wird, beispielsweise durch eine akute Verletzung oder über einen längeren Zeitraum durch ein Gelenkproblem oder Fehlhaltung. Es entwickeln sich kleine Zentren von Muskelhyperaktivität dort, wo der Muskel dysfunktional ist. Dadurch kommt es zu Schmerzen (➤ Abb. 2.1). In vielen Fällen entsprechen diese Zentren klassischen Akupunkturpunkten. Durch Akupunktur kann die normale Muskelfunktion wiederhergestellt und der Schmerz reduziert oder beseitigt werden.

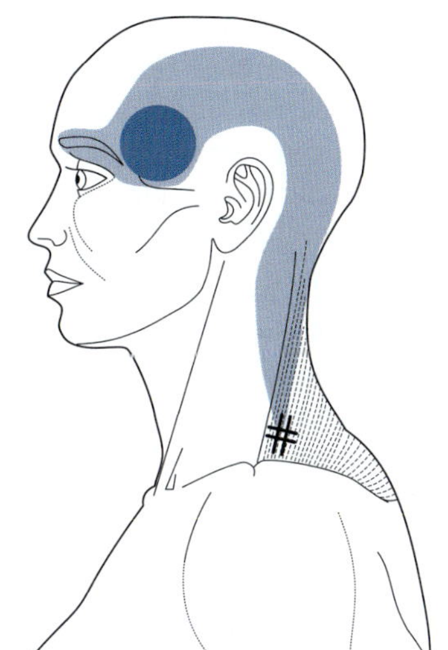

Abb. 2.1 Myofaszialer Triggerpunkt im M. trapezius, der Nacken- und Kopfschmerzen verursacht.

Segmentale Effekte

Menschen sind wie alle Wirbeltiere segmental organisiert – das Rückenmark besteht aus vielen Segmenten, von denen jedes mit einem bestimmten Teil des Körpers durch Nerven verbunden ist, durch die es Informationen sendet und empfängt. Die Aktivität eines jeden Segments verändert sich in Reaktion auf den erhaltenen Input, unabhängig davon, ob dieser Input aus dem Körper und den Organen oder aus dem Gehirn stammt. Einer dieser Inputs ist Akupunktur, die die Art und Weise modifiziert, wie das Rückenmark mit Schmerzsignalen und dem autonomen Reflex umgeht (➤ Abb. 2.2). Sie beeinflusst auch die höheren, **supraspinalen Zentren** – besonders im Mittelhirn und anderen Strukturen unterhalb des Cortex selbst. Dadurch kann die Funktion der Wirbelsäulensegmente (d. h. die **absteigende Kontrolle**) beeinflusst werden. Dies gilt sowohl für die Schmerzwahrnehmung als auch für die autonome Kontrolle.

Auf diese Weise wirkt Akupunktur auf die Funktion des Segments ein, und zwar sowohl direkt als auch über die absteigende Kontrolle. Dies kann zum einen bei der Therapie von Schmerzen in Strukturen im Segment selbst wirksam sein, zum anderen bei der Normalisierung der Funktion der Organe (etwa Blase und Darm), die durch das autonome Nervensystem von diesem Segment innerviert werden.

Generelle Effekte

Eine Therapie mit Akupunktur beeinflusst nicht nur die Zentren, die für die absteigende Kontrolle zuständig sind, sondern auch andere Hirnzentren und Netzwerke, die für die emotionalen Reaktionen des Körpers zum Beispiel auf Schmerzen verantwortlich sind. Der emotionale Aspekt des Schmerzes hat sein Zentrum im **limbischen System.** Es konnte gezeigt werden, dass Akupunktur seine Aktivität moduliert, wovon vor allem Patienten mit chronischen Schmerzen profitieren. Zusätzlich weiß man, dass die **funktionellen Netzwerke** im Gehirn bei Patienten mit chronischen Schmerzen gestört sind. Auch hier konnte gezeigt werden, dass Akupunktur die Wiederherstellung der funktionellen Netzwerke unterstützt und normalisiert, wenn sich der chronische Schmerz auflöst.

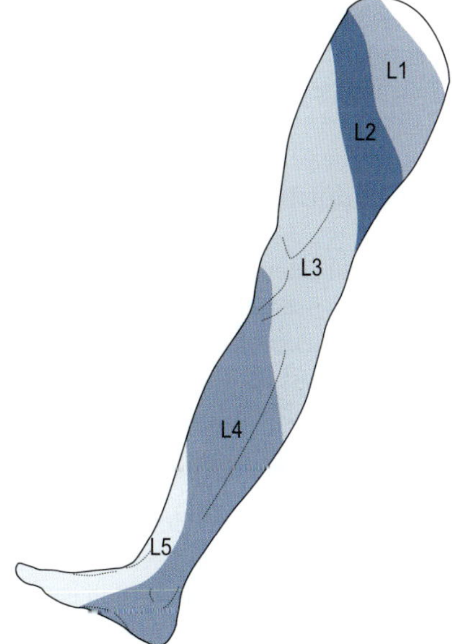

Abb. 2.2 Schematische Zeichnung eines Beins, die die Innervation der Haut durch verschiedene Wirbelsäulensegmente zeigt. Eine Akupunkturnadel kann Schmerzen in dem Segment reduzieren, das sie stimuliert.

Diese Verbindung zwischen Akupunktur und der funktionellen Aktivität des Gehirns ist interessant und potenziell wirkkräftig. Akupunktur kann und muss von Placebo-Effekten unterschieden werden. Akupunktur aktiviert einige Schmerzkontrollmechanismen, die von dem (gleichermaßen wirkkräftigen) Placebo-Effekt genutzt werden, aber es gibt gute Belege dafür, dass sie auch andere Netzwerke und Wege nutzt (Kong et al. 2009).

Akupunktur ist wohl mehr als nur die Summe der Effekte, die sich aus der Nervenstimulation ergeben. Hier das Zitat einer führenden Autorität auf dem Gebiet der zentralen Effekte der Akupunktur (Napadow et al. 2016):

Die Art und Weise, wie Patienten die Akupunkturnadelung im Kontext der Patienten-Therapeuten-Beziehung antizipieren, wahrnehmen und bewerten, d. h. ihr Stellenwert und ihre verhaltensrelevante Bedeutung sind vermutlich wichtige Komponenten, die den therapeutischen Wirkungen von Akupunktur zugrunde liegen. Forschung am Menschen ist notwendig, um diese Fragen zu beantworten, und jüngste Anwendungen des Neuroimaging zur Erforschung von Akupunkturwirkungen beim Menschen haben ein Fenster zu Hirnmechanismen geöffnet, die sowohl die Nadelung als auch komplexere ganzheitliche Therapiewirkungen unterstützen.

Noch unbekannte Effekte

Es gibt noch große Wissenslücken im Hinblick auf die Neurophysiologie des menschlichen Körpers, aber zwei Bereiche der derzeitigen Forschung werden uns in den kommenden Jahren voraussichtlich ein noch besseres Verständnis der Akupunkturmechanismen ermöglichen.

Erstens sind die Mechanismen von chronischem Schmerz noch nicht vollständig erfasst. Zu den Konzepten, die gerade erforscht werden und vielversprechend scheinen, zählen langfristige Veränderungen bei den Neurotransmittern und ihren Rezeptoren und Veränderungen an Gliazellen und an der Blut-Hirn-Schranke.

Zweitens geben Bildgebungsstudien, besonders die funktionelle Magnetresonanztomografie, Aufschlüsse über die Gehirnfunktion und erweitern unser Verständnis von den Wirkungen tieferer Hirnstrukturen, besonders der funktionellen Netzwerke. Diese Studien haben bereits einen Beitrag zu einem besseren Verständnis der Akupunktur geleistet.

Darüber hinaus werden immer mehr Einzelheiten über die lokalen Effekte von Akupunktur aufgedeckt. Bei manchen dieser Effekte ist das Nervensystem womöglich nicht direkt beteiligt. Beispielsweise gibt es immer mehr Belege dafür, dass Akupunkturnadeln wichtige Effekte auf das Bindegewebe haben können.

Die Bedeutung der medizinischen Akupunktur

Der Begriff „medizinische“ Akupunktur soll nicht heißen, dass nur Ärzte sie anwenden. Die Begriffe „moderne“ oder „wissenschaftliche“ Akupunktur wären genauso geeignet. Sie alle vermitteln den Gedanken, dass diese Herangehensweise an Akupunktur auf dem derzeitigen Verständnis der Körperstrukturen und -funktionen basiert. Dies ist der grundlegende Unterschied zur traditionellen chinesischen Herangehensweise.

Die wesentlichen Kennzeichen einer Therapie mit medizinischer Akupunktur sind die folgenden:

- Es werden konventionelle Methoden der Anamnese und Untersuchung verwendet, ggf. mit klinischen Untersuchungen, um eine konventionelle Diagnose zu erstellen.
- Es wird eine Entscheidung getroffen, welche Funktionen bei einem bestimmten Patienten mit Akupunktur beeinflusst werden müssen.
- Die geeignete Therapie wird in einer Dosis verabreicht, die sorgfältig auf den individuellen Patienten zugeschnitten ist.
- Die Therapie wird gemäß der ersten Reaktion des Patienten und seinen Berichten über Veränderungen in den nachfolgenden Tagen wiederholt.

Die medizinische Akupunktur erhebt nicht den Anspruch, jede Erkrankung oder jedes Individuum zu behandeln. Akupunkteure müssen wissen, wann es angemessen ist, Akupunktur zu verwenden, und wann nicht.

Andere Deutungen der medizinischen Akupunktur

In diesem Buch beschreiben wir die Akupunkturtherapie vor allem im Hinblick auf ihre Wirkmechanismen. Wir empfehlen dem Akupunkteur, einen Therapieplan zu erstellen, um diejenigen Mechanismen zu aktivieren, die dem Patienten nützen. Dies bedeutet, dass unsere Herangehensweise schlichtweg „evidenzbasiert" ist. Dies hat zur Folge, dass sie im Lichte neuer Forschungsarbeiten ständig modifiziert und entwickelt wird und in einem evidenzbasierten Gesundheitswesen an Akzeptanz gewinnt.

Andere Herangehensweisen an die medizinische Akupunktur von angesehenen Therapeuten konzentrieren sich mehr auf die klinische Untersuchung und Erfahrung des Therapeuten. Mann lehnte konventionelle Punkte meistenteils ab und empfahl die minimale Nadelung einer beschränkten Anzahl von Punkten (Mann 1992). Campbell misst den Reaktionen des Patienten auf die Untersuchung und die Nadelung große Bedeutung bei und verwendet „Akupunkturtherapie-Areale" statt der traditionellen Punkte (Campbell 2001). Beide Ansätze stützen sich stark auf Lernen durch Erfahrung, aber oftmals hat der moderne Therapeut nicht so viel Zeit für das Experimentieren und sorgfältige Beobachten, die notwendig sind, um diese Ansätze anzuwenden. Macdonald betont die Bedeutung des empfindlichen Punkts (Macdonald 1982), und Baldry, ein weiterer einflussreicher medizinischer Akupunkteur, hob die Therapie von Triggerpunkten nach der Pionierarbeit von Travell und Simons (Baldry 1993) hervor. Er empfahl die Routine-Anwendung der oberflächlichen Nadelung. Gunn entwickelte eine spezielle Anwendung der Akupunktur, die sich auf die Diagnose und Therapie von Radikulopathien konzentriert. Diese hält er für die grundlegende Ursache vieler Fälle von chronischen Schmerzen (Gunn 1996). Er behandelt die betroffenen Segmente mit tiefer Nadelung der paravertebralen Punkte. Diese Therapie wird als „intramuskuläre Stimulation" (IMS) bezeichnet.

Andere Autoritäten konzentrierten sich auf eine standardisierte Form der Stimulation, insbesondere die elektrische Stimulation. In Schweden wird diese Therapie als „sensorische Stimulation" (Lundeberg 1999) und in den USA als „wissenschaftliche Akupunktur" (Ulett und Han 2002) bezeichnet.

Wir erkennen die Erfahrung und Klugheit all dieser Experten an und machen sie uns zunutze. Lesern, die diese Aspekte der Akupunktur erforschen möchten, sei empfohlen, ihre Werke zu studieren.

Die medizinische Herangehensweise wurde in Großbritannien durch die British Medical Acupuncture Society gefördert. Sie hat sich zum Ziel gesetzt, „das wissenschaftliche Verständnis der Akupunktur zu fördern", indem Beweise erbracht, der Therapieansatz rationalisiert und seine Essenz in Unterrichtskurse überführt wird, die sich seit Gründung der Gesellschaft im Jahr 1980 entwickelt haben.

Einige Denkschulen der Akupunktur hängen immer noch der traditionellen chinesischen Akupunktur-Ideenlehre an, ergänzen diese aber um das westliche Wissen über Physiologie, um eine Art Hybridversion zu entwickeln. Manche von ihnen benutzen ebenfalls den Begriff „medizinische Akupunktur" (Helms 1998).

Meilensteine der medizinischen Akupunktur

Einige der wichtigsten Beiträge zur wissenschaftlichen Neubewertung der Akupunktur sind in ➤ Tab. 2.1 aufgeführt. Es gibt jedoch noch unzählige andere Mediziner und Wissenschaftler, die zu einem kritischen Nachdenken über Akupunktur und zu deren Verständnis beigetragen haben.

Zusammenfassung

Ein Akupunkteur, der einen medizinischen Ansatz anwendet, erstellt eine konventionelle Diagnose und betrachtet die Akupunktur als physiologisch basierte, rationale Therapie neben Medikamenten, physikalischer Therapie und chirurgischen Eingriffen. Der Westen hat mehrmals in seiner Geschichte mit der Akupunktur geliebäugelt, aber das Interesse wächst, seit sie sich als plausible Therapie mit guter Evidenz ihrer neurologischen Effekte erwies – vor allem ihrer Fähigkeit, durch Freisetzung von Neurotransmittern (u. a. endogener Opiode) Funktionen zu modulieren. Die bekannten unterschiedlichen Mechanismen der Akupunktur können nach dem Ansatz kategorisiert werden, der für die Erzeugung lokaler, segmentaler bzw. genereller Effekte erforderlich ist.

Tab. 2.1 Meilensteine in der Entwicklung verschiedener Aspekte der medizinischen Akupunktur (modifiziert nach Ulett 1992)

Jahr	Name(n)	Themenbereich	Meilenstein
Seit 1952	Travell	Myofasziale Triggerpunkte (MTrP)	Untersuchung des myofaszialen Ursprungs von Schmerzen
1965	Melzack und Wall	Schmerzkonzepte	Gate-Control-Theorie des Schmerzes
1973	Chiang et al.	Grundlagenforschung	Lokalanästhesie blockiert Akupunkturwirkung
1975	Hughes et al.	Grundlagenforschung	Entdeckung endogener Opioide
Seit den 1970ern	Han; Pomeranz	Grundlagenforschung	Akupunktur und Freisetzung von Neurotransmittern
Seit den 1970ern	Mann	Akupunkturkonzepte	Radikale Infragestellung traditioneller Akupunkturkonzepte
1977	Melzack	MTrP	Korrelation zwischen Akupunkturpunkten und myofaszialen Triggerpunkten
1977	Mayer	Grundlagenforschung	Durch Naloxon aufgehobene Akupunktur-Analgesie
1980	Clement-Jones	Grundlagenforschung	Opioidpeptid-Anstieg beim Menschen nach Akupunktur
1982	Han und Terenius	Grundlagenforschung	Klassischer Review-Beitrag über Neurotransmitter-Freisetzung durch Akupunktur
1980er Jahre	Lundeberg	Klinische Forschung	Klinische Studien über Akupunktur zur Schmerzkontrolle
1980er Jahre	Dundee	Klinische Forschung	Placebo-kontrollierte Studien zu Akupunktur bei Übelkeit
1983	Travell und Simons	MTrP	Veröffentlichung des maßgeblichen Handbuchs zur Triggerpunkt-Therapie
Seit 1992	Sato	Grundlagenforschung	Viszerale Effekte
Seit 1996	Stener-Victorin	Grundlagen- und klinische Forschung	Metabolische Effekte beim polyzystischen Ovarialsyndrom (PCOS)
1996	Vickers	Klinische Forschung	Erster positiver systematischer Review zur Akupunktur
1997	Gerwin	MTrP	Nachweis der Verlässlichkeit der MTrP-Diagnose
Seit 1998	Longhurst	Grundlagenforschung	Kardiovaskuläre Reflexe
2000	Hui	Grundlagenforschung	Mittels funktioneller Magnetresonanztomografie erbrachter Nachweis einer limbischen Deaktivierung durch Akupunkturwirkungen
Seit 2006	Langevin	Grundlagenforschung	Effekte auf das Bindegewebe
Seit 2007	Napadow	Grundlagen- und klinische Forschung	Mittels funktioneller Magnetresonanztomografie erbrachter Nachweis einer Wirkung auf die Hirnfunktionsnetzwerke
Seit 2008	Kaptchuk	Klinische Forschung	Wirkkraft des Therapeuten-Effekts
2012	Vickers	Klinische Forschung	Hochwertige klinische Studien zeigen die Überlegenheit der Akupunktur gegenüber Placebo

WEITERFÜHRENDE LITERATUR

Baldry P. Acupuncture, Trigger Points and Musculoskeletal Pain. Edinburgh: Churchill Livingstone, 2005 [dt. Übersetzung: Akupunktur, Triggerpunkte und muskoskelettale Schmerzen. Uelzen: Medizinisch Literarische Verlagsgesellschaft 1996]. *Ein gründliches, detailliertes Lehrbuch, das wertvolle Informationen über die Entwicklung der Akupunktur und die moderne Theorie der Akupunkturmechanismen enthält, u. a. ausführliche Akupunkturdiagramme von myofaszialen Triggerpunkten.*

Campbell A. Acupuncture in Practice: Beyond Points and Meridians. Oxford: Butterworth-Heinemann, 2001. *Ein sehr lesenswerter individueller Bericht über die medizinische Akupunktur, in dem der Gedanke eingeführt wird, die traditionellen Akupunkturpunkte durch ein Akupunkturtherapie-Areal zu ersetzen.*

Mann F. Reinventing Acupuncture: A New Concept of Ancient Medicine. Oxford: Butterworth-Heinemann, 1992 [dt. Übersetzung: Die Revolution der Akupunktur: Neue Konzepte einer alten Heilkunde. Gießen: Akupunktur Medizin Information (A. M. I.), 1996]. *Ein persönlicher Beitrag eines Autors, der an der Spitze der medizinischen Akupunktur steht, mit ausgezeichneten Abbildungen im ausführlichen Therapie-Leitfaden.*

KAPITEL

3 Schmerzen, Akupunktur und das Nervensystem

Einführung

Akupunktur wird am häufigsten zur Schmerztherapie verwendet. Dieses Kapitel gibt einen Überblick über Rezeptoren, Bahnen und Mechanismen von Akupunktur und Schmerzen. Es soll trotz vereinfachter Darstellung alle notwendigen Hintergrundinformationen bereitstellen, um die Kapitel über die Mechanismen verstehen zu können.

Schmerz ist eine unangenehme Erfahrung, die den Körper durch Warnung vor einem tatsächlichen oder bevorstehenden Schaden schützt. Diese Erfahrung hat sowohl eine sensorische als auch eine affektive Komponente und ist geprägt von der Einstellung des Betroffenen, seinem momentanen psychischen Zustand und der Erinnerung an frühere Schmerzerfahrungen sowie durch die Beobachtung der Wirkungen, die der Schmerz auf die Familie und nahe Freunde hat.

Eine Verletzung verursacht nicht immer Schmerzen, beispielsweise wenn jemand beim Sporttreiben abgelenkt ist. Es ist eindeutig, dass das Schmerzsignal auf dem Weg vom Körper ins Gehirn unterbrochen oder moduliert werden kann. Dies ist die Essenz der „Gate Control-Theorie“: Es gibt definitiv eine „Schranke“ im Rückenmark, die sich öffnet oder schließt und dadurch die Schmerzwahrnehmung im zerebralen Cortex verändert. Da ein noxischer (schädlicher) Reiz nicht immer Schmerzen verursacht, sollten die Rezeptoren als „Nozizeptoren“ (d. h. Rezeptoren der noxischen Information) und die „Schmerzbahn“ als „nozizeptive Bahn“ bezeichnet werden. In ➤ Abb. 3.1 wird ein schematischer Überblick über das nozizeptive System gegeben.

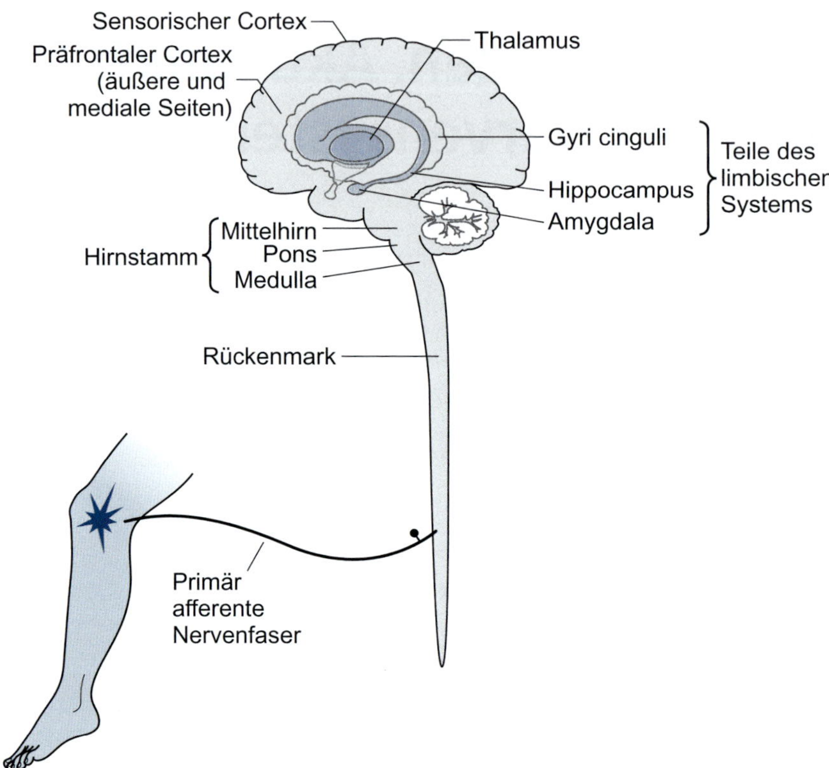

Abb. 3.1 Hauptkomponenten der Schmerzbahn (Gehirn im Medianschnitt).

Es gibt verschiedene Schmerztypen. In der Akupunkturpraxis sind wir hauptsächlich mit **nozizeptivem Schmerz** konfrontiert. Dazu gehört ein Großteil der chronischen muskuloskelettalen Schmerzen, da sie aus der Sensibilisierung nozizeptiver Bahnen hervorgehen, die meist durch Hypoxie (des Muskels), Entzündung (nach Schädigung) oder Degeneration erfolgt.

Schmerzen können auch ohne periphere Sensibilisierung oder noxischen Reiz auftreten. Hierbei handelt es sich gewöhnlich um **neuropathische Schmerzen**, die auftreten, wenn das Nervensystem selbst geschädigt ist und Fehlfunktionen aufweist (s. u.).

Schmerzen rein psychischen Ursprungs sind extrem selten, auch wenn jede Schmerzerfahrung eine psychische Komponente aufweist. Wie erfolgreich Akupunktur dabei ist, die psychischen Aspekte des Schmerzes direkt zu blockieren, lässt sich schwer vorhersagen, aber sie kann andere, für den Patienten nützliche Effekte haben, etwa Entspannung und verbesserten Schlaf. Die Reaktion auf jede Form von Therapie hängt bis zu einem gewissen Grad von den Einstellungen und Erwartungen des Patienten sowie der Intensität der therapeutischen Beziehung ab, aber auch von spezifischen Effekten auf die nozizeptiven Bahnen. Akupunktur kann sogar bei starken chronischen Schmerzen zur Genesung beitragen, besonders im Rahmen einer Schmerzmanagement-Strategie, die Information, Modifikation der Therapieziele und körperliche Betätigung umfasst.

In einem Primärversorgungsumfeld ziviler und militärischer Bevölkerungsgruppen (Cummings 1996) waren die Ansprechraten auf Akupunktur bei verschiedenen Schmerztypen wie folgt:

- 90 % der Patienten mit myofaszialen Schmerzen
- 70 % der Patienten mit anderen Formen von nozizeptivem Schmerz
- 40 % bei anderen Schmerztypen

Akute nozizeptive Schmerzen sind häufig die Folge eines (unfallbedingten oder chirurgischen) Traumas oder einer arthritischen Entzündung. Schmerzen, die länger als drei bis sechs Monate anhalten, gelten als chronisch. Wenn der Schmerz sehr ausgeprägt ist und länger anhält, kann er seinen Charakter verändern und dazu führen, dass Patienten depressiv werden und zu viel über ihre Schmerzen nachdenken.

Je nach Ursprungsort können Schmerzen **viszeral** oder **somatisch** sein. Viszerale Schmerzen entstehen in den inneren Organen (z. B. Darmkolik, Zystitis), somatische Schmerzen hingegen vornehmlich in Muskeln, Knochen und Gelenken sowie in der Haut.

Akupunktur wirkt am zuverlässigsten bei der Therapie nozizeptiver Schmerzen, besonders myofaszialer Schmerzen.

Rezeptoren

Rezeptoren wandeln Reize in elektrische Signale um, die das Gehirn in Alarmbereitschaft versetzen. Wir befassen uns in diesem Abschnit mit denjenigen Rezeptoren, die durch noxische Reize stimuliert, und solchen, die durch Akupunktur stimuliert werden.

Unterschiedliche Nozizeptoren können unterschiedliche Schädigungen erkennen, wobei polymodale Rezeptoren auf alle Schädigungen wie etwa starke mechanische Stimulation, Hitze, Kälte und chemische Stoffe (z. B. solche, die durch Entzündungen gebildet werden) reagieren. Die meisten Nozizeptoren sind eine Art von Mechanorezeptor mit einem relativ hohen Schwellenwert und werden durch starken Druck aktiviert. Bei Nozizeptoren handelt es sich einfach um die freien Endigungen bestimmter Typen von Sinnesnerven, den C-Fasern und Aδ-Fasern (Typ III im Muskel, s. u.). Diese findet man im gesamten somatischen Gewebe (Nozizeption in den inneren Organen wird in einem späteren Abschnitt beschrieben (s. u. „Viszerale Rezeptoren und afferente Fasern“).

Akupunkteure versuchen in der Regel, Schmerzen zu vermeiden, indem sie möglichst nur die (Mechano-) Rezeptoren, die Druck und Dehnung erkennen, stimulieren. Dabei handelt es sich entweder um freie Nervenendigungen oder spezielle Rezeptoren, etwa Kapseln. Diese Rezeptoren sind in der Haut, im subkutanen Gewebe und im Muskel sowie im Bindegewebe (etwa Ligamenten und Sehnen) lokalisiert. In ➤ Abb. 3.2 sind die Unterschiede dieser Strukturen im Vergleich zu einer Nadel maßstabsgetreu dargestellt. Sie zeigt, wie eine Nadel diese Gewebe durch Dehnung und Druck verschieben kann. Viele Akupunkturwirkungen können am besten über ihre Stimulation hochschwelliger Druckrezeptoren im Muskel erklärt werden, die als „Ergorezeptoren“ (*ergon* = Arbeit) bezeichnet werden. Die Akupunkturtherapie hat in vielerlei Hinsicht Effekte wie bei Muskelanstrengung.

Bis jetzt haben wir nur Akupunktur ohne Stimulation der Nadeln oder mit lediglich manueller Stimulation besprochen. Bei der **Elektroakupunktur** werden die Nervenfasern direkt durch Strom depolarisiert (➤ Kap. 4).

Primär afferente Nervenfaser

Die primär afferente Faser leitet das Signal vom Rezeptor zum Hinterhorn des Rückenmarks weiter (*affere* = überbringen). Es gibt fünf Typen von sensorischen Fasern, die nach ihrer Größe und Dicke der Myelinschicht unterschieden werden. Diese bestimmen die Übertragungsgeschwindigkeit der Faser. Die drei Haupttypen sind in ➤ Tab. 3.1 aufgelistet. Sie werden unterschiedlich bezeichnet, je nachdem, ob sie von der Haut oder dem Muskel ausgehen: Aβ-, Aδ- und C-Fasern (Haut) oder Typ II, III und IV (Muskel).

Nur zwei Typen der in ➤ Tab. 3.1 genannten Fasern können das meiste über Akupunktur erklären (Typ-III-Fasern aus Ergorezeptoren im Muskel) sowie über Nozizeption (die fast im ganzen Gewebe verbreiteten C Fasern). In Ausnahmefällen können Akupunkturnadeln verwendet werden, um die nozizeptiven C-Fasern der Knochenhaut zu stimulieren. Diese Spezialtechnik wird in ➤ Kap. 15 erläutert.

Aβ-/Typ II-Fasern übermitteln Informationen von Druck- und Dehnungsrezeptoren in Haut und Bindegewebe. Sie spielen bei der verwandten Therapie der transkutanen elektrischen Nervenstimulation (TENS) eine Rolle und auch bei einigen Nadelempfindungen. Die anderen beiden Fasertypen, Aα und Aγ, übermitteln spezielle Informationen aus den Muskelspindeln.

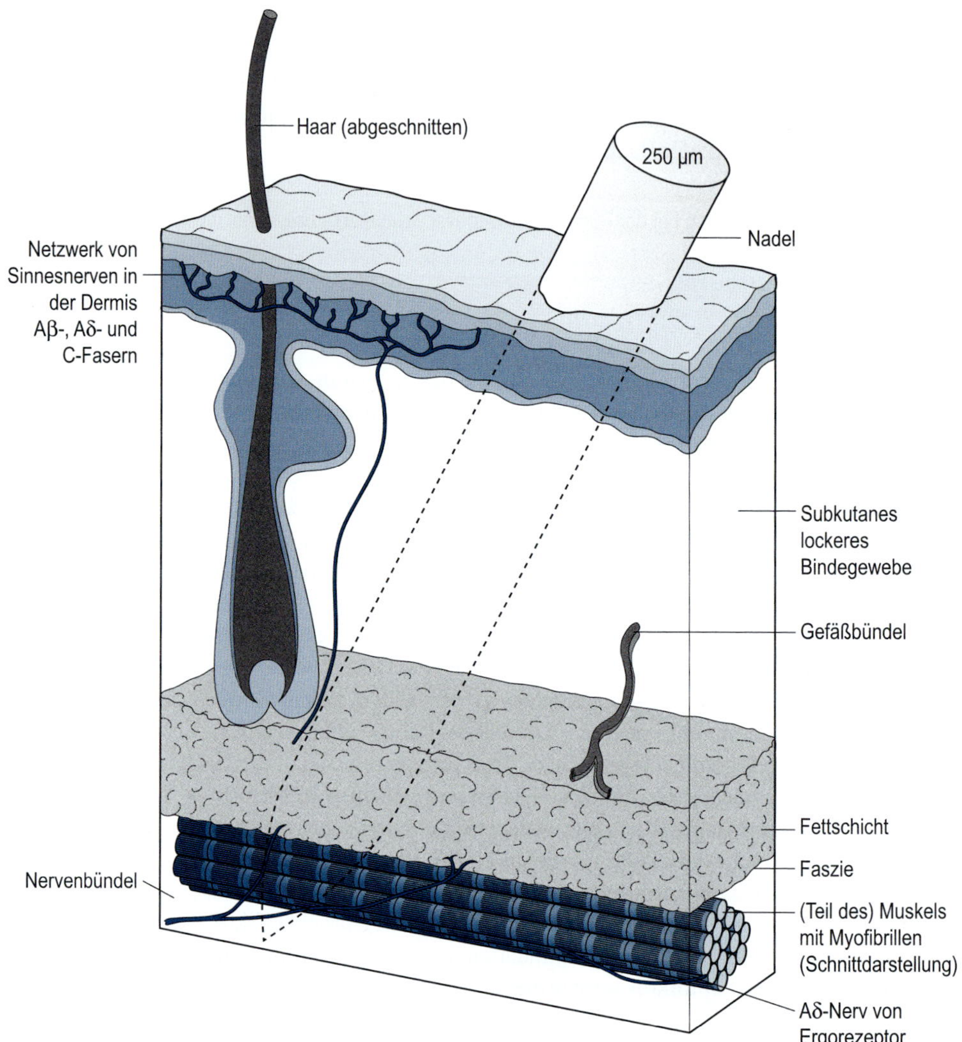

Abb. 3.2 Maßstabsgetreues Schema eines Schnitts durch den menschlichen Unterarm von der Haut abwärts bis zu den darunter liegenden Myofibrillen; zu sehen ist die relative Größe der Akupunkturnadel in situ. Hinweis: Viele Myofibrillen bilden eine einzige Muskelfaser. Sinnesnerven sind zu klein, um sie maßstabsgetreu zu zeigen.

Tab. 3.1 Merkmale von primär afferenten Nervenfasern

Von der Haut	Vom Muskel	Durchmesser	Myelinschicht	Übertragungsgeschwindigkeit
Aβ	Typ II	Groß	Dick	Schnell
Aδ	Typ III	Klein	Dünn	Ziemlich schnell
C	Typ IV	Klein	Keine	Langsam

Viszerale Rezeptoren und afferente Faser

Viszerale Schmerzen sind dumpf und diffus. Wenn sie länger anhalten, werden sie auf die Körperoberfläche übertragen, beispielsweise spürt man Herzschmerzen (Angina pectoris) im linken Arm. Viszerale Schmerzen lösen oftmals hochreflektorische autonome Reaktionen wie Schwitzen und Übelkeit aus und können tiefgreifende Stimmungsveränderungen hervorrufen.
Viszerale Schmerzen werden verursacht, wenn sich Mechanorezeptoren in der Organwand bei Dehnung des Organs dehnen oder wenn Chemorezeptoren stimuliert werden, etwa durch entzündungsauslösende Stoffe.

Die afferenten Bahnen für viszerale Schmerzen sind Aδ- und C-Fasern, die mit den sympathischen oder parasympathischen Nerven verlaufen. Manche afferente Fasern enden im Hinterhorn, wo sie die autonomen Reflexe stimulieren (➤ Kap. 8), andere gehen direkt über Hinterstrangbahnen oder den Vagusnerv nach oben zu den Nuclei im Hirnstamm, die das autonome Zentrum bilden. Sie projizieren auch auf das limbische System, wo die emotionale Erfahrung lokalisiert ist, und zum Cortex, wo die Empfindung gespürt wird.

Viszerale Schmerzen hängen eng mit der Fehlfunktion des Organs zusammen, auch wenn das Gewebe selbst normal ist. Reizdarm und Reizblase sind gute Beispiele hierfür.

Hinterhorn des Rückenmarks: Gate Control

Der Kern der Kontrollschranken-Theorie (Gate-Control-Theorie) von Schmerzen (Melzack und Wall 1965) besteht darin, dass nicht-nozizeptive Nerven in einem Körperbereich Informationen weiterleiten, die die Übertragung eines lokalen nozizeptiven Reizes ins Hinterhorn reduzieren. Akupunktur stimuliert nicht-nozizeptive Nerven, weshalb die Kontrollschranke die Grundlage für ihren segmentalen Effekt bildet (➤ Kap. 7). In diesem Abschnitt wird der Kontrollschranken-Mechanismus ausführlich besprochen, wobei wir als Erstes festhalten wollen, dass das „Schließen" der Schranke als Reduzierung des Durchflusses, nicht als vollständiges Verschließen zu verstehen ist.

➤ Abb. 3.3 zeigt die Struktur des Rückenmarks. Im Hinterhorn werden sechs Schichten (Laminae nach Rexed) von Nervenzellkörpern unterschieden. Wir betrachten die Laminae I und II als Paar, ebenso die Laminae III und IV sowie die Laminae V und VI. Die nozizeptiven Fasern und diejenigen, die bei der Akupunktur eine Rolle spielen, enden in verschiedenen Schichten.

Die nozizeptiven Aδ- und C-Fasern enden in den oberflächlichen Laminae I–II (auch Substantia gelatinosa [SG]) auf Neuronen, die man „SG-Neuronen" nennt. Wie in ➤ Abb. 3.4 dargestellt, aktivieren sie sekundäre Neuronen, die ein kurzes Axon aufweisen und in der Lamina V auf Transmissionsneuronen (T) enden, die das Signal zu höheren Zentren weiterleiten (Lamina VI scheint kaum eine Rolle zu spielen).

Die nicht-nozizeptiven Fasern, darunter die Typ III-Fasern von Ergorezeptoren, die durch Akupunktur stimuliert werden, enden in den Laminae III–IV auf Neuronen, die direkt zu höheren Zentren weiterleiten (➤ Abb. 3.5). Diese nicht-nozizeptiven Fasern bilden außerdem wichtige Kollateralen, die inhibitorische Interneurone in der Substantia gelatinosa aktivieren und Enkephalin, ein natürliches inhibitorisches Opiodpeptid, freisetzen, das direkt die nozizeptive Bahn am SG-Neuron hemmt. Darüber hinaus ist GABA (Gammaaminobuttersäure, ➤ Tab. 3.2) ein weiterer Inhibitor, der an dieser Stelle freigesetzt wird. Daher hemmt die Typ III-Faser-Stimulation die nozizeptive Bahn und „verschließt die Schranke" vor dem Schmerz.

Akupunktur „verschließt die Schranke" im Hinterhorn durch Freisetzung von Enkephalin und GABA.

Es gibt noch zwei weitere Mechanismen, die tendenziell die Schranke verschließen. Zum einen ist die **absteigende Hemmung** zu nennen, durch die Informationen aus dem Mittelhirn nach unten ins Hinterhorn wandern. Dabei werden Transmitter freigesetzt, die das Transmissionsneuron auf verschiedene Weise hemmen. Dies ist ein wichtiger Mechanismus der Akupunktur, der ausführlicher in ➤ Kap. 9 besprochen wird.

Zum anderen stimuliert eine Vibration der Haut – bzw. ihr medizinisches Äquivalent TENS – Aβ-Fasern. Diese gehen direkt die Hinterstrangbahnen hinauf, schicken aber auch Kollateralen ins Hinterhorn, die die nozizeptive Bahn am SG-Neuron hemmen.

Die bei der Erregung und Hemmung involvierten Transmitter sind zur Übersicht in ➤ Tab. 3.2 aufgeführt. Allgemein setzen nozizeptive Fasern die erregenden Transmitter GLU und SP frei. Typ III-Fasern und

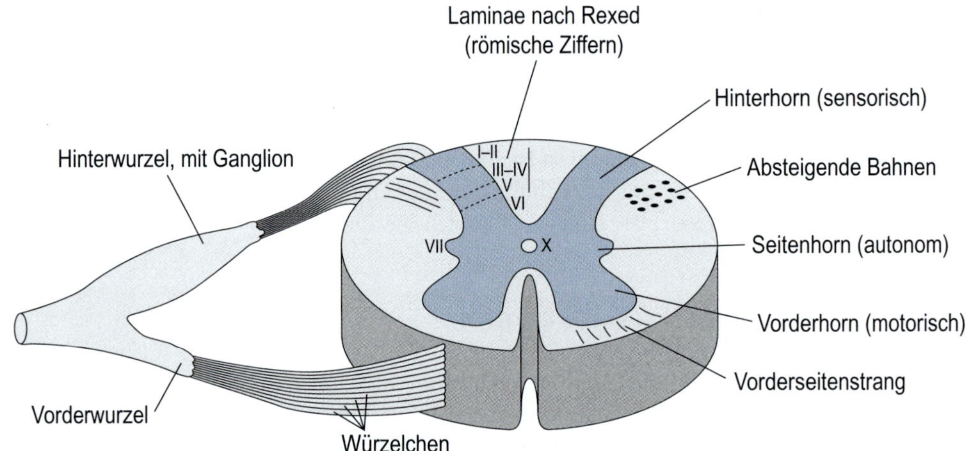

Abb. 3.3 Schematischer Querschnitt des Rückenmarks mit den Hauptbestandteilen des sensorischen und autonomen Systems. Die römischen Ziffern verweisen auf die Laminae (nach Rexed).

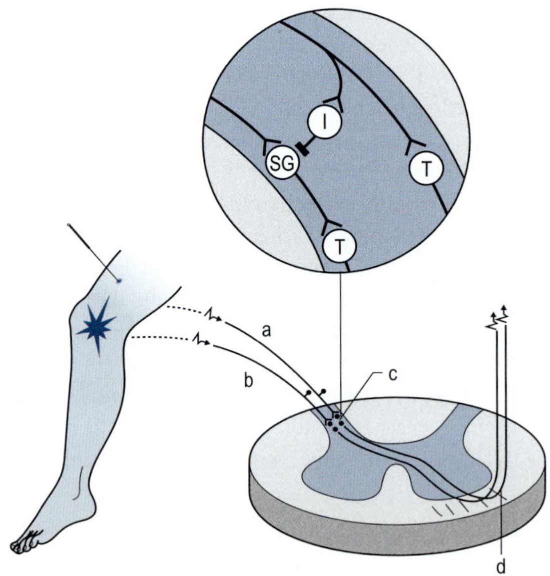

Abb. 3.4 Schnitt durch das Rückenmark: Projektionen von (a) einem Akupunkturstimulus (myelinisierter Nerv) und (b) einem noxischen Stimulus (unmyelinisierter Nerv) zum Hinterhorn (c). Die Bahn geht weiter nach oben zum Vorderseitenstrang (d). Ein vergrößerter Schnitt von (c) zeigt, wie ein Akupunkturstimulus die Reaktion des SG-Neurons unterdrücken kann, was zur Schmerzhemmung führt.
SG = Substantia-gelatinosa-Neuron, T = Transmissionsneuron, I = Interneuron (inhibitorisch)

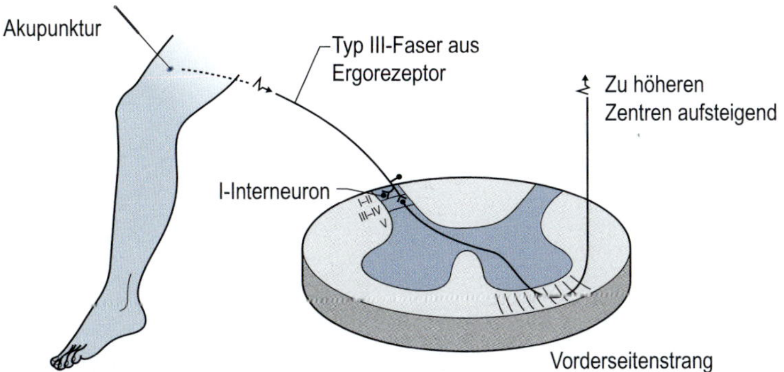

Abb. 3.5 Nicht-nozizeptive Bahnen. Diagramm des Hinterhorns, das Bahnen nicht-nozizeptiver Fasern zeigt: Typ III-Fasern von Ergorezeptoren werden von der Akupunkturnadel stimuliert. Ein kollateraler Ast projiziert auf ein inhibitorisches Interneuron (I), das die nozizeptive Bahn hemmt.

Tab. 3.2 Die wichtigsten Neurotransmitter (kurzfristige Wirkung) und Neuromodulatoren (längerfristige Wirkung), die bei sensorischen Nervenbahnen eine Rolle spielen.

Lokalisation	Erregend	Hemmend
Sensorische Nervenendigung	Bradykinin	Adenosin
	Substanz P (SP)	–
	Serotonin (5HT)	–
Hinterhorn	Glutamat (GLU)	Glycin (GLY)
	Substanz P (SP)	Gammaminobuttersäure (GABA)
	Serotonin (5HT)	Enkephalin
	Calcitonin Gene-Related Peptide (CGRP) [setzt GLU und SP frei]	Noradrenalin

Interneuronen hemmen direkt, indem sie das endogene Opioidpeptid Enkephalin freisetzen, und indirekt durch GLY und GABA.

Afferente Signale aus den inneren Organen enden ebenfalls im Hinterhorn auf Neuronen, die direkt auf Lamina VII projizieren (➤ Abb. 3.6). Lamina VII wird als „Seitenhorn" bezeichnet und enthält die motorischen oder efferenten (*effere* = hinaustragen) Neuronen des autonomen Systems. Auf diese Weise stimulieren die eingehenden Signale Reflexveränderungen im autonomen Outflow. Akupunktur kann den autonomen Reflex am Hinterhorn beeinflussen (➤ Kap. 8).

Aufsteigende spinale Bahnen und höhere Zentren

Vom Hinterhorn ausgehend kreuzen sich die nozizeptiven und Akupunktur-Bahnen und steigen zu höheren Zentren im Vorderseitenstrang (auch als „Tractus spinothalamicus" bezeichnet, da viele Fasern im Thalamus enden) auf.

Zwei Aspekte des Schmerzes werden unterschieden: ein **sensorisch-diskriminativer Aspekt** (Bewusstsein) und **ein motivierend-affektiver Aspekt** (Leiden) (Melzack und Wall 1988). Das Gehirn geht mit diesen beiden Aspekten unterschiedlich um. Diese Unterscheidung ist wichtig, da Akupunktur oftmals mehr die affektive Komponente als die Schmerzempfindung zu beeinflussen scheint: „Der Schmerz ist noch da, aber er stört mich nicht so".

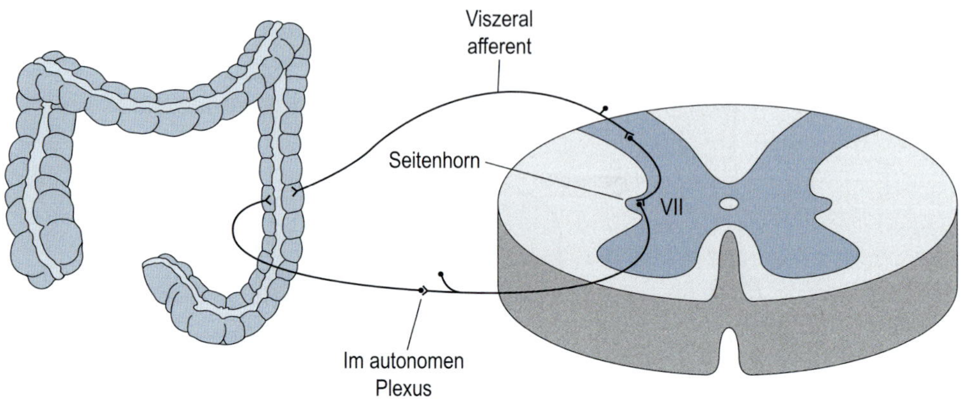

Abb. 3.6 Spinaler autonomer Reflex. Diagramm des Hinterhorns zwischen T1 und L2 und des Dickdarms, das einen viszeralen afferenten Nerv zeigt, der Synapsen im Hinterhorn bildet und auf den Zellkörper eines autonomen efferenten Neurons im Seitenhorn (Lamina VII) projiziert.

Die sensorisch-diskriminative Komponente (Intensität, Lokalisation, Qualität und Dauer des Schmerzes) ist die Funktion einer Mehrzahl von Fasern im Vorderseitenstrang. Sie projizieren auf den Thalamus und dann direkt auf den sensorischen Cortex (sowohl den primären als auch den sekundären). Die motivierend-affektive Komponente (das Unangenehme und der Drang zu entfliehen) stimuliert verschiedene Bereiche im Cortex und einige subkortikale Zentren, die zusammen als „limbisches System" bezeichnet werden. Das limbische System erhält über die Formatio reticularis im Hirnstamm Input aus dem Vorderseitenstrang. Es verknüpft alle Teile des Gehirns: Besonders hervorzuheben sind seine Verknüpfungen zum Hypothalamus (Hormonkontrolle), über den Hypothalamus zum autonomen Zentrum (autonome Regulation) und dem Ruhezustandsnetzwerk (Default Mode Network [s. u. und ➤ Kap. 10]). Es konnte gezeigt werden, dass Akupunktur im Vergleich zu Sham-Akupunktur die Aktivität des limbischen Systems signifikant moduliert. Dieser Effekt wird ausführlicher in ➤ Kap. 10 erörtert.

Des Weiteren gibt es eine kleine, aber wichtige Gruppe von Fasern im Vorderseitenstrang, die auf das Periaquäduktale Grau (PAG) im Mittelhirn projizieren. Das PAG weist viele Opioidrezeptoren auf und ist ein wichtiges Zentrum zur Schmerzkontrolle. Sowohl nozizeptive als auch Typ III-Fasern stimulieren die Freisetzung von β-Endorphin im PAG und triggern die absteigende Schmerzhemmung. Stränge steigen zu jeder Ebene des Rückenmarks ab und setzen Serotonin frei, das die inhibitorischen Interneuronen zur Freisetzung von Metenkephalin bzw. Noradrenalin aktiviert, die sich dann im ganzen Hinterhorn verteilen. Sowohl Metenkephalin als auch Noradrenalin haben den Effekt, das Abfeuern von nozizeptiven Neuronen zu reduzieren. Die absteigende Schmerzhemmung ist ein wichtiges Mittel zur Schmerzkontrolle, das im Zusammenhang mit Akupunktur ausführlich in ➤ Kap. 9 besprochen wird.

Hirnscans zeigen, dass jedes Hirnareal seine eigene langsame, reguläre Aktivitätsfluktuation aufweist und dass die Aktivität von zwei oder drei Arealen ganz synchron ablaufen kann, wodurch funktionelle Netzwerke gebildet werden. Ein Netzwerk, das im Hinblick auf Schmerz und Akupunktur eine wichtige Rolle spielt, ist das **Ruhezustandsnetzwerk** (Default Mode Network, DMN), das aus drei kortikalen Arealen besteht, die im Ruhezustand synchron sind. Chronischer Schmerz wurde mit Störungen des DMN in Verbindung gebracht, und einige frühe Studien über Akupunktur haben gezeigt, dass sie das DMN modulieren kann. Die Verbesserung im DMN bei verschiedenen Individuen im Lauf von Akupunkturbehandlungen korreliert mit einer Besserung ihrer Rückenschmerzwerte.

Funktionelle Konnektivität ist sehr interessant und könnte die auf höheren Ebenen angesiedelten Akupunkturmechanismen bei der Therapie chronischer Schmerzpatienten erklären.

Periphere und zentrale Sensibilisierung

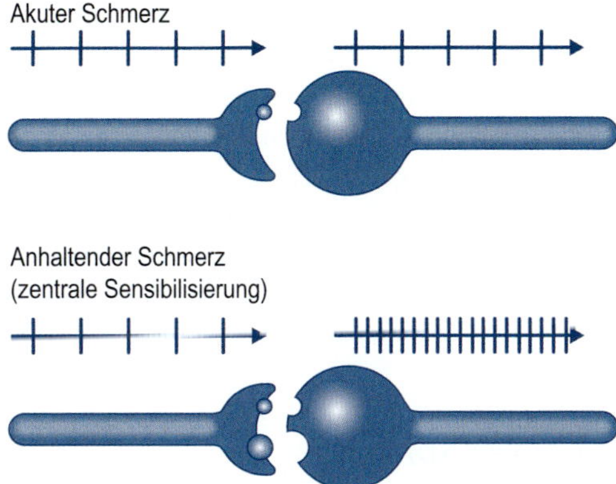

Abb. 3.7 Zentrale Sensibilisierung, die die Standardreaktion der Bahn auf akuten Schmerz und die verstärkte Reaktion bei chronischem Schmerz zeigt, wenn ein zweiter Rezeptor aktiviert wird.

Unter bestimmten Umständen verstärkt sich die Reaktion eines Patienten auf einen noxischen Reiz disproportional zu dem offensichtlichen Grad der Verletzung oder Pathologie. Beispielsweise kann ein entzündetes Gelenk bei der leichtesten Berührung extrem empfindlich sein, oder eine Gliedmaße mit einer ausgeheilten Verletzung kann übermäßig empfindlich bleiben. Diese Sensibilisierung ist entweder peripher oder zentral.

- **Periphere Sensibilisierung:** Die Sinnesnervenendigungen werden durch lokale Freisetzung von Entzündungsmediatoren sensibilisiert, etwa Neuropeptiden, Zytokinen und Stickoxid (NO). Auch die Immunantwort spielt eine Rolle: In der Nähe von Nozizeptoren finden sich Mastzellen und Makrophagen. Primäre Hyperalgesie (übermäßige Schmerzreaktion auf einen schmerzhaften Reiz) und Allodynie (Schmerzen, die durch einen normalerweise schmerzlosen Reiz verursacht werden wie Bürsten der Haut oder leichte Berührung) treten innerhalb eines oder zweier Segmente ober- und unterhalb des Reizes auf, aber nicht im ganzen Körper.
- **Zentrale Sensibilisierung:** Eine Form von Verstärkung elektrischer Signale in Neuronen innerhalb des ZNS – hauptsächlich im Rückenmark. Dies führt zu einer sekundären Hyperalgesie und Allodynie. Der Umfang der neuronalen Rezeptionsfelder vergrößert sich. Dies ist die Folge mehrerer Mechanismen im Hinterhorn und in den höheren Zentren, u. a. das Öffnen von Rezeptoren, die normalerweise in Ruhe sind (➤ Abb. 3.7).
- Wenn sich ein nozizeptiver Reiz wiederholt, erhöht sich die Reaktion einiger Übertragungszellen im Rückenmark. Dies ist eine normale physiologische Form von zentraler Sensibilisierung, die als „Wind-up-Phänomen" bezeichnet wird (Woolf 1996). Wenn dies ungewohnt lange anhält oder stark ausgeprägt ist, wird es als zentrale Sensibilisierung bezeichnet.

Empfindlichkeit im ganzen Körper kann auf eine zentrale Sensibilisierung oder bei Fibromyalgie auf ein Defizit der tonisch absteigenden Hemmung hindeuten.

Neuropathischer Schmerz

Neuropathischer Schmerz wird durch eine Verletzung oder Fehlfunktion des Nervensystems selbst verursacht. Schmerzattacken können spontan auftreten oder als hochgradig verstärkte Antworten auf geringere Stimulation. Bekannte Beispiele sind u. a. die postherpetische Neuralgie, Phantomschmerzen in den Gliedmaßen, Schmerzen nach Schlaganfall und CRPS (complex regional pain syndrome, M. Sudeck). Weitere Ursachen sind u. a. Infektionen (z. B. HIV), Chemotherapie, Strahlentherapie und Diabetes. Patienten beschreiben neuropathische Schmerzen oftmals mit charakteristischen Adjektiven („emporschießend" oder „brennend"), und sie können Allodynie und Hyperalgesie aufweisen. Die Schädigung des Nervensystems selbst ist eine Erklärung dafür, dass Akupunktur manchmal bei Patienten mit neuropathischen Schmerzen weniger hilfreich ist. Zusätzlich besteht das Risiko, dass Akupunktur den neuropathischen Schmerz verschlimmert, wenn sie nicht sorgfältig ausgeführt wird.

Weitere Aspekte der Nozizeption

An der Nozizeption können außer den Neuronen weitere Zellen im ZNS beteiligt sein. Bei chronischen Schmerzzuständen können Astrozyten und andere Mikrogliazellen, die zentralen Entsprechungen zu peripheren Immunzellen und Bindegewebszellen, aktiviert werden. Es gibt erste Hinweise darauf, dass Akupunktur diese Zellen beeinflussen kann. Sie reichen aber noch nicht aus, um in der klinischen Anwendung berücksichtigt zu werden.

Außerhalb des Nervensystems kann die Manipulation einer Akupunkturnadel die Fibroblasten im Bindegewebe in einiger Entfernung von der Nadel aktivieren. Dies bewirkt Veränderungen, die von therapeutischem Nutzen sein können (➤ Kap. 5).

Zusammenfassung

Von verschiedenen noxischen Reizen können unterschiedliche Schmerztypen ausgehen. Nicht alle reagieren auf eine Akupunkturtherapie. Manche Nozizeptoren reagieren auf tiefen Druck, andere auf eine Vielzahl von Reizen, u a. auf die durch Entzündung freigesetzten chemischen Stoffe. Die Hauptwirkungen der Akupunktur sind auf die Stimulation hochschwelliger Rezeptoren zurückzuführen, die Belastungen im Muskel erkennen (Ergorezeptoren). Ein Großteil der Akupunkturwirkung auf Schmerzen wird durch „Verschließen des Tores vor dem Schmerz" im Hinterhorn des Rückenmarks erreicht, sowohl durch einen direkten reflektorischen Effekt als auch durch die Aktivierung des absteigenden Hemmungssystems. Akupunktur kann auch tiefgreifende Wirkungen auf zentrale Prozesse im Gehirn ausüben.

WEITERFÜHRENDE LITERATUR

Gupta R, Farquhar-Smith P. Neurophysiology of chronic pain. In: Filshie J, White A, Cummings M (Hrsg.). Medical Acupuncture: A Western Scientific Approach, 2. A. Edinburgh: Elsevier, 2016, S. 73–85. *Eine detaillierte Beschreibung der Schmerzbahnen und der Neurophysiologie des Schmerzes.*

Melzack R, Wall P D. The Challenge of Pain. London: Penguin Books, 1988. *Das klassische, aber immer noch unbedingt lesenswerte Werk über die Schmerztor-Theorie.*

Lundeberg T, Lund I. Peripheral components of acupuncture stimulation – their contribution to the specific clinical effects of acupuncture. In: Filshie J, White A, Cummings M. (Hrsg.). Medical Acupuncture: A Western Scientific Approach, 2. A. Edinburgh: Elsevier, 2016, S. 22–58. *Eine detaillierte Erörterung der Akupunkturwirkungen auf das Nervensystem.*

Reddi D, Curran N H. An introduction to pain pathways and mechanisms. Aus: www.ucl.ac.uk/anaesthesia/sites/anaesthesia/files/IntrotoPainPathwaysandMechanisms.pdf (letzter Zugriff: 15. Juni 2020). *Eine kurze, aber gut zugängliche Zusammenfassung über die Neurophysiologie des Schmerzes.*

KAPITEL

4 Einführung in die Techniken der Akupunktur

Einführung

Die Techniken der Akupunktur haben sich im Lauf der Jahrhunderte über Beobachtung und Ausprobieren herausgebildet – und manchmal, um eine bestimmte Unterrichtsschule zu fördern. Wir haben viele unterschiedliche und oftmals nicht plausible und eigentümliche Therapiemethoden geerbt. Eine der Aufgaben der medizinischen Akupunktur ist es, Forschung und kritisches Denken anzuwenden, um Therapien, die für eine moderne Gesundheitsversorgung geeignet sind, neu zu bewerten.

Dieses Kapitel gibt eine Einführung in die Verwendung von Akupunkturtechniken, mit deren Hilfe Veränderungen im Körper hervorgerufen werden. Das Kapitel liefert den Hintergrund für die nachfolgenden Kapitel über die Wirkmechanismen. Spezielle Empfehlungen zur Akupunkturtechnik werden in ➤ Kap. 15 gegeben.

Ein Akupunkteur benötigt eine klare Vorstellung vom **Ziel** der Therapie, da dies die Lokalisation und den Typus der Stimulation bestimmt und folgende Fragen beantwortet:

- Wo soll ich die Nadeln setzen?
- Wie viele Nadeln?
- Wie tief?
- Wie soll ich sie stimulieren?
- Welche Empfindung soll hervorgerufen werden?
- Wie lange soll die Nadel in situ belassen werden?
- Woraus besteht ein Behandlungszyklus?

Ein Großteil des Nutzens der Akupunktur ist die Folge von Inhibitionswirkungen im Zentralnervensystem (ZNS) und nicht von Erregungswirkungen. Die Therapie muss sorgfältig abgewogen werden, um Inhibition zu erzielen ohne übermäßige Irritation, da nicht alle Reaktionen von therapeutischem Nutzen sind.

In diesem Kapitel wird davon ausgegangen, dass die Leser mit den Schmerz- und Akupunkturwegen vertraut sind, die in ➤ Kap. 3 erörtert wurden.

Ein typischer Akupunkturstimulus

Der wichtigste Teil der Akupunkturtherapie scheint der zu sein, wenn die Nadeln in den Muskel eingeführt werden und die Muskelfasern dehnen und drücken. Dadurch werden Ergorezeptoren aktiviert und Signale in Typ III-Fasern erzeugt.

Diese Stimulationswirkung kann sich verstärken, wenn der Muskel selbst sich zusammenzieht. Die manuelle Rotation der Nadel kann eine Reflexmuskelkontraktion aktivieren, wodurch die Ergorezeptoren weiter aktiviert und auch dehnungssensitive freie Enden in Muskeln und Sehnen aktiviert werden, zumindest bei Punkten in der Nähe der Muskelenden. Diese Wirkungen summieren sich alle zu einer Stimulation der Typ III-Fasern.

Der folgende typische Fallbericht soll als Einführung in den allgemeinen Ansatz der Akupunktur dienen. Die beschriebene Therapie ist typisch, aber kein Standard, weil nichts in der Akupunktur standardisiert werden sollte – außer der Sicherheit. Jeder Patient wird individuell nach der klinischen Evaluation des Akupunkteurs behandelt.

FALLBERICHT

Eine 30-jährige Mutter zweier kleiner Kinder stellt sich mit Rückenschmerzen im unteren rechten Bereich vor. Die Schmerzen bestehen seit sechs Wochen, und die Patientin meint, dass sie durch Heben ihrer Kinder verursacht seien. Sie erinnert sich, dass sie während ihrer zweiten Schwangerschaft unter ähnlichen Schmerzen litt, die durch Yoga gebessert wurden. Sie hat keine weitere relevante Krankengeschichte, insbesondere keine rheumatische Erkrankung und kein Krebsleiden.

Die Untersuchung zeigt nur empfindliche Spasmen der Lendenmuskeln rechts, aber keine fokale Empfindlichkeit. Es liegen keine Alarmsymptome oder -zeichen vor, die für eine signifikante Pathologie sprechen. Daher wird ihr Akupunktur angeboten, um eine Schmerzlinderung zu erzielen, die es ihr möglich macht, ihren Rücken zu dehnen und zu trainieren. Ihr wird gleichzeitig empfohlen, auf ihre Hebetechniken zu achten.

Es gibt keine Kontraindikationen für Akupunktur vor; es ist eine valide Herangehensweise für ihre Erkrankung. Der Therapeut verfügt nach eigener Einschätzung über die nötigen Kenntnisse und das Geschick, um Akupunktur anzuwenden und mit möglichen Nebenwirkungen umzugehen. Er hat abgeklärt, dass die Patientin keine weitere diagnostische Untersuchung benötigt.

Die Patientin hatte zuvor noch keine Akupunktur erhalten, weshalb unklar ist, wie stark sie darauf reagieren wird. Die Patientin wird gebeten, sich auf die linke Seite zu legen. Drei Nadeln werden in die Muskeln der Lendenregion eingeführt und jeweils für ca. 5 Sekunden sanft manipuliert. Die Nadeln werden nach 10 Minuten herausgenommen und die Stellen auf Blutungen kontrolliert.

Die Patientin kommt in der folgenden Woche wieder und berichtet, dass ihre Schmerzen für den Rest des Tages gelindert waren, aber am nächsten Tag wiederkamen. Sie hatte keine negativen Reaktionen auf die Therapie und hat wieder mit Yoga begonnen. Durch die Anforderungen der Kinderbetreuung ist sie etwas angespannt. Der Muskelkrampf ist noch da, ohne fokale Empfindlichkeit, die für einen Triggerpunkt sprechen würde. Bei ihrer zweiten Therapiesitzung werden die gleichen drei Stellen genadelt. Außerdem werden zur Schmerzlinderung und Entspannung zusätzliche Nadeln beidseitig in einen Punkt auf dem Vorderfuß (Le 3) eingeführt. Alle Nadeln werden manipuliert und 20 Minuten in situ belassen.

In der darauffolgenden Woche sagt sie telefonisch ihren nächsten Termin ab, da sie sich viel besser fühle, besser schlafe und beim Heben mehr auf sich achte.

Elektroakupunktur

Bei Elektroakupunktur (EA) wird mit Hilfe eines speziellen Apparats ein geringer elektrischer Strom zwischen zwei Nadeln erzeugt. EA depolarisiert Nervenfasern direkt (d. h. nicht über Rezeptoren). Große Nervenfasern haben eine niedrigere elektrische Schwelle als kleine Fasern, was bedeutet, dass sie durch einen geringeren Strom abgefeuert werden. Daher fühlt sich EA in niedriger Intensität wie ein Kribbeln in der Haut an. EA stimuliert die motorischen Nerven, indem eine Kontraktion des ganzen Muskels bewirkt wird. Eine höhere Intensität stimuliert die Muskelfasern direkt und erzeugt eine Muskelkontraktion in einem kleineren Bereich. Eine noch höhere Intensität stimuliert die kleinsten Fasern (d. h. nozizeptive C-Fasern), was Schmerzen verursachen kann und deshalb vermieden werden sollte.

Sowohl manuelle Akupunktur als auch Elektroakupunktur können gelegentlich qualvolle scharfe Schmerzen verursachen – vermutlich wenn die Nadel die **Nervi vasorum** berührt. Die Nadel muss dann sofort herausgezogen werden, zumindest zum Teil, um den Schmerz zu beseitigen.

Die *De-Qi*-Empfindung

Akupunkturnadeln können eine Nadelempfindung hervorrufen, die die Chinesen als *De Qi* bezeichnen. Dieser Empfindung wurden traditionell vier Komponenten zugeschrieben (Lu und Needham 1980):

- Taubheitsgefühl
- Gespanntheit/Ausdehnung/Völle
- Schwere
- Dumpfer Schmerz „wie bei Muskelkater"

Patienten beschreiben auch Empfindungen wie Druck, Kribbeln, Wärme oder Kälte und die Ausbreitung oder Ausstrahlung der Empfindungen (Hui et al. 2000, Vincent et al. 1989). Diese *De-Qi*-Empfindungen können in der Regel von den Empfindungen unterschieden werden, die einfach durch das Piksen mit der Nadel entstehen, nämlich Schärfe oder Schmerzen. Patienten können nur eines oder beides empfinden, aber charakteristisch für Akupunktur ist die *De-Qi*-Empfindung. Sie ist ein Anzeichen dafür, dass die korrekten Nervenendigungen erfolgreich stimuliert wurden.

Studien zu Nervenleitungen haben gezeigt, dass der Beginn des *De Qi* mit Aktionspotenzialen einhergeht, die in der gleichen Geschwindigkeit verlaufen und die gleiche wellenförmige Erscheinung haben, wie es typisch für die Stimulation von Aδ-Fasern ist (Wang et al. 1985). Das Schmerz- und Schweregefühl von *De Qi* ist vergleichbar mit den tiefen Muskelschmerzen nach sportlicher Betätigung (Andersson und Lundeberg 1995) als Resultat einer Stimulation der freien Endigungen von Typ II/III-Fasern (Ergorezeptorfasern).

Das Auftreten der *De-Qi*-Empfindung wurde in der traditionellen Chinesischen Medizin als Hinweis für „das Sammeln des Qi" gedeutet, also als das Ereignis, das notwendig ist, um eine Reaktion hervorzurufen. Dies ist nicht allzu weit von unserer Interpretation gemäß den aktuellen schulmedizinischen Konzepten entfernt – *De Qi* ist der Indikator dafür, dass die richtigen Nerven stimuliert wurden.

Etwas verwirrend ist, dass der Begriff *De Qi* auch verwendet wird, um die Empfindung des Therapeuten zu beschreiben, wenn die Gewebe die Akupunkturnadel zu packen scheinen, während sie in dem Punkt hin und her rotiert wird. Dies ist allerdings weniger wahrscheinlich, wenn man die modernen, hochpolierten Nadeln verwendet.

Die Studienlage deutet darauf hin, dass Taubheitsgefühl, Gespanntheit und Schwere durch Aβ- und Aδ-Fasern und dumpfer Schmerz oder Wundheitsgefühl durch Aδ- und C-Fasern vermittelt werden.

Es gibt Belege dafür, dass *De Qi* mit einem höheren Outcome zusammenhängt (z. B. Spaeth et al. 2013). Aber in der klinischen Praxis verspüren Patienten oft eine Besserung, wenn *De Qi* – absichtlich oder weil es nicht möglich war – nicht ausgelöst wurde.

Wo man die Nadel setzt

Lokale Effekte können durch Nadelung fast überall erzielt werden, es gibt aber bestimmte Stellen am Körper, die als besonders wirkungsvoll gelten – einige der klassischen „Akupunkturpunkte".

Aus praktischer Sicht ist es nützlich, drei Typen von Punktlokalisation zu unterscheiden, je nach dem Effekt, den der Patient benötigt: lokal, segmental und generell. Man sollte sich darüber im Klaren sein, dass jede Nadel Effekte in allen drei Kategorien erzielen kann, selbst wenn nur ein Effekt benötigt wird.

Akupunkturpunkte

Akupunkturpunkte sind ein offensichtliches und bekanntes Kennzeichen der Akupunktur. In der Regel werden sie als anerkannte Stellen verstanden, die in Büchern und anatomischen Zeichnungen beschrieben werden. Nach den maßgeblichen Quellen gibt es 361 Akupunkturpunkte, von denen die meisten in „Meridianen" angeordnet sind, die in Karten abgebildet sind (The Academy of Traditional Chinese Medicine 1975).

Dadurch wird der Eindruck vermittelt, Akupunkturpunkte seien präzise, fixe Lokalisationen, über die sich alle einig sind, aber dies trifft nicht zu. Akupunkturstudenten, die gerade eine Ausbildung am College absolviert haben, sind sich oft nicht einig darüber, wo sich die Punkte befinden. Selbst erfahrene Akupunkturdozenten, die einen der Verfasser an einem anerkannten College unterrichteten, waren sich über die präzise Lokalisation einiger Punkte nicht einig. Es gibt keinen objektiven Test für Punkte, etwa Temperaturveränderung oder elektrischer Hautwiderstand. Forschungen über Akupunkturpunkte haben keinen spezifischen Rezeptor oder andere Strukturen, die durch die Akupunkturnadel aktiviert werden, aufgedeckt. Allerdings zeigen manche Punkte eine höhere Dichte der Nervenendigungen, zumindest in Tierstudien, und einige Punkte hängen klar mit Triggerpunkten im Muskel zusammen oder liegen über tiefen Nervenstämmen. Zudem zeigen Hirnscans zuweilen unterschiedliche Reaktionen auf Verum- und Sham-Punkte, die auf die gleiche Weise genadelt wurden, was vermuten lässt, dass zumindest einige Punkte spezifische Merkmale aufweisen.

Die präzise Lokalisation von Akupunkturpunkten ist nicht so verlässlich, wie die Tradition es nahelegt.

Unsere Herangehensweise ist folgende: Wir sind der Auffassung, dass es aus mehreren Gründen für Akupunkteure hilfreich ist, eine Reihe von klassischen Punkten zu lernen: Akupunkturpunkte sind geeignete Lokalisationen, an denen es in der Regel leicht ist, eine gute *De-Qi*-Empfindung auszulösen; manche Punkte kommen wiederholt in Verschreibungen zur Behandlung einer großen Spannbreite von Erkrankungen vor, vermutlich, weil sie eher generelle neurologische Wirkungen aufweisen (wir nennen sie die „bekannten" Punkte, eine andere Bezeichnung ist „Hauptpunkte"); wieder andere Punkte sind nützlich, weil sie zur Therapie häufiger Erkrankungen verwendet werden. Darüber hinaus ist es aus methodologischen Gründen praktisch, die Namen der Akupunkturpunkte beizubehalten, um einheitlich zu beschreiben, wo man die Nadel einführen soll (für eigene Aufzeichnungen, in Zeitschriftenbeiträgen oder, um sich mit anderen Therapeuten auszutauschen).

Aber der medizinische Akupunkteur muss sich nicht um die präzise, auf den Millimeter genaue Lokalisation dieser Punkte sorgen. Er muss nur die ungefähre Lokalisation lernen und dann die Fingerspitze benutzen, um entweder die maximal empfindliche Stelle oder eine Delle im Gewebe zu finden. Erfahrene Therapeuten der medizinischen Akupunktur geben an, dass sie in der Regel eine begrenzte Anzahl klassischer Punkte (die bekannten Punkte) wiederholt einsetzen. Außerdem verwenden sie andere Lokalisationen, die eine Empfindlichkeit aufweisen.

Eine kleine Anzahl bekannter Punkte kann in klassischen Verschreibungen zur Therapie vieler verschiedener Erkrankungen verwendet werden.

Nummerierungssystem für Akupunkturpunkte

Wir verwenden die klassische Nummerierung für die Akupunkturpunkte, und zwar aus dem einfachen Grund, dass es kein anderes anerkanntes Schema gibt. Auf den klassischen Karten werden die Punkte auf

Meridianen platziert. Einige Meridiane stimmen mit faszialen Ebenen überein, aber für viele gibt es keine entsprechenden physischen Strukturen. Die meisten Meridiane sind nach einem Organ im Körper benannt, wie etwa „Leber" oder „Gallenblase". Alle Punkte auf einem Meridian werden der Reihenfolge nach nummeriert. Aber unpraktischerweise sind die Meridiane nicht alle in der gleichen Richtung nummeriert. Die Standard-Abkürzung für einen Punkt besteht aus zwei Buchstaben – beispielsweise „Lu", „Di" und „Ma" – und einer Zahl. Die Buchstaben stehen für „Lunge", „Dickdarm" bzw. „Magen". Typische Punkte sind also mit „Lu 7", „Di 4" und „Ma 36" angegeben (vollständige Liste ➤ Tab. 19.10 und ➤ Tab. 19.11). Dies ist die Nomenklatur, die sich als internationale Konvention etabliert hat und die wir in diesem Buch verwenden. Zum Nachteil all derjenigen, die Akupunktur erlernen, verwenden andere Autoren leider andere Nomenklatur-Systeme.

Die Namen der Meridiane haben, soweit bekannt ist, mit dem tatsächlichen Innenorgan nichts zu tun. Im geschriebenen Text ist es leicht, zwischen „Leber" als Meridian und „Leber" als Organ zu unterscheiden. Aber im Gespräch mit Patienten horchen diese natürlich auf, wenn der Therapeut zum Beispiel sagt, dass „Leber 3" oder „Gallenblase 34" behandelt wird. Unter Umständen nehmen sie sogar an, dass mit ihrer tatsächlichen Leber oder Gallenblase etwas nicht in Ordnung sei, und brauchen daher eine Erklärung.

Leider wurden einige Punkte, die heutzutage recht nützlich sind, erst lange nach der Festlegung der ursprünglichen Karten eingeführt, sodass sie als „Extrapunkte" gekennzeichnet werden mussten. Sie werden in der Regel mit ihren *Pinyin*-Namen bezeichnet (ohne Nummer). Wir werden noch ein Beispiel hierfür besprechen, nämlich zwei nützliche Punkte im Gesicht (*Yintang* und *Taiyang*) sowie eine ganze Reihe von Punkten in der Nähe der Brust- und Lendenwirbelsäule, die *Huatuojiaji*-Punkte („hwa-tu-o-dschja-dschi" ausgesprochen).

Noch störender ist, dass es innerhalb eines Meridians (Blase, Bl) verschiedene Versionen der Nummernabfolge gibt. Ein System zählt hinunter bis zum Knie, bevor es wieder zum oberen Rücken zurückkehrt und wieder hinuntergeht. Das andere System erreicht das Sakrum und wechselt dann die Richtung, bevor es wieder nach unten geht. Beide Systeme benutzen unterhalb des Knies die gleiche Nummerierung.

Die klassische Nummerierung für Akupunkturpunkte wird weiterhin als praktische Konvention verwendet.

Nadelstimulation: die „Akupunkturdosis"

Die Gesamtmenge der Stimulation, die dem Patienten verabreicht wird, kann wichtiger sein als die exakte Lokalisation, wo sie erfolgt. Dies ist die „Dosis" der Akupunktur, die von mehreren Faktoren abhängt: der Anzahl der gleichzeitig behandelten Punkte, der Tiefe der Nadelung und der Stärke der Stimulation. Da diese verschiedenen Faktoren nur wenig erforscht wurden, besteht noch Unsicherheit darüber, welchen Beitrag jeder einzelne zur Gesamtdosis einer Therapie leistet. Erfahrungsgemäß ist es jedoch wichtig, die Dosis variieren zu können, um sie an den Patienten und die Erkrankung anzupassen. Auf dieses Thema werden wir noch wiederholt zu sprechen kommen. In diesem Abschnitt fassen wir die Hauptfaktoren zusammen sowie die Art und Weise, wie sie zu einer „typischen" Akupunkturtherapie kombiniert werden könnten.

Stark reagierende Patienten

Patienten reagieren sehr unterschiedlich auf Akupunktur. Ein kleiner Prozentsatz von Patienten reagiert auf Akupunktur – sowohl im Hinblick auf nützliche als auch auf nachteilige Wirkungen – viel stärker als die meisten anderen. Sie reagieren gut auf eine kurze, oberflächliche Nadelung und verspüren ggf. bei stärkeren Therapien Nebenwirkungen. Dies sollte man immer im Hinterkopf behalten, wenn man über die „Dosis" nachdenkt (➤ Kap. 15). Andere Patienten reagieren selbst auf eine starke, langanhaltende Stimulation gar nicht. Sie werden als „Nicht-Reagierer" klassifiziert. Die Mehrheit der Bevölkerung liegt irgendwo zwischen diesen beiden Extremen und reagiert auf eine Weise, die als „normal" eingeschätzt werden kann.

Der Grund für diese unterschiedlichen Reaktionsgrade sind vermutlich Unterschiede im Zentralnervensystem der Patienten, zum Beispiel im Opioidpeptid-Metabolismus und in der Rezeptoraktivität. In Laborexperimenten können genetische Unterschiede zwischen einzelnen Tieren der gleichen Spezies dazu führen, dass bis zu 50 Prozent einiger Tierpartien nicht auf die erwartete Weise auf die Nadelstimulation reagieren. Es ist also wahrscheinlich, dass genetische Unterschiede bei den Menschen ihre unterschiedlichen Reaktionen erklären.

Anzahl der Nadeln

Die geeignete Akupunkturdosis kann es erforderlich machen, eine einzige Nadel oder bis zu 20 einzuführen. Als allgemeine Regel empfehlen wir jedoch, bei der ersten Behandlung nur bis zu etwa sechs Nadeln zu verwenden, um die Reaktion zu beobachten. Dies mag ausreichen, um eine Reaktion zu erreichen, da manche Patienten sehr sensibel auf Akupunktur zu reagieren scheinen.

Nadeldicke (Durchmesser)

Klinische Erfahrungen scheinen die intuitive Vorstellung zu bestätigen, dass dickere Nadeln (größerer Durchmesser des Schafts) eine stärkere Stimulation ergeben, was vielleicht einfach durch die Tatsache bedingt ist, dass sie steifer sind und bei der Manipulation mehr Druck ausüben.

Einstichtiefe

Im Kontext dieses Buches wird die Nadelung in den Muskelbauch als Basistechnik bevorzugt, auch wenn viele Akupunkteure lediglich die Haut und das subkutane Gewebe nadeln. Beispielsweise benutzen japanische Akupunkteure für viele Erkrankungen die oberflächliche Nadelung, und manche medizinische Akupunkteure ziehen generell für myofasziale Triggerpunkte die oberflächliche Nadelung vor (Baldry 2005b, Macdonald 1982). Es mag weniger leicht sein, mit oberflächlicher Nadelung ein ausgeprägtes *De-Qi*-Phänomen zu erreichen, auch wenn zweifellos einige Empfindungen auftreten können.

Nadelmanipulation zum Auslösen von *De Qi*

Die *De-Qi*-Empfindung kann spontan auftreten, nachdem die Nadel eingeführt wurde, aber oftmals muss der Akupunkteur die Nadel aktiv stimulieren, um dieses Empfinden auszulösen. Normalerweise reicht es aus, die Nadel zwischen Zeigefinger und Daumen zu rotieren, aber es kann auch notwendig sein, eine Auf- und Abwärtsbewegung durchzuführen, die manchmal als „Spatzen-Picken" bezeichnet wird (➤ Abb. 4.1). Auf diese Weise erreicht die Nadel genügend Nerven, um *De Qi* zu erzeugen. Recht oft bemerkt der Akupunkteur zur gleichen Zeit, wenn der Patient *De Qi* verspürt, eine Anspannung des Gewebes oder das Nadelgreifen, auch wenn dies mit glatt polierten Nadeln weniger häufig der Fall ist.

Die klinische Erfahrung und einige Belege sprechen dafür, dass Patienten, die *De Qi* verspüren, mit höherer Wahrscheinlichkeit auf die Therapie ansprechen.

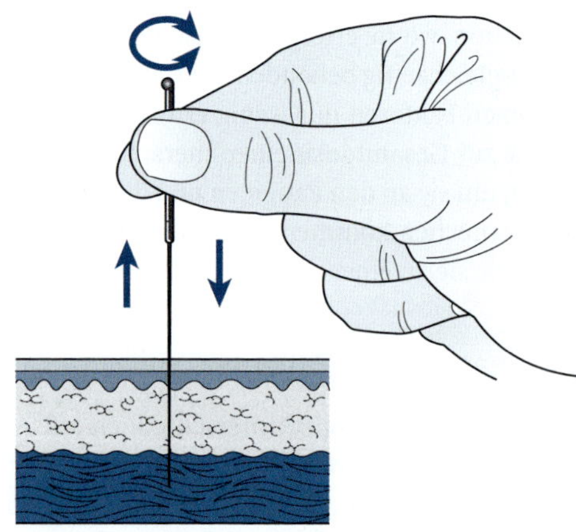

Abb. 4.1 Zwei Methoden der Nadelmanipulation zum Auslösen von *De Qi:* Rotation zwischen Zeigefinger und Daumen sowie Auf- und Abwärtsbewegung.

Eine Sache ist klar: Die Behandlung muss nicht so stark ausfallen, dass C-Fasern stimuliert werden und Schmerzen auftreten. Akupunktur kann effektiv sein, ohne unangenehme oder aversive Empfindungen auszulösen. Zwar behandeln einige chinesische Akupunkteure ihre Patienten intensiv, aber hier können kulturelle Unterschiede eine Rolle spielen. Im Westen kann eine schmerzhafte Therapie kontraproduktiv sein. Wenn ein Patient eine stärkere Stimulation benötigt, ist es in den meisten Fällen besser, Elektrostimulation zu verwenden, statt die Nadeln sehr kräftig zu stimulieren.

Akupunktur muss nicht schmerzhaft sein.

Nadelverweildauer

Die Dauer, für die die Nadeln in situ belassen werden sollten, hängt vom gewünschten Effekt ab. Man benötigt beispielsweise 20 bis 30 Minuten, um eine akute Analgesie mit Elektroakupunktur zu erreichen. Manche Effekte (z. B. autonome Modulation) können nach etwa 10 Minuten erzielt werden, und myofasziale Triggerpunkte können deaktiviert werden, ohne die Nadel überhaupt im Punkt zu belassen.

Diese Zeitangaben sind nicht verbindlich. Sie sollten je nach der Reaktion des Patienten abgeändert werden. Manche Akupunkteure geben an, dass sie mit einer Nadelung von nur 30 Sekunden bereits Resultate erzielen können. Das andere Extrem ist, dass Nadeln für eine Stunde oder noch länger belassen werden, um beispielsweise postoperative Schmerzen zu lindern. In der klinischen Praxis gibt es für viele Patienten vermutlich keine großen Unterschiede zwischen der Wirkung, wenn die Nadeln nur einige Minuten belassen werden, im Vergleich zu einer Verweildauer von einer halben Stunde, vorausgesetzt, dass die Patienten keine besonderen Erwartungen an die Behandlungsdauer haben.

Typische „Therapiedosis"

Eine typische Spannbreite therapeutischer Parameter ist in ➤ Tab. 4.1 dargestellt. Jede Variable kann an die Erkrankung des Patienten, die allgemeine körperliche Konstitution, die unmittelbaren Reaktionen während der Nadelung und (in nachfolgenden Behandlungen) die Symptomveränderungen, die in den Stunden und Tagen nach der Nadelung festgestellt werden, angepasst werden.

Es erfordert Sorgfalt und Geschick, um die richtige Akupunkturdosis zu verabreichen.

Kumulative Reaktionen auf Akupunktur

Bei der Therapie vieler schmerzhafter Erkrankungen mit Akupunktur akkumuliert sich die Schmerzlinderung in der Regel schrittweise im Lauf eines Behandlungszyklus. Dies kann durch Neuroplastizität erklärt werden:

Tab. 4.1 Bandbreite für die verschiedenen Parameter der Akupunkturtherapie

Parameter	Bereich
Zahl der verwendeten Punkte	1–20
Einstichtiefe	Oberflächliche (subkutane) Nadelung; Muskel oder tiefes Bindegewebe; Periost (Knochenhaut)*
Nadelstimulation	Manipulation: keine, leicht, stark. Elektroakupunktur (EA)
Ausgelöste Empfindungen	Keine, *De Qi*, erträgliches Unbehagen. Mit EA: Muskelkontraktion, erträgliches Unbehagen
Nadelverweildauer	5 Sekunden bis 30 Minuten

* Die Knochenhaut-Akupunktur ist eine spezielle Technik (➤ Kap. 15)

4

Wiederholte Behandlungen lösen Veränderungen bei der Genexpression von Transmittern und Rezeptoren aus. Beispielsweise verstärkt ein Stimulus, der zur Freisetzung von Opiodpeptiden führt, auch die Genexpression, sodass mehr Opioidpeptid produziert und an der Nervenendigung gespeichert wird. Das nächste Mal, wenn der Stimulus angewendet wird, wird mehr Peptid freigesetzt. Die erhöhte Genexpression muss innerhalb eines kurzen Zeitraums verstärkt werden oder sie fällt wieder auf das Normalmaß zurück. Das optimale Intervall liegt zu Beginn bei etwa drei Tagen, auch wenn es in der klinischen Praxis oftmals schwierig ist, die Therapiesitzungen so oft anzusetzen.

Der Effekt von Akupunktur akkumuliert sich, wenn sie wiederholt wird.

Zusammenfassung

Bei der Akupunkturtherapie wird ein spezieller Stimulus an einer oder mehreren speziellen Stellen ausgeübt. Die Einzelheiten des Stimulus und der Stelle werden gemäß dem beabsichtigten Effekt je nach der Diagnose des Patienten festgelegt. Die Dosis des Stimulus kann durch die Anzahl der Nadeln sowie deren Einstichtiefe und den Stimulationsgrad variiert werden. Die Nadeln können eine einzigartige Empfindung hervorrufen, die als *De Qi* bezeichnet wird. Dies kann darauf hinweisen, dass eine aktive Therapie im Gange ist. In diesem Buch werden klassische Akupunkturpunktnamen als praktische Konvention verwendet, auch wenn die Effekte der einzelnen Punkte nicht so speziell sind, wie es in der Tradition angenommen wird, und Nerven effektiv fast überall im Körper stimuliert werden können.

II

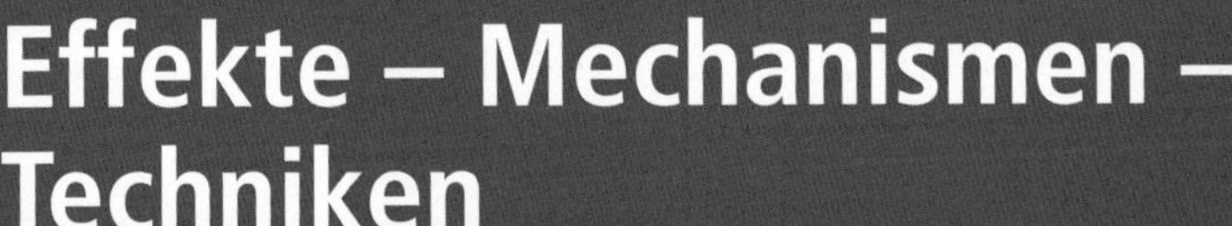

Effekte – Mechanismen – Techniken

KAPITEL

5 Lokale Effekte I: Analgesie, erhöhte Durchblutung

Einführung

Dieser Teil des Buches widmet sich den Effekten und Mechanismen. Thema dieses Kapitels sind die lokal an der Nadelungsstelle entfalteten Wirkungen. Die beschriebene Therapie spielt in der typischen Akupunkturpraxis eigentlich keine große Rolle, auch wenn die Effekte in speziellen Fällen wichtig sein können und verstanden werden müssen. Die Hauptmechanismen, die hier besprochen werden, sind erhöhte Durchblutung und lokale Analgesie.

Schmerzlinderung durch Akupunktur wird gewöhnlich als „Analgesie" bezeichnet. Aber „Analgesie" wird hier in einem weitgefassten Sinn verwendet, nämlich im Sinne von Schmerzreduzierung, nicht Schmerzaufhebung im engeren Sinn. Das gleiche gilt für Medikamente, die als „Analgetika" bezeichnet werden. Dieser lässige Sprachgebrauch ist wohl dadurch entstanden, dass der genauere Begriff „Hypalgesie" schwerfällig und weniger bekannt ist. Akupunktur reduziert häufig Schmerzen, beseitigt sie aber weniger häufig vollständig.

Erhöhte Durchblutung

An der Einstichstelle ist häufig eine Hautrötung zu beobachten, die eine lokal erhöhte Durchblutung anzeigt (➤ Farbtafel 3 im Anhang). Manchmal handelt es sich um eine voll ausgebildete Quaddelbildung-Rötungs-Reaktion (➤ Farbtafel 4 im Anhang). Eine Hautrötung ist besonders am Rumpf sichtbar, aber die erhöhte Durchblutung tritt auch in tieferen Gewebeschichten wie Muskeln auf, wenn die Nadeln tiefer eingeführt werden. Die Haut- und Muskeldurchblutung gesunder Testpersonen erhöht sich, sobald eine Nadel in die Haut eingeführt wird, und erhöht sich weiter, wenn die Nadel in den darunterliegenden Muskel vorgeschoben wird, und noch weiter, wenn die Nadel stimuliert und *De Qi* ausgelöst wird (Sandberg et al. 2003).

Dies ist ein Beispiel für einen „Axon-Reflex", der dann auftritt, wenn ein Reiz sich um die Endverzweigungen eines Nervs herum ausbreitet. Diese Effekte sind lediglich lokal und hängen nicht mit dem Hinterhorn zusammen.

Wenn ein Sinnesnerv mechanisch aktiviert wird, wird eine Reihe von Neuropeptiden freigesetzt, u. a. Calcitonin Gene-Related Peptide (CGRP). Dieses Peptid erhöht die Durchblutung kurzfristig und durch mehrere Mechanismen auch langfristig. Kurzfristig bindet CGRP sich an die Zellwand von Kapillaren. Dadurch entspannt sich der glatte Muskel, was eine Vasodilatation bedeutet. CGRP bindet sich auch an Rezeptoren auf dem vaskulären Endothel. Dadurch wird die Produktion von Stickoxid (NO) ausgelöst. NO entspannt ebenfalls den vaskulären glatten Muskel und verstärkt die Vasodilatation. CGRP stimuliert die Bildung neuer Blutgefäße (Angiogenese), was die Durchblutung längerfristig erhöht. Dies kann die Heilungsrate verbessern.

Darüber hinaus wird durch Akupunkturstimulation Adenosin aus verschiedenen lokalen Geweben ausgeschüttet (s. u. „Lokale Analgesie"). Adenosin hat selbst vasodilatatorische Wirkungen und stimuliert auch die Freisetzung von NO.

Durch Nadelung werden auch andere Neuropeptide in das umgebende Areal freigesetzt, die die Vasodilatation stimulieren. Substanz P wird in Reaktion auf Stress freigesetzt. Sie ist ein exzitatorisches Molekül mit Rezeptoren auf vielen verschiedenen Gewebearten und spielt bei der Quaddelbildung-Rötungs-Reaktion eine Rolle. Der Nervenwachstumsfaktor (NGF) hat viele Effekte, u. a. die Beschleunigung der Wundheilung, und wird durch Akupunktur freigesetzt.

Die erhöhte Durchblutung kann, zusammen mit der Freisetzung einer Vielzahl anderer Mediatoren, weitere nützliche klinische Wirkungen haben. Beispielsweise sprechen lokale Hauterkrankungen darauf an, ebenso lokales Gewebe wie dysfunktionale Speicheldrüsen. Patienten mit Mundtrockenheit als Folge einer Strahlentherapie berichteten nach Akupunktur an Lokalpunkten in der Umgebung von Speicheldrüsen von einer verbesserten Speichelbildung und einer Symptomreduzierung. Es gibt vereinzelte Hinweise darauf, dass die langfristigen Effekte der Angiogenese durch CGRP die Heilung venöser Unterschenkelgeschwüre (Ulcus cruris) verbessern können.

Lokale Analgesie

Forschung am Menschen hat verlässlich gezeigt, dass Akupunktur analgetische Effekte hat, die der Sham-Akupunktur überlegen sind. Insbesondere hemmt Akupunktur klinisch siginifikant tiefen Druck, was als gutes Modell für muskuloskelettale Schmerzen gilt.

Dieser Form der Analgesie liegen mehrere Mechanismen zugrunde. Hier besprechen wir den rein lokalen Effekt, der an der Nadelungsstelle am größten und durch die lokale Ausschüttung von **Adenosin** aus den lokalen Zellen bedingt ist. Adenosin blockiert C-Fasern (Goldman et al. 2010). Weitere analgetische Mechanismen treten auf anderen Ebenen auf – die segmentale Analgesie (➤ Kap. 7) und die absteigende Hemmung (➤ Kap. 9).

Adenosin wird durch die leichte Gewebeverletzung, die durch Akupunkturnadeln verursacht wird, aus verschiedenen Zellen (u. a. Fibroblasten) freigesetzt. Dieses extrazelluläre Adenosin bindet sich an die Zellwände von Nozizeptoren und hemmt deren Reizantwort.

In der klinischen Praxis sind es eher die Enthusiasten, die diesen lokalen analgetischen Effekt in bestimmten Situationen (z. B. Unfall oder Notfall) einsetzen. Anästhesisten, die die Akupunktur zur Dosisreduzierung von Analgetika verwenden, applizieren lokale Akupunktur an der Inzisionsstelle und nadeln auch andere Stellen, um generellere Effekte zu erzielen.

Effekte im Bindegewebe

Das lockere Bindegewebe, das aus Kollagenfasen und Fibroblasten besteht, ist an den Nadelungsstellen vorhanden. Die Reaktion auf Akupunktur wurde von Langevin und Kollegen untersucht (Langevin et al. 2001, 2006).

Das Drehen von Nadeln bewirkt eine Deformierung des umgebenden Gewebes, die mindestens 25 mm weit reicht. Dadurch kommt es zu Veränderungen der inneren Struktur von Fibroblasten. Dabei handelt es sich häufig einfach um einen mechanischen Effekt oder um die Wirkung der Ausschüttung von Adenosin (und verwandter Stoffe) aufgrund der Gewebeverletzung durch die Nadel (Goldman et al. 2013). Die in den Fibroblasten erkennbaren Veränderungen beeinflussen möglicherweise ihre Funktion bei der Spannungsregulierung im lokalen Bindegewebe. Dies wiederum kann für die Heilung chronischer Verletzungen des Weichgewebes von Bedeutung sein.

Entzündung

C-Fasern können durch starke, schmerzhafte Akupunktur stimuliert werden (nicht zu empfehlen für Anfänger, da es zu unerwünschten Reaktionen kommen kann). Dies führt zur Freisetzung von CGRP (s. o.) sowie zur Ausschüttung von Substanz P. Dadurch werden die Blutgefäße durchlässig. Die C-Faser-Stimulation kann eine **neurogene Entzündung** hervorrufen, d. h. eine erhöhte Durchblutung und das Austreten von Flüssigkeiten (z. B. in Form von Ödemen). Es ist noch unklar, ob dieser Mechanismus in der klinischen Praxis von Nutzen ist.

Zytokinfreisetzung

Akupunktur kann die lokale Ausschüttung von Zytokinen (NGF, PGE_2) stimulieren, die mit den lokalen Immunzellen kommunizieren. Diese spielen vermutlich bei neuroprotektiven Effekten eine Rolle, die der Akupunktur zugeschrieben werden. Zum gegenwärtigen Zeitpunkt ist es jedoch am besten, dies als nützlichen Zusatzeffekt zu betrachten, statt als Mechanismus, der zuverlässig ausgelöst werden kann.

Klinische Anwendung

Für unterschiedliche Typen lokaler Reaktionen (oberflächliche Hauterkrankungen, tiefe vaskuläre Läsionen wie etwa Ulzera sowie Analgesie) können drei unterschiedliche Formen von Akupunktur von Nutzen sein.

Das Therapieziel bei oberflächlichen Hauterkrankungen ist eine Kombination aus Durchblutungssteigerung, Immunmodulation und Entzündungsreaktionen. Zu diesem Zweck führt man einfach einige Nadeln in die Nähe der Stelle ein, wo die lokalen Veränderungen benötigt werden. Dies kann beispielsweise bei verzögerter Wundheilung nützlich sein. Ggf. kann dieses Areal mit einem Ring von Nadeln in einer Entfernung von ca. 25 mm umgeben werden (da der Axon-Reflex einen Radius von 25 mm abdeckt). Diese Therapie wurde von den Chinesen mit dem anschaulichen Ausdruck „den Drachen einzäunen" beschrieben (➤ Abb. 5.1).

Bei chronischen Krankheitsprozessen wie zum Beispiel venösen Unterschenkelgeschwüren (Ulcus cruris) wurde folgende Therapie beschrieben: Verwendung von Elektroakupunktur über das Ulkus hinweg, die an Nadeln auf jeder Seite angeschlossen wurde (Yue et al. 2013). Vereinzelt wurden mehrere Nadelpaare an der Peripherie des Ulkus verwendet, wobei die Verfasser des vorliegenden Buches keine persönlichen Erfahrungen damit gemacht haben. Es ist darauf zu achten, die Nadeln nur in gesunde Haut mit intakter Nervenversorgung einzuführen.

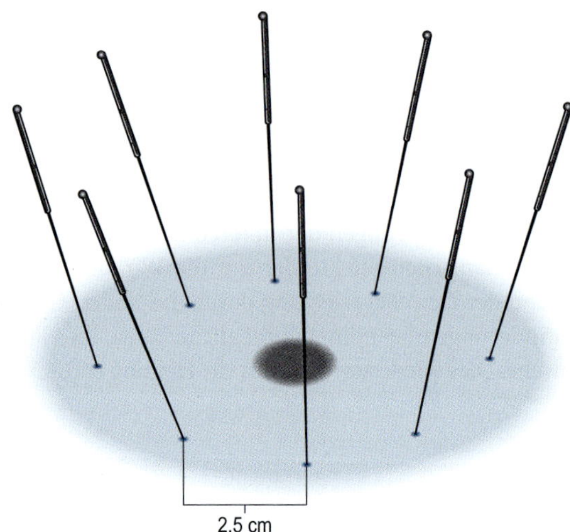

Abb. 5.1 Nadeln rund um eine lokale Hautläsion; eine Therapie, die „Einzäunen des Drachens" heißt.

Für eine sofortige Analgesie ist wahrscheinlich eine Nadelung bis auf Muskeltiefe erforderlich, mit zumindest einem gewissen Maß an manueller Stimulation, ergänzt durch Elektroakupunktur bei operativer Analgesie.

Zusammenfassung

Akupunktur trägt durch eine Vielzahl von Mechanismen lokal dazu bei, die Durchblutung erhöhen. Dieser Effekt kann die Heilung von Gewebe unterstützen. Akupunktur kann in der Nähe der Einstichstellen Schmerzen reduzieren. Dies wird üblicherweise „Analgesie" genannt, sollte aber genauer als „Hypalgesie" bezeichnet werden. Dieser Effekt wird größtenteils durch die Ausschüttung von Adenosin aus dem genadelten Gewebe erzielt.

KAPITEL

6 Lokale Effekte II: Deaktivierung von myofaszialen Triggerpunkten

Einführung

Einer der ältesten Grundsätze in der traditionellen Akupunktur lautet, „die Nadel dort zu setzen, wo der Schmerz ist“. Die präziseste Form dieser Praxis besteht darin, dass der Therapeut einen Muskel untersucht, um den empfindlichsten Punkt zu finden und genau diesen Punkt zu nadeln. Er stimuliert daraufhin die Nadel und kann sie sofort wieder herausziehen. Manchmal verspürt der Patient eine sofortige Schmerzlinderung. Unserer Erfahrung nach wirkt Akupunktur am schnellsten bei einem bestimmten Typus von empfindlichen Punkten, die als „myofasziale Triggerpunkte" (MTrP) bezeichnet werden. Die Annahme ist nicht aus der Luft gegriffen, dass Akupunktur sich ursprünglich als Therapie für diese MTrPs herausgebildet hat.

Muskeln bilden das größte Organ im Körper. Normalerweise heilen Muskelverletzungen schnell aus, aber gelegentlich entwickeln Muskeln einen empfindlichen und übererregbaren Punkt, den MTrP. Dadurch kann es zu anhaltendem Schmerz kommen, der bestimmte Merkmale aufweist, durch die wir ihn von anderen schmerzhaften Erkrankungen unterscheiden können. In diesem Kapitel werden die MTrPs ausführlich besprochen, da sie nur selten Bestandteil des medizinischen Curriculums sind.

Die beiden Autoren, die den größten Beitrag zum Verständnis der Triggerpunkte geleistet haben, sind Janet Travell und David Simons (Simons et al. 1999, Travell und Simons 1983, 1992). Durch ihre strenge Herangehensweise an Diagnose, Mechanismen und Therapie des MTrP-Syndroms hat es sich als klinische Erkrankung etabliert, die sich von einem verwirrenden Sammelsurium zweifelhafter oder unverbindlicher Diagnosen von Schmerzstörungen im Weichgewebe unterscheidet, etwa Fibrositis, Myalgie und muskuläre oder nichtartikuläre rheumatische Erkrankungen.

Viele konventionelle Therapeuten in der Gesundheitsversorgung sind mit dem MTrP nicht vertraut und haben Schwierigkeiten, dies als Erkrankung zu akzeptieren. Selbst Fachärzte für Orthopädie oder Rheumatologie weisen das Konzept von MTrP-Schmerz zurück, obwohl er bei ihren Patienten häufig vorkommen muss. Das ganze Thema „Schmerzen im Weichgewebe" wird als „Grauzone" von Grenzdiagnosen betrachtet und als „funktionell" abgetan.

Es gibt aber mittlerweile eine beträchtliche Ansammlung klinischer Erfahrung bei der Therapie von MTrPs. Die Evidenz, die MTrPs als eigenständiges klinisches Phänomen ausweist, ist durch die folgenden Meilensteine gekennzeichnet:

- Schmerzen, die von Muskeln ausgehen, umfassen oftmals eine Schmerzübertragung. In einer umfassenden Untersuchungsreihe injizierte Kellgren sich und seinen Kollegen eine hypertone Kochsalzlösung und bildete die daraus resultierenden Muster von Übertragungsschmerz ab. Diese wurden in Art und Ausbreitung ähnlich wahrgenommen wie klinisch relevanter Schmerz. Injektionen in einen Großteil des Weichgewebes erzeugten lokale Schmerzen, aber Injektionen in den Muskel verursachten durchgehend Schmerzen, die in einige Entfernung übertragen wurden (Kellgren 1938). Dies wurde seither in vielen Studien umfassend bestätigt.
- MTrPs erzeugen eine spontane elektrische Aktivität, die eine größere Amplitude aufweist, als es beim normalen Muskel der Fall ist (Hubbard und Berkoff 1993).
- Die Diagnose von MTrPs kann von verblindeten Untersuchern verlässlich gestellt werden – wenn diese richtig ausgebildet sind (Gerwin et al. 1997).
- Es wurde eine Hypothese für einen Mechanismus aufgestellt (Mense und Simons 1999).
- MTrPs weisen verglichen mit dem normalen Muskel eine höhere Dichte der Immunreaktivität auf Substanz P (einem Marker für die periphere Sensibilisierung) auf (De Stefano et al. 2000).
- Die genaue Lokalisierung von MTrPs kann verlässlich von zwei unabhängig voneinander agierenden Untersuchern festgestellt werden (Sciotti et al. 2001).
- Die extrazelluläre Flüssigkeit, die einen MTrP umgibt und durch Mikrodialyse erfasst werden kann (Shah et al. 2005), enthält höhere, über dem Normalniveau liegende Konzentrationen mehrerer bekannter Substanzen, die hochschwellige Nervenfasern im Muskel sensibilisieren: Protonen (H +), Bradykinin, Calcitonin Gene-Related Peptide (CGRP), Substanz P, Tumornekrosefaktor-α, Interleukin 1-β, Serotonin und Noradrenalin.

Viele Therapeuten stoßen erst auf MTrPs, wenn sie eine Akupunkturausbildung machen. Manche beschreiben dies als eine Offenbarung in ihrer medizinischen Praxis, besonders in der Grundversorgung, da sie nun in der Lage seien, bei vielen Patienten, deren Erkrankungen zuvor in die unbefriedigende Kategorie „funktionelle Störungen" fielen und häufig als nicht diagnostizierbar und nicht therapierbar beurteilt wurden, eine Diagnose zu stellen und eine Behandlung durchzuführen.

Obwohl Travell und Simons MTrPs im Zusammenhang mit der konventionellen Medizin beschrieben, korrelieren sie gut mit Aspekten der traditionellen Chinesischen Akupunktur. Gängige Triggerpunkte sind oft an bekannten

Akupunkturpunkten lokalisiert. Eine bahnbrechende Studie fand sogar eine hundertprozentige Korrelation zwischen MTrPs und Akupunkturpunkten (Melzack et al. 1977). Traditionelle Akupunkteure nutzen seit vielen Jahren *Ah-Shi*-Punkte. Drückt man einen *Ah-Shi*-Punkt, führt dies dazu, dass der Patient unwillkürlich *ah shi* ausruft, was „Oh ja!" bedeutet („Das ist mein Schmerz" oder „Das tut ungewöhnlich weh"). Zudem scheinen viele der traditionellen Akupunkturmeridiane in Teilen Muster von Übertragungsschmerz aus den Triggerpunkten abzubilden. MTrPs sind ein gutes Beispiel dafür, wie das Beste aus den komplementären und konventionellen Ansätzen integriert werden kann, was einen wichtigen Fortschritt für die Patientenversorgung bedeutet.

Definition

Travell und Simons definierten einen MTrP als *überregbare Stelle in einem verspannten Muskelfaserbündel [Hartspannstrang, taut band] im Skelettmuskel, die im Muskelgewebe oder seinen assoziierten Faszien lokalisiert ist* (Travell und Simons 1983).

Ein MTrP ist eine übererregbare Stelle in einem verspannten Muskelfaserbündel im Skelettmuskel.

MTrPs haben die folgenden wichtigen klinischen Merkmale:

- Ein Hartspannstrang, der innerhalb des Muskelbauchs getastet werden kann.
- Ein Teil des Hartspannstrangs ist sehr empfindlich.
- Das Drücken auf diesen empfindlichen Punkt verursacht Schmerzen, die der Patient wiedererkennt.
- Die Gelenkbewegung, die den MTrP dehnt, kann durch Schmerzen eingeschränkt sein.

Druck auf einen MTrP reproduziert den Schmerz eines Patienten.

Ein MTrP kann **aktiv** sein und Steifheit und Schmerzen verursachen, oder **latent.** In diesem Fall ruft er Steifheit ohne Schmerzen hervor. Ein aktiver MTrP kann durch eine Therapie deaktiviert, ein latenter MTrP durch eine Reihe von auslösenden Faktoren aktiviert werden (s. u. „Mechanismen").

MTrPs treten häufig an konstanten Stellen innerhalb der Muskeln auf, beispielsweise an der anterioren Grenze der oberen Fasern des M. trapezius. In ➤ Abb. 6.1 ist der Triggerpunkt mit einem Rautenzeichen markiert (die langen Striche weisen in Richtung der Fasern), die Schmerzlokalisation ist farbig bzw. schraffiert.

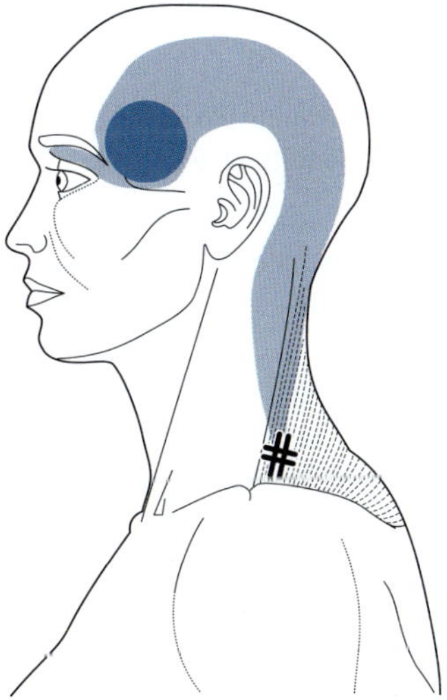

Abb. 6.1 Myofaszialer Triggerpunkt in den oberen Fasern des M. trapezius, der Schmerzen hauptsächlich in die Nacken- und Schläfenregion überträgt.

Häufigkeit

MTrPs kommen häufig vor, die meisten Menschen entwickeln im Lauf ihres Lebens einen oder mehrere MTrPs. Ärzte, die in der Feststellung von Triggerpunkten erfahren sind, können bei ca. der Hälfte gesunder, symptomfreier, junger Militärangehöriger mindestens einen MTrP finden (Sola et al. 1955). In einer Studie in der Grundversorgung wurden bei 30 Prozent der Schmerzpatienten MTrPs gefunden (Skootsky et al. 1989). In der Realität sind sie aber in der Zivilbevölkerung vermutlich nicht derart häufig die **primäre Schmerzursache.**

Ätiologie

MTrPs können durch eine Verletzung oder Belastung eines Muskels verursacht werden oder sekundär zu anderen Schmerzerkrankungen auftreten. Eine Belastung, die bei einem Patienten einen MTrP verursacht, stört einen anderen Patienten vielleicht gar nicht – oder selbst den gleichen Patienten zu einem anderen Zeitpunkt. Dies lässt vermuten, dass es noch weitere Faktoren gibt, die die Entwicklung eines MTrP wahrscheinlicher machen. Die gleichen Faktoren können eine Heilung verhindern.

Auslösende und aufrechterhaltende Faktoren

Manchmal erscheint die Verletzungsgeschichte als zu trivial, um einen MTrP hervorbringen zu können. In solchen Fällen befanden sich die Muskeln womöglich in einem besonders verletzlichen Zustand. Dies kann aus einer Vielzahl von Gründen der Fall sein:

- Emotional: Stress und Angst, Aufregung
- Körperlich: Erschöpfung, schlechter Muskelzustand aufgrund mangelnder Bewegung oder durch Kälteeinwirkung
- Metabolisch: schlechter Ernährungszustand, niedrige Vitaminspiegel, Hypothyreose oder chronische Infektionen

Genau diese Faktoren, die einen MTrP auslösen, erhalten ihn auch aufrecht und beeinflussen auch die Therapiereaktion. Sie müssen ggf. korrigiert werden, bevor die Therapie erfolgreich und nachhaltig sein kann.

Emotionale, körperliche oder metabolische Faktoren können einen MTrP aufrechterhalten.

6

Myofasziale Triggerpunkte aufgrund akuter oder chronischer Muskelbelastung

Triggerpunkte können rasch innerhalb weniger Tage nach einer akuten Belastung des Muskels oder schleichend nach chronischer Belastung auftreten.

Die meisten MTrPs werden durch eine (akute oder chronische) Verletzung des Muskels verursacht.

Die häufigste akute Belastung tritt bei einer Überlastung des Muskels auf, etwa durch Heben eines zu schweren Gegenstands oder in einem ungünstigen Winkel. Ein Muskel, der für eine plötzliche Überbeanspruchung anfällig ist, ist der M. pectoralis major (➤ Abb. 6.2), was meist bei jungen Männern auftritt, die schwere Gewichte heben. Der M. quadratus lumborum (➤ Abb. 6.3), der eine entscheidende Rolle bei der lateralen Stütze des Rückens spielt, kann leicht durch einhändiges Heben schwerer Gewichte überlastet werden. In diesen Fällen setzt der Schmerz in der Regel schnell ein.

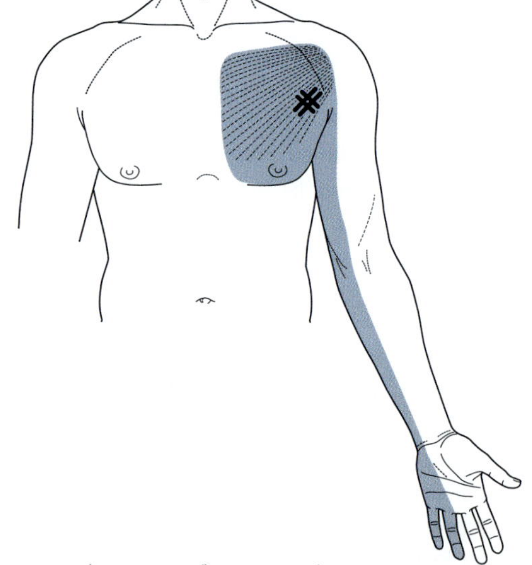

Abb. 6.2 Myofaszialer Triggerpunkt im M. pectoralis major, mit übertragenem Schmerz in Thorax und Arm.

Myofasziale Schmerzen mit allmählichem Beginn werden oft durch eine chronische, kumulative Belastung verursacht. Dies kommt beispielsweise häufig beim

M. trapezius vor, wenn man viele Stunden in einer schlechten Haltung arbeitet. Eine Haltungsstörung wie etwa Kyphose oder Skoliose bedeutet eine Extrabelastung für die Rumpfmuskeln (z. B. M. quadratus lumborum) oder Nacken (z. B. M. trapezius). Ständige psychische Anspannung kann ebenfalls eine anhaltende Muskelkontraktion hervorrufen. So können etwa straff hochgezogene Schultern die Entwicklung eines MTrP in den Nackenmuskeln (besonders im M. trapezius) hervorrufen.

Sehr selten kann eine direkte Verletzung des Muskels zu einem MTrP führen, beispielsweise wenn er über einen langen Zeitraum komprimiert wird (etwa wenn man auf einem Stuhl sitzt, dessen Vorderkante die Oberschenkelmuskeln zusammendrückt).

Aufgrund der Art und Weise, wie MTrPs durch Verletzungen verursacht werden, treten sie häufig unilateral auf.

Primäre MTrPs treten in der Regel unilateral auf.

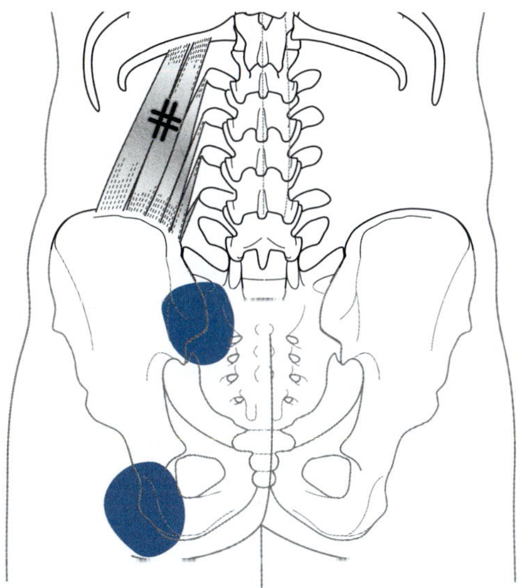

Abb. 6.3 Myofaszialer Triggerpunkt im M. quadratus lumborum mit übertragenem Schmerz in Sakrum und Gesäß.

Weitere Ursachen für myofasziale Triggerpunkte

MTrPs können sich im Rahmen von Schmerzzuständen entwickeln und dem Patienten dann weitere Probleme bereiten. Dies nennt man sekundäre myofasziale Schmerzen. Beispielsweise hängt Arthritis in der Hüfte mit MTrPs in den Gesäßmuskeln zusammen, und nach einem Herzinfarkt können sich MTrPs im M. pectoralis major entwickeln. Dies kann zu einem verwirrenden Beschwerdebild führen, da bei einem Symptombild zwei Diagnosen eine Rolle spielen können. Es ist wichtig, die Grunderkrankung zu diagnostizieren und eine klar umrissene Therapie durchzuführen. Aber es kann auch hilfreich sein, die MTrPs zu behandeln.

Über das Nervensystem besteht eine enge Beziehung zwischen den Bauchorganen und den Muskeln der Bauchwand (➤ Kap. 8). MTrPs können sich nach einer akuten Erkrankung, etwa einer Gastroenteritis, in der Bauchwand entwickeln.

Die Diagnose eines MTrP ist unvollständig, solange die zugrunde liegende Ursache (eine Verletzung oder andere Erkrankungen) nicht festgestellt wurde.

Wann immer Schmerzen auftreten auch bei schweren Erkrankungen wie Krebsleiden–, kann sich auch ein MTrP entwickeln und die Diagnose erschweren. Daher können wir nicht genug betonen, wie wichtig es ist, eine konventionelle Diagnose zu stellen.

Mechanismen

Ein MTrP wird am besten als pathophysiologische Störung statt als rein pathologische gewertet, sodass „Mechanismus" ein passenderer Ausdruck ist als „Pathologie". Ein MTrP fühlt sich deutlich hart an, und es überrascht, dass Biopsie-Proben unter dem Mikroskop keine entsprechend gravierende Pathologie aufzeigen. Die meisten Studien über die Mechanismen von MTrPs haben sich auf die Muskelfasern statt auf die darüber liegenden Faszien konzentriert. Dieser Ansatz wird im Folgenden erörtert.

Durch Elektromyografie-(EMG-)Nadeln, die im Umkreis von 1 mm vom MTrP gesetzt wurden, wurde elektrische Aktivität festgestellt (Hubbard und Berkoff 1993). Diese Aktivität entsteht in den muskulären Endplatten und wird als „Miniaturendplattenpotenziale" (MEPPs) bezeichnet. Sie zeigt den Effekt einer übermäßigen Freisetzung von Azetylcholin- (ACh-)Paketen. Diese anhaltende ACh-Freisetzung ist der Hauptmarker für einen MTrP. Mense und Simons (1999) haben eine Hypothese aufgestellt (➤ Abb. 6.4), der zufolge ein Trauma an einer Endplatte die folgende Sequenz in Gang setzt:

- Nachhaltige Freisetzung von ACh führt zu einer Dauer-Depolarisation.
- Kalziumabnahme.
- Gestörte Membranfunktion stört die Depolarisationswelle über der Muskelzellwand.
- Lokale Sarkomerverkürzungen in der unmittelbaren Umgebung der Endplatten.
- Muskelverkürzung mit Ausbildung eines Muskelhartspanns (anders als Muskelkrämpfe, die mit einer koordinierten Kontraktion des gesamten Muskelbauchs einhergehen).

Dies ist zwar weiterhin nur eine Hypothese und noch kein bewiesener Mechanismus, aber eine der aus der Arbeit von Mense und Simons aus dem Jahr 1999 hervorgehenden Voraussagen wurde in weiteren Studien bestätigt: Es gibt eine Ansammlung von nozizeptiven Transmittern in der Umgebung eines MTrP (Shah et al. 2005).

Klinische Kennzeichen

6

Symptome

Patienten mit aktiven MTrPs verspüren in der Regel einen tiefen, dumpfen, ziehenden Schmerz, seltener eine damit zusammenhängende Steifheit oder Bewegungseinschränkung. Der Schweregrad der Symptome kann stark variieren – sowohl zwischen verschiedenen Patienten als auch im Lauf der Zeit bei dem gleichen Patienten. Für die Schwankungen gibt es häufig keine erkennbare Ursache. Bei Alltagsaktivitäten sind wir uns der normalen Muskelspannung nicht bewusst, bis die Nervenendigungen innerhalb der MTrPs sensibilisiert werden. Dann bemerken wir die Anspannung, besonders in den posturalen Muskeln. Dies scheint nicht mit Aktivität verknüpft zu sein.

Der MTrP-Schmerz ist in der Regel tief und ziehend und schwankt aus nicht erkennbaren Gründen.

Der Schmerz führt in der Regel vom MTrP weg, die Schmerzzone muss nicht unbedingt den MTrP selbst enthalten. Beispielsweise überträgt der M. trapezius Schmerzen zum Nacken und Kopf, aber die Stelle des MTrP selbst ist oftmals wenig schmerzhaft. Das Schmerzübertragungsmuster für jeden Muskel ist einigermaßen konsistent, sodass eine genaue Beschreibung zur Bestimmung des MTrP wichtig ist.

Die Muster erinnern oft an die „Leitbahnen" (bzw. „Meridiane") der traditionellen Chinesischen Akupunktur, womöglich handelt es sich um dasselbe Phänomen (Hong 2000). Beispielsweise befindet sich der MTrP im M. trapezius an der Stelle von Gb 21, und die Schmerzübertragungszone gleicht auf erstaunliche Weise der Gallenblasen-Leitbahn (➤ Abb. 6.5).

Das Schmerzmuster kann Aufschluss über die Lokalisierung des MTrP geben.

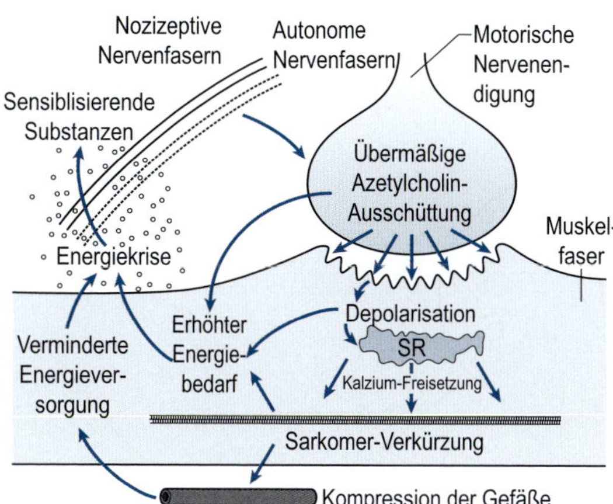

Abb. 6.4 Integrierte Hypothese der Mechanismen eines myofaszialen Triggerpunkts (MTrP). Die primäre Dysfunktion ist ein (um mehrere Größenordnungen höherer) abnormer Anstieg bei der Produktion und Freisetzung von Azetylcholin-Paketen aus den motorischen Nervenendigungen im Ruhezustand. Die stark vermehrte Zahl von Miniaturendplattenpotenzialen (MEPPs) verursacht ein Endplattengeräusch und eine Dauer-Depolarisation der postjunktionalen Membran der Muskelfaser. Die Dauer-Depolarisation verursacht vermutlich eine kontinuierliche und inadäquate Aufnahme von Kalzium-Ionen aus dem lokalen sarkoplasmatischen Retikulum und eine dauerhafte Verkürzung (Kontraktion) von Sarkomeren. Jede dieser vier Veränderungen erhöht den Energiebedarf. Die anhaltende Verkürzung der Muskelfaser komprimiert die lokalen Blutgefäße und vermindert dadurch die Versorgung mit Nährstoffen und Sauerstoff, die normalerweise den Energiebedarf deckt. Der erhöhte Energiebedarf ruft angesichts der beeinträchtigten Energieversorgung eine lokale Energiekrise hervor, die zur Freisetzung von sensibilisierenden Substanzen führt, die mit den diesen Bereich durchziehenden autonomen und sensorischen (z.T. nozizeptiven) Nerven interagieren. Die darauffolgende Freisetzung neuroaktiver Substanzen könnte wiederum zu einer übermäßigen Azetylcholin-Ausschüttung aus der Nervenendigung beitragen. Dies ist den Autoren zufolge der letzte Baustein für einen sich selbst erhaltenden Teufelskreis. *(Abdruck mit freundlicher Genehmigung aus Simons D G, Travell J G, Simons L S.Travell und Simons' Myofascial Pain und Dysfunction: The Trigger Point Manual, Bd. 1. Upper Half of Body. 2.A. Baltimore: Williams & Wilkins, 1999)*

6

Patienten mit sehr aktiven MTrPs zeigen ein charakteristisches Beschwerdebild: Der Schmerz ist tief, ziehend und anhaltend; der Patient ist unruhig, drückt ständig tief und fest auf die schmerzende Region oder dehnt den betroffenen Bereich, um eine Schmerzlinderung zu erlangen. Bewegung kann den Schmerz lindern, einige Patienten gehen bei dem Versuch, den Schmerz loszuwerden, nachts sogar auf die Straße. Schläft der Patient ein, wird der Schmerz womöglich wieder ausgelöst, wenn die Muskelverkürzung bestehen bleibt. Beispielsweise ist es wahrscheinlich, dass ein Patient mit einem MTrP im linken M. pectoralis major, der auf der Seite schläft und den linken Arm über der Brust verschränkt hat, aufgrund des verkürzten Muskels vor Schmerzen aufwacht. Oft sitzen oder liegen Patienten in einer unnatürlichen Haltung, um den Muskel in einer verlängerten Position zu halten – die „angenehme Position". Patienten versuchen häufig, mit einer heißen Dusche oder Bad den Schmerz zu lindern.

Der Schmerz aufgrund eines akuten MTrP kann einen medizinischen oder chirurgischen Notfall simulieren.

Weniger aktive MTrPs rufen ein weniger dramatisches Beschwerdebild hervor: Schmerz und Steifheit ähneln in vielerlei Hinsicht der Symptomatik einer Arthrose, die oftmals gleichzeitig vorliegt. Der Schmerz hat häufig einen tiefen, ziehenden Charakter, die Steifheit ist nach Ruhigstellung schlimmer und bessert sich bei Bewegung.

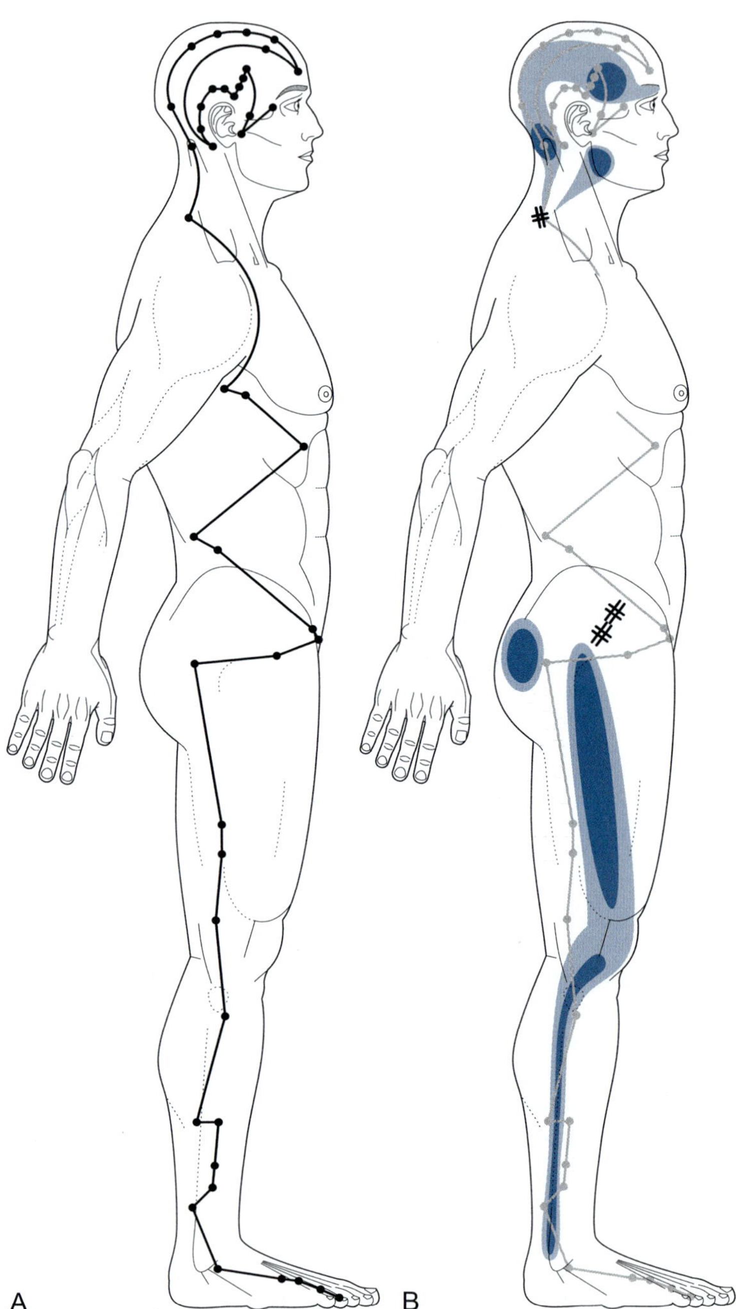

Abb. 6.5 Korrelation zwischen Trigger- und Akupunkturpunkten.
(A) Der Triggerpunkt in den oberen Fasern des M. trapezius entspricht dem klassischen Akupunkturpunkt Gb 21 und überträgt Schmerzen in Nacken und Kopf. Dieser Übertragungsweg hat eine bemerkenswerte Ähnlichkeit mit der Gb-Leitbahn.
(B) Die Triggerpunkte im M. gluteus minimus befinden sich in der Nähe von Gb 29 und Gb 30 (Unterschiede je nach Position des Patienten) und übertragen den Schmerz das Bein hinab bis zum Knöchel. Dieses Muster ähnelt stark der klassischen Beschreibung der Gb-Leitbahn.

Anamnese: direkte Befragung

Bei plötzlichem Beginn ist es wichtig, eine genaue Anamnese der Verletzung zu erheben. Bei schleichendem Beginn müssen Einzelheiten über relevante körperliche Aktivitäten erhoben werden. Verschlimmernde und bessernde Faktoren können dabei helfen, den Muskel zu eruieren, der den MTrP enthält. Schmerzen aufgrund von MTrPs verschlimmern sich häufig bei kaltem Wetter, bei Stress und nervöser Ängstlichkeit sowie kurz vor oder während der Menstruation.

Einige MTrPs weisen pathognomonische Symptome auf, etwa oberflächliche kribbelnde Empfindungen am Kinn und im Gesicht aufgrund von MTrPs im Platysma. Interessierte Therapeuten können diese mit einiger Erfahrung feststellen, sofern sie aufgeschlossen bleiben für die Ursache von „merkwürdigen" Symptomen und ein ausführliches Nachschlagewerk nutzen wie z. B. das Lehrbuch von Travell und Simons (1999).

Anamnese: weitere Symptome

Gelegentlich dominieren autonome Symptome das Beschwerdebild. Beispielsweise verursacht ein MTrP im M. sternocleidomastoideus Schwindel und Orientierungsstörungen sowie Schmerzen.

Die Verkürzung und Schwellung mancher Muskeln üben Druck auf nahe gelegene Nerven aus und rufen die Symptome einer Nerveneinklemmung hervor. Beispielsweise kann ein MTrP im M. piriformis den Ischiasnerv auf seinem Weg durch das Foramen sciaticum majus komprimieren. Der Patient klagt dann womöglich nicht nur über den Schmerz in einem typischen Übertragungsmuster, sondern auch über Parästhesien und Taubheitsgefühl im Bein (➤ Abb. 6.6). Diese Kombination von Symptomen ist leicht mit einer Ischialgie zu verwechseln, die durch eine Kompression der Nervenwurzel verursacht wird.

Triggerpunkte und Schmerzen im Wirbelsäulenbereich

MTrPs verursachen häufig Schmerzen im Wirbelsäulenbereich oder tragen zumindest dazu bei. Kreuzschmerzen können durch MTrPs in Muskeln der verschiedenen paravertebralen Muskelgruppen (Mm. multifidi, längs verlaufende Muskeln, weitere Muskeln wie etwa der M. quadratus lumborum) oder des Beckengürtels (z. B. M. piriformis) verursacht werden. Nackenschmerzen können durch MTrPs in der Nacken- oder Schultergürtelmuskulatur bedingt sein (z. B. M. trapezius). Patienten, denen gesagt wurde, dass ihre Röntgenbilder „degenerative Veränderungen" zeigen, weisen womöglich Schmerzen auf, die eigentlich auf MTrPs zurückzuführen sind.

MTrPs können andere Erkrankungen imitieren.

Diagnose

Eine überzeugende Diagnose eines MTrP kann gestellt werden, wenn die folgenden Kennzeichen bei der Anamnese und Untersuchung zutage treten:

- Schmerzen in der Vorgeschichte, die aus keinem ersichtlichen Grund fluktuieren.
- Hartspann („taut band") im Muskel.
- Empfindliches Areal im Hartspann.
- Der Schmerz des Patienten kann durch Druck auf das empfindliche Areal reproduziert werden.
- Passive Dehnung des involvierten Muskels, der durch Schmerzen eingeschränkt ist.

Eine korrekte Untersuchung auf MTrPs erfordert gute Anatomiekenntnisse. Für Akupunkteure ist es unter Umständen empfehlenswert, ihr Wissen über Muskelansätze und -funktionen aufzufrischen.

6

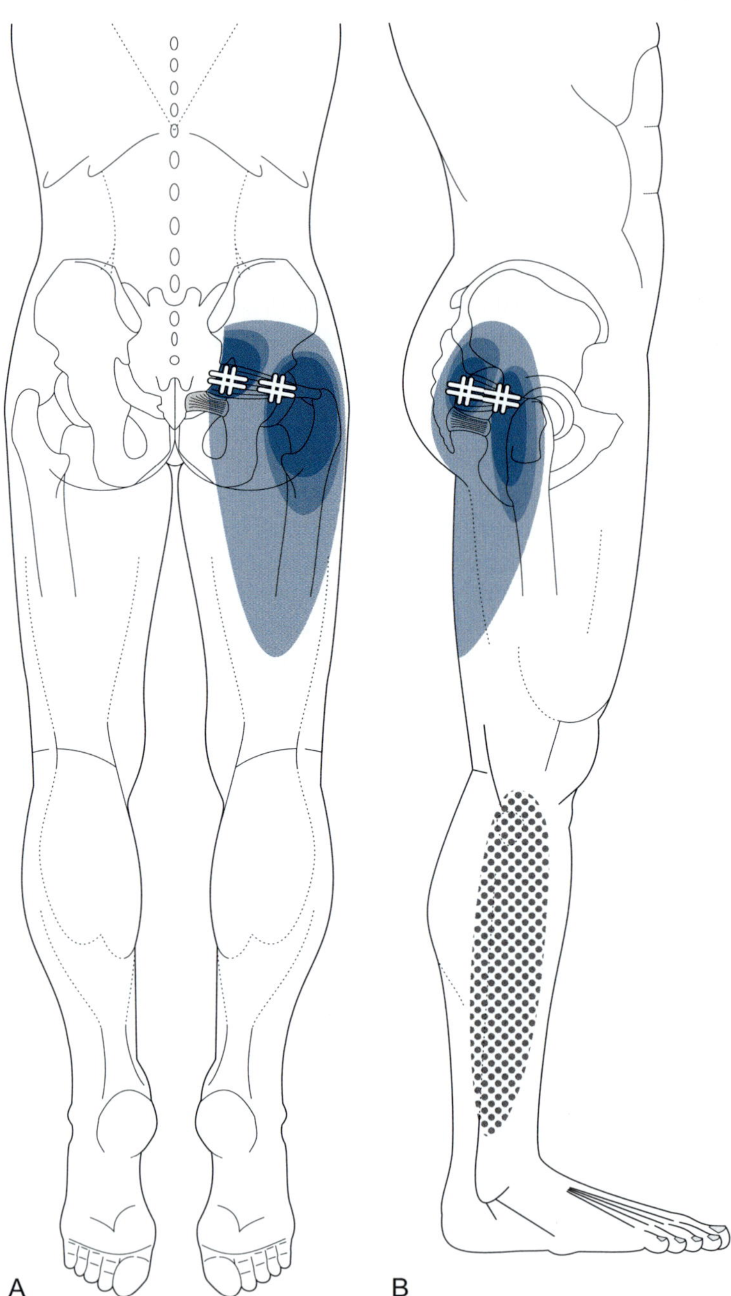

Abb. 6.6 Triggerpunkte (A) im medialen und (B) im lateralen Bereich des M. piriformis, die zu einer Verkürzung des Muskels führen können. Durch diese Verkürzung wird der Ischiasnerv komprimiert, was Parästhesien im Unterschenkel verursacht. Zu beachten ist, dass Parästhesien im Bein nicht immer durch Läsionen an der Nervenwurzel verursacht werden.

Palpation

Der Akupunkteur sollte in der Lage sein, einen MTrP durch Palpation zu identifizieren, um die Diagnose zu stellen und den Punkt präzise zu nadeln. Dabei ist es von größter Wichtigkeit, die Finger *über* den Muskel zu ziehen, im richtigen Winkel zu den Fasern. Viele Therapeuten sind daran gewöhnt, durch die Muskeln bis zu der darunterliegenden Struktur zu tasten; in diesem besonderen Fall sind jedoch die Muskelfasern selbst von Interesse.

Zuerst positioniert man den Patienten so, dass der Muskel folgende Merkmale aufweist:

- Nicht angespannt – der Patient muss sich warm, entspannt und bequem fühlen, wobei ggf. die betroffene Extremität gut gestützt wird. Dies bedeutet in der Regel, dass der Patient im Liegen behandelt wird und zum Stützen Kissen eingesetzt werden.
- Zugänglich – eine Extremität muss ggf. in eine spezielle Position gebracht werden. Beispielsweise kann der M. pectoralis major in der vorderen Axillarwand nur bei abduziertem Arm vollständig untersucht werden. Der M. quadratus lumborum ist nur zugänglich, wenn der Patient auf der anderen Seite liegt und das obere Bein unmittelbar auf dem Behandlungstisch aufliegt, um den Winkel zwischen Rippen und Beckenkamm zu öffnen.
- In der richtigen Länge – wenn die Fasern ganz gedehnt sind, ist der Muskelhartspann ggf. nicht tastbar; wenn sie ganz verkürzt sind, verbirgt die Muskelmasse den MTrP. Die richtige Länge wird durch Bewegen der Extremität erreicht, beispielsweise durch Erhöhung oder Verminderung der Abduktion des Arms bei der Untersuchung des M. pectoralis major.

MTrPs werden untersucht, indem man die Finger über die Muskelfasern zieht.

Es gibt zwei Palpationstechniken: die flache Palpation und den Zangengriff (➤ Abb. 6.7). In beiden Fällen werden die Finger über die Fasern gezogen. Die flache Palpation eignet sich für die meisten Muskeln, etwa den M. quadratus lumborum oder den medialen Anteil des M. pectoralis major. Kann ein Teil des Muskels von darunterliegenden Strukturen angehoben werden, fasst der Untersuchende den Muskel mit Zeigefinger und Daumen und tastet ihn sanft und systematisch zwischen der Zeigefinger- und Daumenspitze. Beispiele hierfür sind der obere Bereich des M. trapezius, der laterale Anteil des M. pectoralis major in der vorderen Achselfalte oder der M. teres major und M. latissimus dorsi in der hinteren Achselfalte. Es braucht keine lange Lernzeit, um die Dichte der normalen Muskelfaser richtig einschätzen zu können und den dickeren, härteren Hartspann zu identifizieren, der wie ein Seil längs durch den Muskel verläuft.

Nach der Identifizierung des Hartspanns wird er sanft auf eine empfindliche Stelle hin untersucht. Dies ist der MTrP selbst, der in der Regel ungefähr in der Mitte liegt. Schließlich drückt man den empfindlichen Punkt etwa fünf Sekunden lang und fragt den Patienten, was er fühlt. Die beste Antwort ist: „Das ist mein Schmerz" (d. h. Wiedererkennen des Schmerzes). Man achte darauf, nicht zu erkennen zu geben, dass dies die erwünschte Reaktion ist, da manche Patienten dem Therapeuten gefallen möchten oder nicht bemerken, dass es eine alternative Möglichkeit gibt (nämlich, dass es ein anderer als ihr eigener Schmerz an derselben Stelle ist). Es besteht eine höhere Wahrscheinlichkeit, dass der Schmerz des Patienten durch Nadelung reproduziert wird, weil der angewendete Druck stärker ist als bei der Palpation mit der Fingerspitze und im Muskel konzentriert ist.

Eine kraftvolle Untersuchung kann MTrPs verschlimmern.

Zuckungsreaktion des Muskelfaserbündels („twitch response")

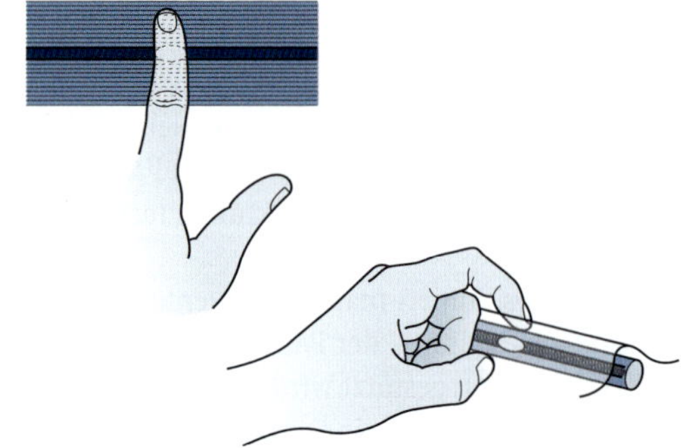

Abb. 6.7 Flache Palpation myofaszialer Triggerpunkte und Zangengriff-Palpation. Bei der Zangengriff-Palpation wird der Muskelbauch mit den Fingern umschlossen.

Triggerpunkte können ein weiteres klinisches Zeichen bei der Palpation aufweisen – den „twitch response", eine Zuckung des Muskelfaserbündels. Man beachte jedoch, dass dies schmerzhaft sein kann und für die Diagnosestellung nicht notwendig ist. Der twitch response wird durch „schnappende" Palpation erzeugt, d. h. durch ein stärkeres Ziehen oder Zwicken über den Fasern, wie beim Zupfen einer Gitarrensaite in Zeitlupentempo. Der twitch response macht sich als kurzes Zucken unter der Haut bemerkbar, in Übereinstimmung mit dem MTrP. Diese Reaktion betrifft nicht den ganzen Muskel wie bei einem Sehnenreflex und sollte von der Wirkung unterschieden werden, die einfach beim Schnappen des Muskelrands entsteht. Twitch responses sollten während der Therapie mit der Nadel erzeugt werden, da sie ein Zeichen dafür sind, dass die Therapie wahrscheinlich Wirkung zeigt.

Ein von der Nadelung ausgehender twitch response, gekoppelt mit dem Wiedererkennen des Schmerzes (durch den Patienten) ist ein Indikator für ein günstiges Therapieresultat.

6

Schwierigkeiten bei der Untersuchung auf myofasziale Triggerpunkte

Die Palpation ist nicht immer einfach. Bei tieferen Muskeln wie etwa dem M. piriformis ist der MTrP nicht zugänglich. In diesen Fällen ist eine sorgfältige Anamnese wichtig. Außerdem muss eine Untersuchung auf Einschränkungen des Bewegungsradius und Schwäche erfolgen. Weiterhin werden die beiden Körperhälften verglichen. MTrPs treten im Allgemeinen unilateral auf, zumindest im Frühstadium. Eine genaue Palpation bei adipösen Patienten ist schwierig.

MTrP-Schmerz ist in der Regel auf eine Seite (der Mittellinie) beschränkt.

Nur selten weisen Patienten einen einzelnen MTrP auf; in vielen Fällen entwickeln andere nahe gelegene Muskeln ebenfalls MTrPs. Es ist wichtig, darauf hinzuweisen, dass sowohl das Zielareal als auch der Triggerpunkt empfindlich sein können; aber nur der MTrP weist bei der Palpation den Hartspann, einen empfindlichen Knoten und die Schmerzwiedererkennung auf. Weniger erfahrene Therapeuten haben bei der Muskeluntersuchung häufig Schwierigkeiten, zwischen den empfindlichen Punkten (oftmals gibt es viele) und den MTrPs (in der Regel wenige) zu unterscheiden. Der Schlüssel zum Erfolg liegt darin, sich darauf zu konzentrieren, ein Gefühl für den Hartspann zu entwickeln. Die Diagnose wird mit zunehmender Erfahrung und Praxis leichter, aber manchmal ist es einfach unmöglich, sicher zu sein, ob ein bestimmter empfindlicher Punkt der Ursprung des Schmerzes ist. In diesem Fall ist es völlig gerechtfertigt, den Punkt auf Verdacht hin, allerdings vorsichtig, als „Therapieversuch" zu behandeln.

Eine Empfindlichkeit der Schmerzübertragungszone kann von der korrekten Diagnose ablenken; der MTrP selbst muss gefunden werden.

Tab. 6.1 Myofasziale Triggerpunkte, die sich in der Folge einer Grunderkrankung entwickeln und ein ähnliches Beschwerdebild verursachen

Grunderkrankung	Persistierende funktionelle Diagnose	Typischerweise beteiligte Muskeln	Somatoviszerale Symptome
Herzinfarkt	Postinfarktschmerz	M. pectoralis major	Thoraxschmerzen
Ösophagitis	Chronische Oberbauchschmerzen	M. rectus abdominis	Brennende Oberbauchschmerzen, Übelkeit, Anorexie, Erbrechen
Gastroenteritis	Reizdarmsyndrom	M. rectus abdominis, M. obliquus internus, M. obliquus externus	Schmerzen, Diarrhö, Obstipation, Aufblähung
Zystitis	Chronische Zystitis	Unterer Anteil des M. rectus abdominis	Unterbauchschmerzen und häufige Miktion
Dysmenorrhö	Chronische Beckenschmerzen	Unterer Anteil des M. rectus abdominis	Verkrampfung im Unterbauch und Beckenschmerzen

Differenzialdiagnose

Wenn das Beschwerdebild eine muskuloskelettale Erkrankung vermuten lässt (d. h. in Zusammenhang mit Bewegung), aber nicht genau auf eine andere klinische Diagnose passt, liegt der Verdacht auf einen MTrP nahe. Ungewöhnliche Symptome, die häufig als „atypisch" oder „idiopathisch" eingestuft werden, könnten durch MTrPs bedingt sein, etwa atypische Gesichtsschmerzen. Eine Reihe von Erkrankungen kann einen MTrP-Schmerz auslösen, der anhaltend ist und die Diagnose einer chronischen Störung erschweren kann (➤ Tab. 6.1).

6

Weitere Untersuchungsmethoden

Es gibt keine weiteren Untersuchungsmethoden, die die Diagnose von MTrPs stützen können. Es wurde Thermografie vorgeschlagen, aber später wieder als unzuverlässig verworfen. Ultraschall und MRT haben bis jetzt keine diagnostischen Hinweise ergeben. Elektromyografie kann von diagnostischem Wert sein, ist aber nur als Forschungsinstrument von Bedeutung. Blutuntersuchungen haben außer zum Ausschluss einer Hypothyreose, die eine Therapieresistenz verursachen kann, keinen diagnostischen Nutzen.

Therapeutische Techniken

Die Nadelung ist nicht die einzige Methode, um MTrPs zu behandeln, aber sie ist schnell und effektiv. Dieser Abschnitt ist nicht als ausführliche Anleitung für eine Therapie mit Nadeln gedacht; alle Einzelheiten zu den Nadeltechniken sind in ➤ Kap. 15 dargestellt.

Es gibt vier allgemeine Herangehensweisen an die Nadelung von MTrPs:

1. Direkte, tiefe Nadelung. Dies bedeutet, dass man die Nadel direkt in den MTrP einführt. Dies ist eine schnelle und effektive Methode bei akuten MTrPs. Der Therapeut muss die lokale Anatomie kennen, um gravierende Verletzungen zu vermeiden. Sehr häufig wird der MTrP nicht beim ersten Nadelvorstoß getroffen, sodass wiederholte Einstiche nötig sind, die sich fächerartig vom Hauteinstichpunkt ausbreiten

(dies wird als „fächerartiges Heben und Senken" bezeichnet) (➤ Abb. 15.2). Die direkte Nadelung scheint einen lokalen Effekt auszuüben, aber es ist nicht ganz klar, worin dieser besteht. Möglicherweise wird einfach die dysfunktionale Einheit physikalisch unterbrochen (angesichts der Größe der Nadel im Verhältnis zur Muskelfaser, ➤ Abb. 6.8) und vielleicht eine lokale Vasodilatation ausgelöst, die die Gewebeheilung unterstützt.

2. Oberflächliche Nadelung. Hierbei wird die Nadel einfach in das Gewebe genau über dem MTrP eingeführt. Bei der Anwendung dieser Methode ist es ganz wichtig, dass in der Therapiesitzung alle empfindlichen MTrPs zusammen behandelt werden und dass die Therapie so lange wiederholt wird, bis sie nicht mehr empfindlich sind. Die Mechanismen dieses Effekts sind unbekannt und basieren nicht auf erkennbaren anatomischen Verbindungen, da die darüberliegende Haut in der Regel andere Innervationen hat als der MTrP. Für Patienten ist dies eine sehr gut verträgliche Methode, die nur selten unerwünschte Reaktionen hervorruft. Sie ist besonders nützlich, um MTrPs zu behandeln, die in einem anatomischen Bereich liegen, wo eine tiefe Nadelung große Risiken birgt, beispielsweise im vorderen Halsbereich oder genau medial zur Skapula.
3. Die Nadelung lokaler klassischer chinesischer Akupunkturpunkte hat möglicherweise eine gewisse Wirkung auf MTrPs, aber die Evidenz ist unklar.
4. Elektroakupunktur (➤ Kap. 15) wird hauptsächlich verwendet, um chronische MTrPs zu behandeln. Man führt eine Nadel in den MTrP ein, die andere einige Zentimeter entfernt im Verlauf des MTrP-Strangs.

Bei der Therapie chronischer myofaszialer Schmerzen bei relativ unempfindlichen und nicht auf Akupunktur ansprechenden Patienten sind unter Umständen stärkere Techniken mit multiplen Muskelzuckungen zumutbar und bringen den größten Nutzen.

Nach der Nadelung von MTrPs wird der Patient gebeten, das betroffene Körperteil im vollen Bewegungsumfang langsam und bewusst zu bewegen, um eine sanfte Dehnung zu erzielen. Dies hilft bei der Deaktivierung des MTrP und dem Umlernen des Muskels und des Patienten dahingehend, dass die Muskelverkürzung nun aufgehoben und der Bewegungsradius normal ist. Gleichzeitig sollte man den Patienten davor warnen, den Muskel zu überlasten.

Nach der Nadelung sollte man den Muskel langsam dehnen – aber nicht überlasten.

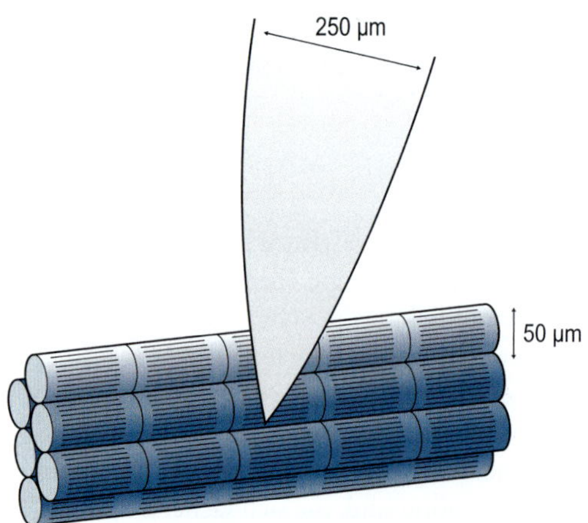

Abb. 6.8 Spitze der Akupunkturnadel im Verhältnis zu den Skelettmuskelfasern in maßstabsgetreuer Darstellung.

Patienten sollten auch vorgewarnt werden, dass sie einige Stunden nach der Therapie womöglich dumpfe Schmerzen im Muskel verspüren werden und in diesem Fall eine Wärmflasche, ein Bad, eine Dusche oder ihre üblichen Schmerzmittel zur Schmerzlinderung verwenden können. Einfache Analgetika scheinen wirksamer zu sein als nichtsteroidale Antirheumatika (NSAR).

Diese Empfehlungen zur Nadelung basieren auf klinischer Erfahrung, da es sehr wenige maßgebliche Studien über therapeutische Techniken gibt. Manche Therapeuten, besonders in den USA, injizieren Lokalanästhetika, Kochsalz- oder Steroidlösungen oder Botulinumtoxin in die MTrPs, aber gemäß einem systematischen Review ist keine dieser Methoden der „trockenen Nadelung" („dry needling") überlegen (Tough et al. 2009). Botulinumtoxin besitzt theoretisch einen Vorteil, da es die Freisetzung von Azetylcholin blockiert und daher den pathophysiologischen Mechanismus des MTrP an seiner Quelle „abschaltet", erste Studien fielen jedoch enttäuschend aus. Weitere physikalische Therapien, die mit einiger Wahrscheinlichkeit bei MTrPs wirken, sind u. a. tiefe Massage und Dehnungen verschiedener Art.

Prognose

Neu aufgetretene MTrPs, die auf einen einzigen Muskel beschränkt und nicht zu aktiv sind, sprechen oft sehr schnell auf die Nadelung an, möglicherweise sogar bei einer einzigen Therapiesitzung. Aber wenn sich MTrPs in mehreren Muskeln einer Gruppe entwickelt haben und seit mehr als ca. sechs Monaten bestehen, muss die Therapie über einen Zeitraum von mehreren Wochen wöchentlich wiederholt werden. Die Patienten müssen ggf. zwischen den Therapiesitzungen hart trainieren und aktiv Dehnungsübungen durchführen, um den Nadelungseffekt zu verstärken. Auch sollten schlechte Haltungsgewohnheiten korrigiert werden, da sie das Problem aufrechterhalten. Chronische MTrPs lassen sich häufig nicht dauerhaft auflösen, können aber auf das Stadium latenter MTrPs zurückgeführt werden.

Patienten können die Wahrscheinlichkeit reduzieren, dass latente MTrPs wieder aktiviert werden, indem sie täglich Dehnungsübungen durchführen, den Muskel warm halten und eine Überlastung vermeiden. Dazu zählt auch die Korrektur zugrundeliegender ergonomischer oder haltungsbezogener Belastungsfaktoren.

Interessanterweise verspüren manche Patienten nach einer erfolgreichen MTrP-Therapie eine deutliche Verbesserung ihres Allgemeinbefindens. Die körperliche Einschränkung, Schmerzen und Schlafstörungen aufgrund des MTrP hatten negative Folgen in ihrem Leben, die sie gar nicht erkannten, bis sie behandelt wurden. Diese Tatsache mag zur Verbesserung des Wohlbefindens beitragen, von der häufig als allgemeiner Nutzen nach einer Akupunkturtherapie berichtet wird.

Zusammenfassung

MTrPs entstehen, wenn ein Muskel oder seine assoziierte Faszie nach einer Verletzung nicht heilen. MTrPs sollten von anderen empfindlichen Punkten abgegrenzt werden. Zu den Mechanismen von MTrPs zählen vermutlich die nachhaltige Freisetzung von Azetylcholin an den motorischen Endplatten und die chronische Kontraktion der angrenzenden Sarkomere. Sie äußern sich in Schmerzen, die Schmerzmuster deuten häufig darauf hin, wo sich der MTrP befindet. MTrPs werden durch Palpieren eines Hartspanns mit einem empfindlichen Punkt diagnostiziert, wenn der Patient den Schmerz wiedererkennt. Zunächst wird der MTrP präzise genadelt, dann wird der Muskel in seinem vollen Umfang bewegt. Dadurch kann der MTrP oftmals deaktiviert werden. Die Prognose ist günstig, wenn MTrPs frühzeitig behandelt und aufrechterhaltende Faktoren beseitigt werden.

WEITERFÜHRENDE LITERATUR

Baldry P E. Acupuncture, Trigger Points und Musculoskeletal Pain. 3. A. Edinburgh: Elsevier, 2005. *Dieses Werk bietet eine gründliche Erläuterung der häufigsten myofaszialen Triggerpunkte, denen man in der Praxis begegnet. Der Autor empfiehlt die Therapie mit oberflächlicher Nadelung.*

Simons D G, Travell J G, Simons L S. The Trigger Point Manual, 2. A. Baltimore: Williams & Wilkins, 1999. *Dieses zweibändige Handbuch ist zwar teuer, gilt aber als Standardwerk zu myofaszialem Triggerpunkt-Schmerz. Aufgrund seiner grandiosen Ausführlichkeit und seiner wunderbaren anatomischen Schaubilder ist es als Handbuch für eine lebenslange Praxis geeignet.*

KAPITEL

7 Segmentale Effekte I: Analgesie

Einführung

In diesem Kapitel wird erläutert, wie Akupunktur gemäß der Gate-Control-Theorie des Schmerzes im Areal um den Nadeleinstich herum Schmerzlinderung herbeiführt, und zwar zusätzlich zu den lokalen Effekten, die in ➤ Kap. 5 besprochen wurden.

Hier wird das wichtige Konzept der **segmentalen Therapie** eingeführt, das seine Ursprünge in der segmentalen Organisation des Körpers hat. Um dies zu verstehen, müssen wir uns kurz die fetale Entwicklung vergegenwärtigen. Das Konzept der segmentalen Innervation, das an **Dermatomen** angewendet wird, ist allgemein bekannt und wird beispielsweise eingesetzt, um zu testen, ob Sinnesnerven geschädigt sind. In diesem Kapitel wird dieses Konzept auf Sklerotome (sensorisch), Viszerotome (autonom) und Myotome (sowohl sensorisch als auch motorisch) ausgeweitet.

Während der ersten Wochen des Wachstums ist der menschliche Fetus deutlich segmental organisiert. In der weiteren Entwicklung wandern jedoch viele Organe und andere Strukturen ab. Sie ziehen ihre Nervenversorgung mit sich, behalten aber ihre ursprüngliche Innervation bei. Gewebe aus verschiedenen Schichten (etwa Haut, Muskeln und Viszera) wandern in verschiedene Richtungen ab. Daher können beim Erwachsenen Gewebe, die anatomisch weit auseinanderliegen, durch das gleiche Rückenmarkssegment innerviert werden.

So wie ein **Dermatom** den Hautbereich bezeichnet, der durch ein einzelnes Rückenmarkssegment versorgt wird, können auch die Muskeln, die inneren Organe und das Periost durch ihre segmentale Ebene organisiert sein (➤ Tab. 7.1 und das Beispiel in ➤ Abb. 7.1).

Auf jeder segmentalen Ebene **konvergieren die sensorischen Informationen** aus dem jeweiligen Dermatom, Myotom, Sklerotom und Viszerotom im Hinterhorn. Diese Informationen können die Art und Weise, wie nozizeptive Information verarbeitet wird, verändern. Beispielsweise kann die „Schmerzschranke" geschlossen werden. Diese Schranke wird sowohl direkt durch die eingehenden Fasern kontrolliert (wir sind natürlich besonders an den Typ III-Fasern aus Ergorezeptoren interessiert [➤ Kap. 3]) als auch indirekt über die absteigende Kontrolle aus dem Mittelhirn.

Die afferenten Informationen verändern auch die Aktivität des autonomen Reflexes, der innerhalb des Segments wirksam ist (➤ Kap. 8).

Daher können Nadeln, die in der Umgebung des schmerzhaften Areals eingeführt werden, Schmerzen durch „Schließen der Schranke" im Hinterhorn lindern.

Tab. 7.1 Terminologie von „-tomen" und ihre Bedeutung für die Akupunktur

Gewebe	-tom-Bezeichnung	Bedeutung
Haut	Dermatom	Dermatom-Karten sind weithin bekannt
Muskel	Myotom	Wird häufig in der Akupunktur verwendet, um bestimmte Rückenmarkssegmente zu beeinflussen (➤ Kap. 19 mit vielen Beispielen)
Organ	Viszerotom	➤ Kap. 8 (autonome Kontrolle)
Periost, Knochen	Sklerotom	Wird beim periostealen Picken verwendet (Beispiele in ➤ Kap. 19)

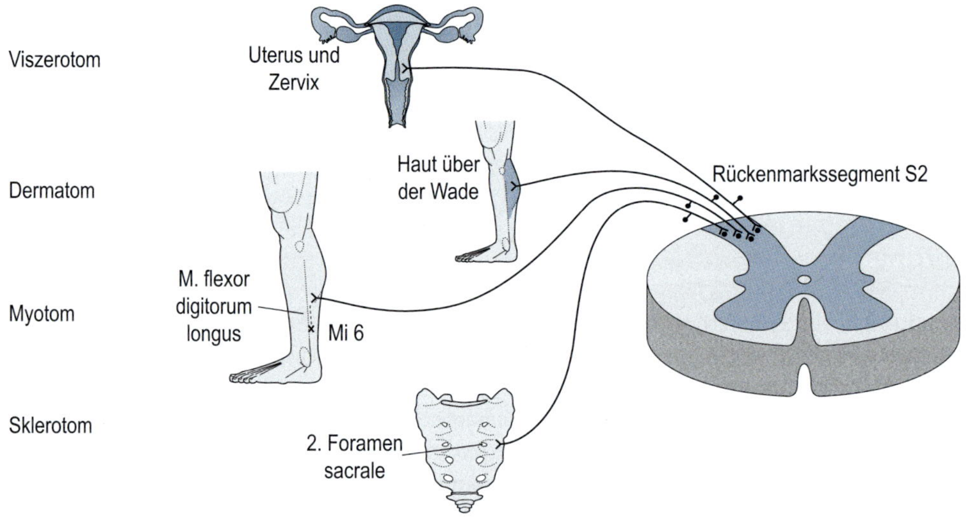

Abb. 7.1 Beispiel für einen segmentalen Behandlungsansatz: Konvergieren afferenter Informationen an S2 aus dem Uterus (Viszerotom), der Haut über der Wade (Dermatom), dem M. flexor digitorum longus (Myotom, an Mi 6 genadelt) und dem Periost am 2. Foramen sacrale (Sklerotom, was aber in der Praxis nur selten angewendet wird).

In diesem Kapitel wird ein „Segment" so besprochen, als ob es den gesamten Input aus den Rezeptoren in seinem rezeptiven Feld beziehen und isoliert von seinen Nachbarn agieren würde, was nicht ganz den Tatsachen entspricht. Sinnesnerven steigen gewöhnlich in einem oder zwei Segmenten auf, wenn sie ins Rückenmark eintreten, und weisen alle einen Input in mehrere angrenzende Segmente auf. Außerdem ist bekannt, dass angrenzende Segmente miteinander kommunizieren und ihr Output ähnlich ist.

FALLBERICHT

Eine Physiotherapeutin wurde gebeten, einer 82-jährigen Frau zu helfen, die an chronischer, aber mäßiger Kniegelenksarthrose litt. Ein konservativer Therapieansatz ist gerechtfertigt, da ihre Schmerzen und die bildgebende Diagnostik des Kniegelenks keine Kniegelenksersatzoperation indizieren. Zusätzlich zur Kniegelenksarthrose ist die Patientin übergewichtig und leidet an einer leichten Herzinsuffizienz.

Aus therapeutischer Sicht wäre es langfristig von Nutzen, wenn die Patientin mehr gehen und ihre Knie mehr trainieren würde, aber aufgrund der Schmerzen ist sie hierzu nicht bereit.

Deshalb bietet ihr die Therapeutin einige Akupunktursitzungen an. Beim ersten Mal werden einfach vier Nadeln tief in einige Akupunkturpunkte in den Muskeln ober- und unterhalb des Knies eingeführt. Als die Patientin eine Woche später wiederkommt, kann sie nur eine geringe Wirkung vermelden. Deshalb verwendet die Therapeutin diesmal die gleiche

Nadelung, aber mit elektrischer Stimulation über einen Zeitraum von 20 Minuten. Nach zwei weiteren wöchentlichen Behandlungen berichtet die Patientin über eine Schmerzlinderung und beginnt, sich wieder mehr zu bewegen und aus dem Haus zu gehen.

Weiterhin ist wichtig, dass die Haut und die darunterliegenden Muskeln von unterschiedlichen Segmenten innerviert sein können, sodass eine einzelne Nadel mehr als ein Segment stimulieren kann.

Der Akupunkteur kann aus all dieser wechselseitigen Kommunikation und Überlappung folgenden Vorteil ziehen: Obwohl es am besten ist, die Nadel exakt im richtigen Segment zu setzen (Lundeberg et al. 1989), stellen sich gewisse Wirkungen auch bei der Nadelung eines angrenzenden Segments ein.

Die Überlappung zwischen Segmenten bringt aber auch einen Nachteil für die klinische Forschung, da es schwierig oder unmöglich ist, für klinische Studien einen „Placebo"-Punkt zu finden. Ein Placebo-Punkt muss dem Patienten realistisch erscheinen – d. h. er sollte irgendwo in der Nähe des Schmerzursprungs liegen –, darf aber keine Wirkung auf die Schmerzlokalisation haben. Diese Schwierigkeit ist die wahrscheinliche Ursache für viele „falsch negative" klinische Studien (➤ Kap. 12).

Mechanismen

Thema dieses Abschnitts ist, wie die nozizeptive Bahn durch die Kontrollschranke (gate control) gehemmt wird, und zwar sowohl direkt durch den afferenten Nerv als auch indirekt über die absteigende Hemmung.

Gate-Control-Theorie des Schmerzes

Die Gate-Control-Theorie von Melzack und Wall (Melzack & Wall 1965) (➤ Kap. 3) bietet eine umfassende, frühe Erklärung für die segmentalen analgetischen Effekte der Akupunktur (➤ Abb. 7.2).

Bei der Patientin mit den chronischen Schmerzen bei Kniegelenksarthrose aus dem obigen Fallbeispiel entstehen die noxischen Stimuli, die ihre Schmerzen verursachen, in den schmerzsensitiven Arealen des Kniegelenks – vermutlich in der Synovialmembran, im Kapselansatz, Periost und womöglich auch im subchondralen Knochen. Die nozizeptiven Signale wandern in den kleinen unmyelinisierten C-Fasern ins Hinterhorn, vor allem auf den Ebenen L3/L4, L4/5 und L5/S1. Die C-Fasern enden hauptsächlich in der Substantia gelatinosa (Lamina II) und aktivieren eine kurze Bahn, die normalerweise das (Transmissions-)Neuron in Lamina V stimuliert.

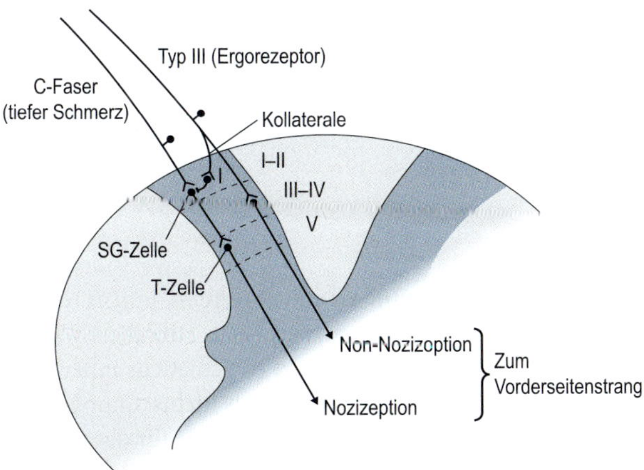

Abb. 7.2 Schematische Darstellung der Prinzipien der Gate-Control-Theorie innerhalb des Hinterhorns.

7

Das nozizeptive Signal wandert weiter auf dem aufsteigenden Vorderseitenstrang nach oben. Dieser projiziert vor allem auf den Thalamus und weiter zur bewussten Schmerzwahrnehmung im Cortex, aber eine kleine Zahl aufsteigender Fasern endet am Hirnstamm und aktiviert entweder das **retikuläre System,** das auf das limbische System projiziert, oder das **Periaquäduktale Grau,** das der Ursprung der absteigenden Hemmung („descending inhibition") ist.

Um den Schmerz zu behandeln, werden Akupunkturpunkte im Dermatom oder Myotom (seltener im Sklerotom) in den Segmenten, die das Knie innervieren (L3 bis S1) ausgewählt.

Die Nadeln, die in die Haut oder das Bindegewebe eingeführt werden, stimulieren Aβ-Fasern. Nadeln, die in den Muskel eingeführt werden, aktivieren Ergorezeptoren, die Signale in Typ III-Fasern erzeugen. Das Hauptaxon beider Fasertypen endet in den Laminae III/IV und projiziert den Vorderseitenstrang hinauf. Aber diese Fasern haben auch eine Kollateralfaser, die die Schranke schließt (bzw. die nozizeptive Bahn hemmt), und zwar vermutlich auf zwei Wegen:

1. Durch Ausschüttung von Enkephalin, das direkt die Transmissionszelle hemmt.
2. Durch Stimulation von inhibitorischen Interneuronen, die die Transmissionszelle indirekt hemmen. Auf diese Weise wird die nozizeptive Bahn im Rückenmark unterbrochen.

Absteigende Hemmung: „long loop"

Die Schranke kann auch durch **absteigende Hemmung** („descending inhibition", DI) geschlossen werden, die vom Periaquäduktalen Grau (PAG) ausgeht. Die Wirkung der DI lässt sich beispielsweise erkennen, wenn eine Verletzung ignoriert wird, da die Aufmerksamkeit des Betroffenen abgelenkt ist. In diesem Kapitel geht es nicht um die Aktivierung der DI durch Ablenkung, sondern durch Typ III-Fasern und die Vorderseitenstränge. Diese schütten β-Endorphin im Mittelhirn aus, wodurch die DI aktiviert wird.

Das PAG ist somatotopisch organisiert. Daher aktivieren Fasern aus den einzelnen Segmenten denjenigen Teil des DI-Systems, der absteigende Informationen direkt zu dem entsprechenden Segment zurückschickt. Diese Anordnung wird als „long loop" (lange Schleife) bezeichnet. Dieser Long-Loop-Reflex wurde in einer beträchtlichen Anzahl von Laborstudien an Tieren und zum geringeren Teil auch am Menschen beobachtet. Es konnte gezeigt werden, dass die Stimulation mindestens 10 Minuten lang beibehalten werden muss, um die DI zu aktivieren.

Die Art und Weise, wie DI die nozizeptive Bahn beeinflusst, wird u. a. durch die Freisetzung von Serotonin, das die (inhibitorischen) Interneuronen im Hinterhorn aktiviert, sowie die Freisetzung von Noradrenalin bestimmt.

Es wird die Frage diskutiert, inwieweit die direkten spinalen Mechanismen und DI jeweils zur Wirkung der Akupunktur beitragen. Die genauen Abläufe im Hinterhorn sind noch nicht ausreichend erforscht, um hier zu einer sicheren Aussage zu gelangen. In der Praxis spielt dies jedoch nur eine untergeordnete Rolle: Jede Therapie, die Typ III-Fasern (und ihre wichtigen Kollateralen) stimuliert, stimuliert auch DI. Der Therapeut sollte beide Mechanismen kennen.

Klinische Anwendung

Segmentale Analgesie kann mithilfe von Akupunktur erzielt werden, indem Nerven im gleichen Dermatom, Myotom oder Sklerotom wie das Segment des Schmerzursprungs stimuliert werden. In unserem Fallbeispiel oben ging es um das Knie, das durch den N. femoralis und N. ischiaticus innerviert wird. Die relevanten Rückenmarkssegmente sind daher L2–L5 sowie gewöhnlich S1. Als Richtschnur gilt, dass die Auswahl von Punkten um ein Gelenk herum fast zwangsläufig die relevanten Segmente für das Gelenk beeinflusst.

Die **Dermatome,** die durch die Segmente L2–L5 versorgt werden, sind weiter unten in ➤ Abb. 19.14 dargestellt. Generell liegt das relevante Dermatom über dem Schmerzareal, aber es gibt wichtige Ausnahmen, etwa über der Wirbelsäule. Man wählt bekannte Akupunkturpunkte in diesem Dermatom aus und verwendet ggf. die in ➤ Tab. 19.7 aufgeführten Beispiele.

In unserem Fallbeispiel wendete die Physiotherapeutin ihr Wissen über **Myotome** an. Sie setzte Nadeln an zwei Akupunkturpunkten: Mi 10 oberhalb des Knies, wodurch der M. vastus medialis (innerviert durch L2–L4) genadelt wurde, und Ma 36 genau unterhalb des Knies, wodurch der M. tibialis anterior (innerviert durch L4–L5) genadelt wurde.

Bei der Therapie von Gelenkschmerzen ist die Feststellung des korrekten Myotoms leichter als die des Dermatoms, und zwar aufgrund einer einfachen allgemeinen Regel: Gelenke werden durch die gleichen Segmente innerviert, die die auf die Gelenke einwirkenden Muskeln versorgen. Deshalb muss man nur herausfinden, welche Muskeln auf das Gelenk einwirken und diese nadeln (vorzugsweise an anerkannten Akupunkturpunkten).

Bei anderen Strukturen ist es ggf. erforderlich, die Innervation in einem Anatomiebuch oder auf einer Webseite nachzuschlagen.

Ein segmentaler Effekt auf ein Gelenk kann durch Nadeln eines Muskels, der auf das Gelenk einwirkt, aktiviert werden.

Für einen auf **Sklerotome** gestützten Therapieansatz kann weiter unten in ➤ Tab. 19.7 das relevante Sklerotom nachgeschlagen werden. Es sei daran erinnert, dass die Technik zur Nadelung von Sklerotomen („periosteales Picken") sich von der Nadelung der Haut oder der Muskeln unterscheidet (➤ Kap. 15).

Bei der Einschätzung der Intensität der benötigen Therapie ist zu berücksichtigen, dass die Nadelung von subkutanem Gewebe eine relativ schwache Wirkung hat, verglichen mit der Nadelung von Muskeln (Ceccherelli et al. 2001). Chronische Erkrankungen wie Arthrose erfordern (zumindest bei Patienten, die eine typische Reaktion auf die Therapie zeigen) mehrere subkutan gesetzte Nadeln und eine deutliche Stimulation, um einen nützlichen Effekt zu erzielen (wobei v. a. Krebspatienten auch sehr stark reagieren können). Die Stimulation von Muskeln verspricht stärkere Wirkungen, sodass weniger Nadeln ausreichend sein können.

In unserem Fallbeispiel hatte die manuelle Stimulation von vier Nadeln keine Wirkung. Deshalb wurde die Therapie beim nächsten Mal verstärkt. Eine Option ist es, die Anzahl der Nadeln zu erhöhen. Die Therapeutin hat jedoch entschieden, die Stärke der Stimulation durch Anwendung von Elektroakupunktur zu erhöhen. Die Erfahrung zeigt, dass Elektroakupunktur oftmals notwendig ist, um eine gute Schmerzlinderung bei chronischer Kniegelenksarthrose zu erzielen.

Eine weitere Option zur Therapieverstärkung wäre es, mehr Nadeln in den angrenzenden Segmenten hinzuzufügen. Dies kann aufgrund der Überlappung zwischen Segmenten wirkungsvoll sein. In unserem Fall könnte man die Patientin in Seitenlage bringen und zusätzlich den Punkt Bl 40 in der Fossa poplitea nadeln. Dies könnte besonders dann nützlich sein, wenn der Knieschmerz auf die Rückseite des Knies ausstrahlt.

Die Nadeln müssen lange genug in situ belassen werden, um Enkephalin aus den Intermediärzellen freizusetzen (mindestens 10 Minuten).

Akupunktur-Analgesie kann Folgewirkungen haben, die neben der reinen Schmerzlinderung auch zu einer Besserung der Krankheit führen können. Wie im Fallbeispiel oben kann die Analgesie einen erhöhten Muskeltonus beseitigen und dadurch die Mobilisierung fördern. Dies wiederum verbessert den Blutfluss und die Heilung.

Die Analgesie lässt im Zeitraum von mehreren Tagen allmählich nach, kann aber durch Wiederholung der Akupunktur wieder verstärkt werden. Die positiven Wirkungen akkumulieren sich im Lauf eines Behandlungszyklus. Deshalb sprechen selbst chronische Schmerzen auf Akupunktur an.

Segmentale Analgesie kann einen erhöhten Muskeltonus herabsetzen und dadurch die Mobilität und Schmerzlinderung verbessern.

Zusammenfassung

Akupunkturnadeln beeinflussen die Abläufe im Hinterhorn des Rückenmarkssegments, und zwar sowohl direkt durch den afferenten Nerv als auch durch die „lange Schleife" (long loop), bei der der Hirnstamm beteiligt ist. Bei dieser Wirkung handelt es sich hauptsächlich um eine Schmerzhemmung durch Freisetzung verschiedener Neuromodulatoren. Dies wird als „Kontrollschranke" (gate control) bezeichnet. Die Neuromodulatoren können die Passage nozizeptiver Signale durch das Hinterhorn hemmen. Dieser Effekt kann durch Stimulation des Dermatoms, Myotoms oder Sklerotoms erzielt werden.

WEITERFÜHRENDE LITERATUR

Campbell A. Beyond Points and Meridians. Oxford: Butterworth Heinemann, 2001. *Ein radikales Buch, dem es gelingt, die Akupunktur zu entmystifizieren, indem es einen Therapieansatz beschreibt, der auf identifizierbaren Therapiearealen basiert.*

Hayhoe S. Acupuncture for chronic pain. Filshie J, White A. Cummings M Medical Acupuncture: A Western Scientific Approach, 2. A. Edinburgh: Elsevier, 2016. S. 315–344. *Eine Zusammenfassung der Evidenz und des klinischen Ansatzes zur Akupunkturtherapie von Erkrankungen, wie sie in einer typischen Schmerzpraxis anzutreffen sind.*

KAPITEL

8 Segmentale Effekte II: autonome Modulation

Einführung

In diesem Kapitel wird beschrieben, wie bestimmte Erkrankungen mit einem segmentalen Ansatz zur Modulation der autonomen Aktivität im Körper behandelt werden können. Es wird daher prinzipiell auf die **viszeralen Effekte** von Akupunktur Bezug genommen.

Das autonome System erzeugt einen kontinuierlichen (aber variablen) Outflow oder **Tonus,** durch den über eine Kontrolle der Organfunktionen eine Homöostase erzielt wird. Der Tonus wird fortwährend entsprechend dem emotionalen und körperlichen Zustand des Individuums sowie als Reflexantwort auf Informationen aus den Viszera (Baucheingeweide), selbst angepasst. Der Tonus stellt eine Balance zwischen sympathischem Outflow, der den Körper auf „Schreck, Kampf oder Flucht" vorbereitet, und parasympathischem Outflow dar, der alltägliche, reguläre Funktionen bestimmt, die auch als „Ruhe und Verdauen" bezeichnet werden.

Der sympathische Outflow wird von Neuronen in den Seitenhörnern der Wirbelsäule (thorakale und lumbale Regionen) angeregt, der parasympathische durch Neuronen im Vaguskern und in den Seitenhörnern des sakralen Rückenmarks. Diese Neuronen unterliegen sowohl der lokalen als auch zentralen (absteigenden) Kontrolle. In diesem Kapitel wird vor allem der spinale Reflex besprochen, während die zentrale Kontrolle in ➤ Kap. 10 behandelt wird. Die einzelnen Organe unterscheiden sich durch die Art der vorherrschenden Kontrolle: Blase und Darm werden weitestgehend durch den spinalen Reflex kontrolliert, während Herz und Kreislauf der supraspinalen (im Hirnstamm angesiedelten) Kontrolle unterliegen.

Am häufigsten werden viszerale Störungen des Gastrointestinaltrakts und der Blase mit Akupunktur behandelt. In beiden Fällen zeigen sich autonome Störungen allgemein durch Schmerzen und Dysfunktionen. Der Fallbericht (s. u.) gibt ein Beispiel für das Reizdarmsyndrom. Eine ähnliche Störung der Blase führt zur Reizblase mit Harndrang, Blasenbeschwerden, häufiger Miktion, Nykturie und Abgang geringer Harnmengen.

Die Stimulation nozizeptiver Nerven im Darm bzw. in der Blase aktiviert spinale Reflexe, die die Kontraktion der glatten Muskulatur in der Organwand erhöhen und die Sekretbildung der Schleimhäute stimulieren. Akupunktur blockiert die Bahnen für die viszerale Nozizeption auf die gleiche Weise, wie sie auch die somatische Nozizeption hemmt, indem die Antwort der Seitenhornneuronen herabgesetzt wird. So hemmt sie den autonomen Reflex, bei dem das Hinterhornneuron beteiligt ist, auf alle nozizeptiven Informationen, die dort aus den Viszera ankommen. Akupunktur kann also nozizeptive Stimuli aus viszeralen Strukturen wie Darm, Blase und Uterus hemmen. Ein Beispiel ist in ➤ Abb. 8.1 dargestellt.

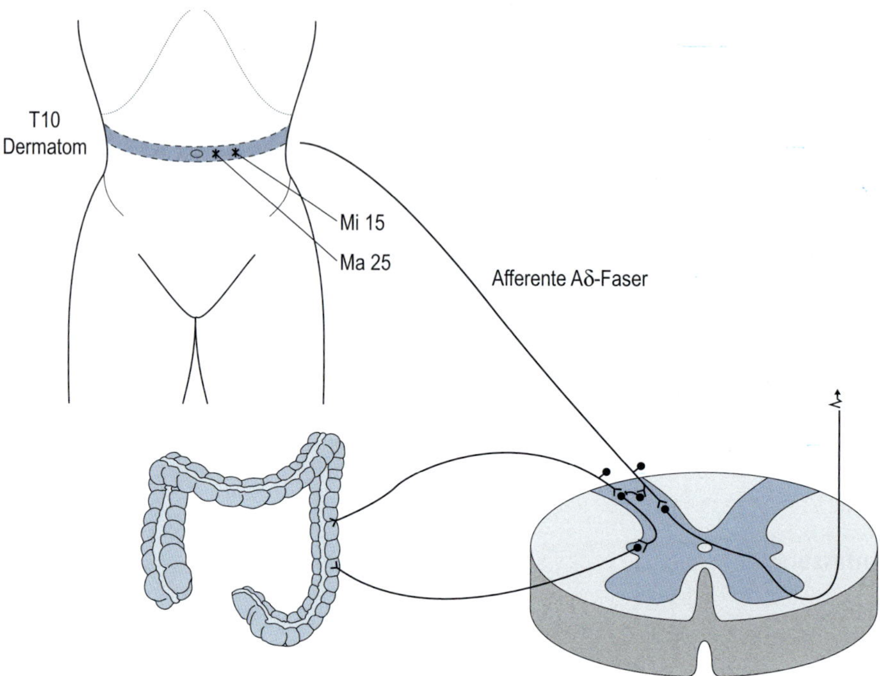

Abb. 8.1 Subkutane Nadelung der Akupunkturpunkte Mi 15 und Ma 25 im entsprechenden Dermatom hemmt den autonomen Reflex, bei dem der Dünndarm auf der segmentalen Ebene T10 involviert ist. Die Kollaterale der Aδ-Faser setzt GABA und Enkephalin in Lamina II frei, wodurch die autonome Bahn gehemmt wird. Ähnliche Effekte können bei der Stimulation von Typ III-Fasern durch Nadelung des darunterliegenden Bauchmuskels (z. B. M. rectus abdominis) im entsprechenden Myotom beobachtet werden.

FALLBERICHT

Eine 30-jährige Büroangestellte klagte über wiederkehrende Bauchschmerzen und Stuhldrang, mit Wechsel von Obstipation und Diarrhö. Diese Beschwerden bestanden seit mehreren Jahren und waren unterschiedlich stark ausgeprägt (vermutlich im Zusammenhang mit Stressphasen).
Sie erhielt sechs Akupunkturbehandlungen, bei denen die Nadeln in empfindliche Punkte über dem Abdomen eingeführt wurden, und zwar in die tiefe subkutane Schicht oder den äußeren Teil des darunterliegenden Muskels. Die Nadeln wurden für 10 Minuten in situ belassen. Die Anzahl der verwendeten Bauchpunkte wurde im Lauf des Behandlungszyklus von vier auf acht Punkte erhöht. Die Nadeln wurden sanft manuell stimuliert. Zusätzlich wurde ab der dritten Sitzung ein Punkt auf dem Fußrücken (Le 3) bilateral genadelt: Obwohl dieser Punkt nicht in einem Myotom liegt, das für den Darm von Relevanz ist, wird er häufig verwendet, um die Wirkung der rein lokalen Nadelung zu verstärken.
Die Symptome wurden allmählich gelindert, die Patientin fühlte sich wohler und hatte eine fast normale Darmfunktion. Für den Fall, dass die Beschwerden wieder auftreten, wurde ihr geraten, die Akupunkturbehandlung zu wiederholen.

Akupunktur kann auch das supraspinale autonome Zentrum beeinflussen, indem sie den sympathischen Outflow moduliert (➤ Kap. 10).

Mechanismen

Die afferenten Bahnen der viszeralen Nozizeption und deren Dysfunktion wurden in ➤ Kap. 3 behandelt. Kurz gefasst, aktiviert eine Dehnung der Eingeweide Mechanorezeptoren, und abnorme (z. B. inflammatorische) chemische Stoffe aktivieren Chemorezeptoren. Afferente Signale wandern in den dünn myelinisierten

Aδ- und den unmyelinisierten C-Fasern, die den gleichen Bahnen folgen wie die efferenten Nerven des autonomen Systems (natürlich in umgekehrter Richtung). Daher gehen Signale, die mit den sympathischen Nerven wandern, im thorakalen und lumbalen Rückenmark ein. Signale, die mit parasympathischen Nerven wandern, gehen im Vaguskern in der Medulla und im sakralen Rückenmark ein.

Einige autonome Afferenzen enden in der Substantia gelatinosa des Hinterhorns, projizieren dann zum Seitenhorn, wo sich die Körperzellen der **autonomen Efferenzen** befinden. Im Fall des Vagusnervs befinden sich die entsprechenden Körperzellen im Vaguskern der Medulla. Andere afferente Fasern gehen in die Hinterstrangbahnen ein und enden im Hirnstamm. Dort beeinflussen sie das autonome Zentrum und projizieren auch auf das limbische System (emotionale Reaktionen) sowie auf den Cortex (Schmerzbewusstsein).

Die Rolle der Akupunktur

Akupunktur hat zwei Effekte auf das autonome Nervensystem – kurz- und langfristige –, die oftmals in gegensätzliche Richtungen zielen. In dem Moment, in dem Nadeln eingeführt werden, können sie einen starken sympathischen Reflex im Segment auslösen. Dies kann von klinischem Nutzen sein. Beispielsweise können Akupunkturpunkte in der Nähe der Nase bei akuten Heuschnupfenattacken eine deutliche Öffnung der Nasengänge durch Vasokonstriktion der Nasenschleimhäute bewirken. Dadurch werden Schwellungen reduziert und die Schleimhautsekretion gehemmt. Die Reaktion scheint mit der Stärke der Stimulation zusammenzuhängen und kann noch einige Zeit nach der Therapie anhalten.

Wenn die Akupunkturstimulation mindestens 10 Minuten lang durchgeführt wird, kann sie eine Hemmung des sympathischen Outflow auslösen. Diese kann weit über die Dauer der Nadelung hinaus anhalten. Dieser Effekt scheint sowohl den spinalen Reflex als auch die supraspinalen Zentren zu betreffen. Es gibt eindeutige Labornachweise für eine Hemmung des spinalen Reflexes, der auf die Harnblase einwirkt. Klinische Studien bestätigen diesen Effekt.

Konvergenz im Hinterhorn

Jedes Hinterhorn empfängt Afferenzen aus den Viszera (etwa aus dem Darm) und aus somatischen Strukturen (Haut und Muskeln der Darmwand). Diese beiden afferenten Bahnen **konvergieren** am Hinterhorn zu einer einzigen Bahn, und das Gehirn empfängt einen einzigen Signaltypus, unabhängig davon, ob er somatisch oder viszeral ist. Daher wird Schmerz aus einem Bauchorgan so wahrgenommen, wie wenn er in den Bauchwandmuskeln entsteht, die die gleiche segmentale Innervation aufweisen (viszerosomatischer Reflex). Akupunkteure nutzen diesen Reflex, wenn sie einen segmentalen Ansatz verfolgen.

Afferente Nerven aus Muskeln und Organen konvergieren im Hinterhorn.

Klinische Anwendung

Akupunktur, die an der passenden segmentalen Stelle mit korrekter Stimulation durchgeführt wird, kann den autonomen Reflex modulieren und so Schmerzen und Dysfunktionen reduzieren. Der segmentale Ansatz ist bei Blasen- und Darmproblemen von Bedeutung. Zur Modulation der Herz- und Kreislauf-Aktivität muss hingegen auf die zentrale Kontrolle abgezielt werden (➢ Kap. 10).

Akupunktur behandelt die Symptome, verändert aber nicht die zugrunde liegende Pathologie. Deshalb ist es für die Gesamtbehandlung des Patienten wichtig, die Diagnose zu kennen.

Bei der Auswahl eines geeigneten Punktes, mit dem das Zielorgan behandelt wird, muss man zuerst feststellen, auf welcher segmentalen Ebene das Organ repräsentiert ist (Viszerotom) (➢ Tab. 8.1, ➢ Tab. 19.6). Dann wählt man aus ➢ Tab. 19.7 einen Akupunkturpunkt im entsprechenden Dermatom oder Myotom aus.

Ein **dermatomaler Ansatz** wird meist bei Problemen im Gastrointestinal- oder Urogenitaltrakt angewendet. Hierbei wird eine oberflächliche Nadelung am Ort des Schmerzes oder der Beschwerden oder bei schmerzlosen Blasenproblemen in der suprapubischen Region durchgeführt. Dabei ist darauf zu achten, dass die Haut auf der Vorderseite des Körpers dichter innerviert ist als auf der Rückseite, sodass es vermutlich zu stärkeren autonomen Effekten kommt. ➤ Abb. 19.15 zeigt, dass es auf jeder Ebene mittige Akupunkturpunkte und eine Reihe von Punkten über dem Zentrum und der Außengrenze des M. rectus abdominis gibt. In der ersten Behandlungssitzung können vier Punkte verwendet und die Anzahl ggf. in der weiteren Folge erhöht werden. Die Nadeln werden subkutan eingeführt und 10 bis 20 Minuten belassen.

Bei einem **myotomalen Ansatz** können drei Muskelgruppen verwendet werden:

1. Muskeln in der Bauchwand: Hier ist die Auswahl unkompliziert. Behandeln Sie an der Stelle des übertragenen Schmerzes, weil dies das entsprechende Segment sein muss. Dies gilt auch für den Thorax: Behandeln Sie die Muskeln, wo der Schmerz verspürt wird (cave: Risiko einer Verletzung der Pleura, ➤ Kap. 16).
2. Muskeln in der paraspinalen Region: Hier muss man sich über die Auswahl etwas mehr Gedanken machen. Behandeln Sie die paraspinalen Muskeln *ungefähr* auf der gleichen Ebene des entsprechenden Dornfortsatzes. Normalerweise wandern die longitudinalen paraspinalen Muskeln während der fetalen Entwicklung etwas weiter kaudal ab. Aber bei den kurzen Mm. multifidi in der Nähe der Wirbelsäule ist dies nicht der Fall. Man kann sich also darauf verlassen, dass sie auf ihrer ursprünglichen Ebene lokalisiert sind. Die relevanten Punktbeschreibungen in ➤ Kap. 19 enthalten Informationen über die Innervation der Muskeln, die unter den Punkten liegen, die Sie wahrscheinlich anwenden werden.
3. Muskeln in den unteren Gliedmaßen: Um hier eine Auswahl treffen zu können, benötigt man etwas mehr Informationen. Die Myotome der peripheren Akupunkturpunkte können nicht geschätzt oder berechnet werden – man muss wissen, welche Nerven den zugrunde liegenden Muskel versorgen. In ➤ Tab. 8.2 ist die Innervation einiger Beinmuskeln angegeben, wo gebräuchliche Akupunkturpunkte lokalisiert sind. Sie müssen keine Bedenken haben, wenn Sie diese Muskeln noch nicht kennen. Nach einem oder zwei Jahren Akupunkturausübung werden sie Ihnen wie alte Bekannte vorkommen. Die Innervation dieser Muskeln ist bei den relevanten Punktbeschreibungen in ➤ Kap. 19 dargestellt.

Die Therapie der unteren Gliedmaßen erfolgt normalerweise bilateral. Realistischerweise kann man erwarten, dass die Stimulation von Muskelpunkten in den Gliedmaßen stärkere allgemeine Effekte auf die autonomen Zentren im Hirnstamm hat (➤ Kap. 10) als die Therapie von Muskeln der Bauchwand. Um beispielsweise den Uterus (S2/S4) zu behandeln, können wir uns für die Nadelung des M. flexor digitorum longus am Unterschenkel entscheiden, an dem Punkt Mi 6 (S2).

Tab. 8.1 Spinale segmentale Ebenen der autonomen Innervation der Viszera

Viszera	Sympathisch	Parasympathisch
Herz	T1–T5	Vagus
Lunge und Bronchien	T2–T4	
Ösophagus (kaudaler Anteil)	T5–T6	
Magen	T6–T10	
Dünndarm	T9–T10	
Dickdarm bis Flexura coli sinistra (Milzflexur)	T11–L1	
Dickdarm, Flexura coli sinistra (Milzflexur) bis Rektum	L1–L2	S2–S4
Leber und Gallenblase	T7–T9	Vagus
Hoden und Eierstöcke	T10–T12	–
Harnblase	T11–T12	S2–S4
Uterus	T12–L1	S2–S4

Tab. 8.2 Häufig verwendete Akupunkturpunkte im Bein und ihre Innervation

Muskel	Akupunkturpunkt	Myotom
M. tibialis anterior	Ma 36	L4/5 (S1)
M. interosseous I (zwischen Hallux und 2. Zehe)	Le 3	S2/S3
M. flexor digitorum longus	Mi 6	S1/S2

Es ist darauf zu achten, dass Segmente mit einem sympathischen Outflow leichter zugänglich sind als Segmente mit einem parasympathischen Outflow. Da der Vagusnerv für Akupunkteure nicht zugänglich ist (außer vielleicht am Ohr, ➤ Kap. 17), befinden sich die einzigen zugänglichen parasympathischen Nervenfasern auf den Ebenen S2–S4. Sie werden hauptsächlich zur Dämpfung der Detrusorkontraktion verwendet; der M. detrusor entleert die Harnblase. Die klinische Erfahrung zeigt jedoch, dass die Stimulation von Muskelpunkten wie Ma 36 einen deutlichen Effekt auf den vagalen Tonus hat.

Stimulation

Nach derzeitigem Kenntnisstand ist es eigentlich unmöglich, genaue Angaben darüber zu machen, wie man die Nadelmanipulation einsetzt, um den autonomen Reflex auf spinaler Ebene zu erhöhen oder zu verringern. Das Einzige, was man hierüber sagen kann, ist, dass man die allgemeine Regel beachten sollte, dass eine schmerzhafte Nadelung vorübergehend den sympathischen Reflex aktiviert. Deshalb ist es vermutlich am besten, den Stimulationsgrad zu erhöhen, bis eine Reaktion erkennbar ist (etwa bei der Therapie von Schmerzen), da Akupunktur den Effekt hat, die Reflexantwort zu normalisieren (unabhängig davon, ob diese erhöht oder vermindert ist).

Um den Stimulationsgrad zu erhöhen, kann Elektroakupunktur eingesetzt werden. Eine Kombination aus Outputs niederer und mittlerer Frequenz (z. B. 2–4 Hz, 10–15 Hz) scheint am besten geeignet zu sein, um das autonome System zu regulieren. Eine elektrische Stimulation von Mi 6 ist praktisch identisch mit einer Therapie, die als „perkutane tibiale Nervenstimulation" (PTNS) bezeichnet wird. Diese wurde vom National Institute for Health and Clinical Excellence (NICE) als Therapie der hyperaktiven Blase empfohlen.

Bauchorgane können durch die Therapie von Punkten im schmerzhaften Areal des Abdomens beeinflusst werden.

Wir empfehlen die intramuskuläre Nadelung als Standardansatz, um autonome Effekte zu erzielen. Andere medizinische Akupunkteure halten jedoch die oberflächliche Nadelung für völlig ausreichend, um abdominale Symptome zu behandeln. Sie nadeln einfach über der Schmerzstelle.

Zusammenfassung

Akupunktur hat nützliche Effekte auf die autonomen Reflexe, die einigen Blasen- und Darmstörungen zugrunde liegen (etwa Reizblase oder Reizdarm). Einfließende Informationen aus dem Organ werden im Hinterhorn durch (nicht-nozizeptive) Akupunkturstimulation gehemmt. Es werden dermatomale oder myotomale Ansätze angewendet.

KAPITEL

9 Generelle Effekte I: absteigende Analgesie

Einführung

In diesem Kapitel wird ein weiteres, im Körper eingebautes System zur Selbstregulierung von Schmerzen beschrieben, außerdem werden die Methoden besprochen, wie dieses System von Akupunkteuren aktiviert werden kann. **Absteigende Hemmung** (descending inhibition, DI) ist eine Form von mittels Stimulation erzeugter Analgesie und der Arbeitsschwerpunkt in der täglichen Akupunkturpraxis, beispielsweise bei der Therapie von Arthrose durch Nadelung der Gelenkumgebung.

Wir haben bereits die Effekte von DI auf den Kontrollschranken Schmerzmechanismus auf segmentaler Ebene im Hinterhorn betrachtet – den „Long-Loop"-Reflex (➤ Kap. 7). Die absteigende Hemmung ergänzt die Effekte der Typ III-Faser-Stimulation durch Hemmung der nozizeptiven Bahn. In diesem Kapitel werden ihre zentralen Mechanismen und die Methoden, wie sie aktiviert werden kann, besprochen.

Der Schwerpunkt liegt auf der absteigenden Hemmung von Schmerzen, jedoch können auch parallele absteigende Systeme die Schmerzwahrnehmung eines bestimmten nozizeptiven Stimulus verstärken. Diese Systeme ermöglichen es dem Gehirn, die Schmerzerfahrung zu kontrollieren, d. h. das Schmerzbewusstsein zu erhöhen, wenn Aktionen erforderlich sind, um Schäden zu verhindern, aber auf der anderen Seite Schmerzen zu verringern, die keine Gefahr darstellen. Diese Systeme unterliegen in einem gewissen Maß der bewussten Kontrolle, etwa bei der Anwendung von Atem- oder Meditationstechniken, sowie einem unbewussten

Einfluss, der beispielsweise durch psychische Ereignisse wie Ablenkung aktiviert wird. Sie werden durch die Persönlichkeit und die Situation beeinflusst – und glücklicherweise durch Akupunktur.

Es überrascht daher nicht, dass Akupunktur DI auf anderen Wegen als über den Long-Loop-Reflex erzielen kann (➤ Kap. 7), nämlich über die Wirkung auf das **limbische System** und die **Ruhezustandsnetzwerke.** Dies wird ausführlicher in ➤ Kap. 10 beschrieben. In diesem Abschnitt geht es um „generelle Effekte" im eigentlichen Wortsinn, da sie den Körper als Ganzes betreffen und erklären, wie Akupunktur an Stellen, die in einiger Entfernung vom Schmerzort liegen (etwa Ohrpunkte oder die bekannten Punkte an Händen und Füßen), eine gewisse Analgesie erzeugen kann. Dies kann bei Patienten mit generalisierten Schmerzen (z. B. Fibromyalgie) oder nach chirurgischen Eingriffen von Nutzen sein.

FALLBERICHT

Eine 54-jährige Frau hatte ihren Hausarzt wegen ihrer Trigeminusneuralgie gebeten, Akupunktur einzusetzen. Sie hatte mehrere konventionelle Therapien ausprobiert, jedoch ohne anhaltende Wirkung. Sie hatte gerade eine schwere Schmerzattacke. Ihr Arzt bat sie, sich zur Untersuchung hinzulegen, und nadelte Di 4 einseitig bei sanfter Manipulation der Nadel. Innerhalb weniger Minuten verschwand die Neuralgie vollständig.

Nachfolgende akute Phasen, die im Zeitraum von mehreren Jahren auftraten, sprachen weiterhin jedes Mal auf die Nadelung von Di 4 an. Nach einer Weile lernte die Patientin, sich bei beginnenden Schmerzen selbst zu nadeln, und hatte immer Akupunkturnadeln in ihrer Handtasche bei sich.

Nach einer kurzen Einführung in die wissenschaftlichen Pionierarbeiten, die zur Entdeckung führten, dass Akupunktur Opioidpeptide freisetzt, werden in diesem Kapitel die Mechanismen von DI und die wichtigsten neurophysiologischen Aspekte von Opiodpeptiden beschrieben. Danach werden empfohlene Therapieschemata zur Aktivierung der DI besprochen.

Frühe Forschungen über Akupunktur-Analgesie

Der erste Bericht über eine korrekte objektive Bewertung der Akupunktur-Analgesie beim Menschen wurde im Jahr 1974 in einer Studie an 60 chinesischen Medizinstudenten veröffentlicht. Ihnen wurde 50 Minuten lang Akupunktur an Punkten in der Hand (Di 4) und am Knie (Ma 36) verabreicht. Es zeigte sich, dass danach ihre Schmerzschwelle gegenüber schmerzhafter elektrischer Stimulation im ganzen Körper erhöht war – im Kopf, Thorax, Rücken, Bauch und in den Beinen (Research Group of Acupuncture Anaesthesia 1974). Eine weitere bahnbrechende Studie zeigte, dass die Analgesie einen „humoralen Faktor" beinhaltet (Research Group of Acupuncture Anaesthesia 1974). Einem Kaninchen, das Akupunktur erhalten hatte und eine erhöhte Schmerzschwelle aufwies, wurde Rückenmarksflüssigkeit entnommen. Die Rückenmarksflüssigkeit wurde in die Liquorräume eines anderen Kaninchens injiziert, das danach ein ähnliches Analgesie-Level wie das erste Kaninchen entwickelte. Es wurde deutlich, dass die Rückenmarksflüssigkeit Substanzen enthielt, die durch Akupunktur freigesetzt wurden. Heute wissen wir, dass es sich hierbei um Neuromodulatoren handelt.

Seitdem wurden experimentelle Methoden entwickelt, um Neurotransmitter und Neuromodulatoren zu untersuchen. Weltweit haben Wissenschaftler die neurochemische Antwort auf Akupunktur erforscht, insbesondere Han in China (Han und Terenius 1982) und Pomeranz in Kanada (Pomeranz 2001, Pomeranz und Chiu 1976). In jüngerer Zeit wurde unser Wissen über diese Mechanismen durch die Anwendung von Techniken der Magnetresonanztomografie (MRT) beträchtlich erweitert, besonders mithilfe von funktioneller MRT (Hui et al. 2005, Wu et al. 2002) und Positronenemissionstomografie (PET) (Harris et al. 2009, Pariente et al. 2005).

Mechanismen

Das System der absteigenden Hemmung basiert auf dem Periaquäduktalen Grau (PAG), einer kleinen Zellgruppe im Mittelhirn (➤ Abb. 9.1). Dies ist die Körperstruktur, die einem „Schmerzkontrollzentrum" am nächsten kommt. Das PAG ist der Ort, wo die geringste Dosis an Opioiden (z. B. Morphium oder Heroin) die intensivsten analgetischen Wirkungen erzeugt.

Im Ruhezustand des PAG sind die Systeme der absteigenden Hemmung durch nahe gelegene inhibitorische Neuronen blockiert. Diese inhibitorischen Neuronen können durch β-Endorphine „ausgeschaltet" werden, um die PAG-Hemmung zu aktivieren (Zhao 2008). Dies ist eine Art dreifache Verneinung: β-Endorphine hemmen die Neuronen, die das System der absteigenden Hemmung inhibieren.

Die aktiven PAG-Neuronen projizieren auf den Nucleus raphe magnus, dessen Neuronen durch die absteigende Bahn auf das Hinterhorn jedes Segments im Rückenmark projizieren (➤ Abb. 9.2). Sie setzen Serotonin frei, das die inhibitorischen Interneuronen in der Substantia nigra (Lamina II) und in Lamina V aktiviert.

Die inhibitorischen Neuronen setzen Enkephalin und vermutlich auch GABA frei, die die Übertragung der Nozizeption an unterschiedlichen Stellen hemmen. GABA bewirkt eine präsynaptische Hemmung, d. h. es hemmt die Endigungen des afferenten Nervs, während Enkephalin eine postsynaptische Hemmung verursacht und auf die Nebenneuronen einwirkt. Diese absteigenden Effekte ergänzen jede segmentale Hemmung, die bereits auf segmentaler Ebene durch die Typ III- und Aβ-Neuronen aktiviert wurde.

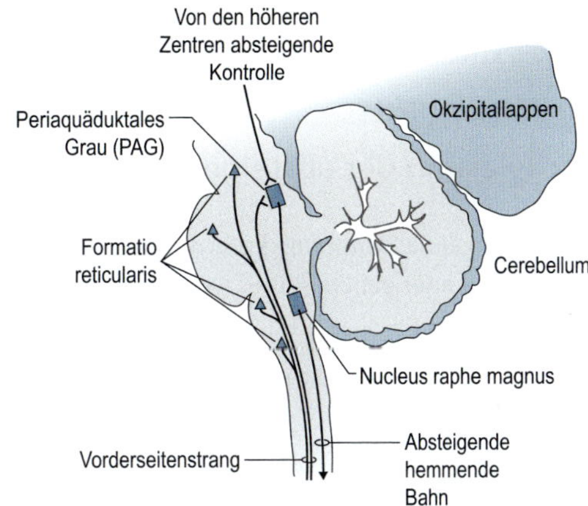

Abb. 9.1 Schematische Darstellung des Hirnstamms. Der Vorderseitenstrang projiziert (1) über den Hirnstamm auf die Formatio reticularis und (2) auf das Periaquäduktale Grau (PAG). Ebenfalls abgebildet ist der Beginn des absteigenden hemmenden Systems bis zum Nucleus raphe magnus und weiter bis zum Rückenmark.

Die absteigende Hemmung wird darüber hinaus durch mindestens ein weiteres System unterstützt, in dem der Locus coeruleus eine Rolle spielt und Noradrenalin als Transmitter verwendet wird. Noradrenalin diffundiert durch das Hinterhorn und hat eine direkte inhibitorische Wirkung auf die postsynaptische Membran der Neuronen in den Laminae I, II und V. Dadurch wird die Wirkung der Akupunktur auf die Kontrolle der Nozizeption weiter verstärkt.

Die absteigende hemmende Schmerzkontrolle inhibiert die nozizeptive Bahn im Hinterhorn.

Diese besonderen Wirkungen von Akupunktur können medikamentös beeinflusst werden. Beispielsweise erhöhen trizyklische Antidepressiva die Freisetzung von Serotonin und Noradrenalin im Zentralnervensystem. Es gibt Hinweise darauf, dass trizyklische Antidepressiva synergistisch mit Akupunktur wirken und den analgetischen Effekt von Akupunktur erhöhen. Laborstudien zeigen, dass Mäuse, die nicht auf die analgetischen Effekte von Elektroakupunktur ansprechen, unter Amitriptylin Reaktionen zeigen (Fais et al. 2012). Zwar haben selektive Serotonin-Wiederaufnahme-Hemmer (SSRI) keine synergistische Wirkung mit Elektroaku-

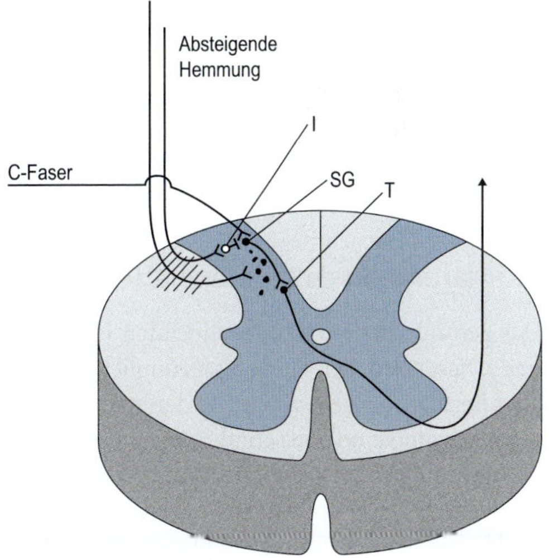

Abb. 9.2 Schematische Darstellung des Rückenmarks, das die absteigende Hemmung zeigt: absteigende Fasern setzen (1) Serotonin frei, das die inhibitorischen Interneuronen aktiviert, Metenkephalin freizusetzen, das die nozizeptiven Bahnen hemmt und die Sensitivität innerhalb dieser Bahnen zurückschraubt; und (2) Noradrenalin, das durch das Hinterhorn diffundiert und inhibitorische Eigenschaften aufweist.
SG = Substantia-gelatinosa-Zelle, T = Transmissionszelle, I = Interneuron (inhibitorisch)

punktur, aber Serotonin-Noradrenalin-Wiederaufnahme-Hemmer (SNRI) erhöhen die analgetische Wirkung von Elektroakupunktur bei Ratten (Li et al. 2016).

Aktivierung der absteigenden Hemmung

Die absteigende Hemmung kann auf drei Wegen aktiviert werden, je nachdem, wo die Stimulation verabreicht wird (lokal oder generell) und welche Ausprägung sie hat (standardmäßig oder stark).

„Long-Loop"-Aktivierung

Dieser Mechanismus, der für die Akupunktur-Analgesie von zentraler Bedeutung ist, wurde bereits in ➤ Kap. 7 beschrieben. Kurz gefasst, aktiviert Akupunktur den Vorderseitenstrang, und ein Teil dieser Fasern geht direkt zum PAG. Das PAG ist somatotopisch organisiert: Fasern aus jedem Rückenmarkssegment aktivieren genau den relevanten Anteil des PAG, der dieses Segment allein inhibiert, daher die Bezeichnung „long loop" (lange Schleife).

Dieser Long-Loop-Reflex wird durch eine Vielzahl von Laborstudien an Tieren und durch einige Humanstudien gestützt. Die Stimulation muss mindestens 10 Minuten beibehalten werden, damit die absteigende Hemmung aktiviert wird.

Es ist erwähnenswert, dass nozizeptive C-Fasern den gleichen afferenten Bahnen im Rückenmark folgen, sodass ein Teil von ihnen auf das PAG projiziert und dieses als körpereigenen Schmerzregulator aktiviert.

Generalisierte Aktivierung durch höhere Zentren

Das PAG erhält Input aus dem Vorderseitenstrang. Darüber hinaus unterliegt es auch der Kontrolle der Aktivität höherer Hirnzentren. Kortikale und subkortikale Zentren können es beeinflussen, besonders das limbische System und funktionelle Netzwerke wie das Ruhezustandsnetzwerk (default mode network, DMN), das in ➤ Kap. 10 beschrieben wird. Dies stellt eine Bahn dar, durch die (beispielsweise) Ablenkung vorübergehend Verletzungsschmerzen hemmen kann. Das limbische System und das DMN sind bei Patienten mit chronischen Schmerzen dysfunktional, aber Akupunktur moduliert sie und normalisiert ihre Funktion.

Aktivierung durch schmerzhafte Stimulation

Das gesamte System der absteigenden Hemmung kann auch durch schmerzhafte Stimulation aktiviert werden. Dieser Prozess wurde ursprünglich als „diffuse noxische inhibitorische Kontrolle" (DNIC) bezeichnet, aber heutzutage ziehen manche den markigen Ausdruck „heterotopischer noxischer Konditionierungsstimulus (heterotopic noxious conditioning stimulus, HNCS) vor.

Traditionell verabreichten Akupunkteure diese schmerzhafte Stimulation an einem einzelnen Punkt am Bein (Ma 37), um Schulterschmerzen zu behandeln. Ein weiteres Beispiel ist die starke Stimulation von Le 3, die klassischerweise zur Therapie von Kopfschmerzen angewendet wird. Es gibt keinen Grund, warum dieser Effekt auf Schulter- und Kopfschmerzen beschränkt sein sollte, aber es scheint notwendig zu sein, einen weit entfernten Punkt am anderen Ende des Körpers zu verwenden.

Eine weitere Form schmerzhafter Stimulation ist das periosteale Picken, bei dem die Nadel tief eingeführt und wiederholt mithilfe einer Klopftechnik gegen das Periost gestoßen wird.

Streng schulmedizinisch ausgerichtete Schmerztherapeuten tun Akupunktur oftmals einfach als Form von „Gegenreiz" oder DNIC ab, aber da die Mehrzahl der Akupunkturbehandlungen angenehm ist und in der Nähe des Schmerzortes erfolgt, ist es in den meisten Fällen unwahrscheinlich, dass DNIC der Hauptmechanismus ist.

Opioidpeptide und Akupunktur

Bei allen Mechanismen der PAG-Aktivierung durch Akupunktur spielt die Freisetzung von β-Endorphin eine Rolle. Die Entdeckung dieses Mechanismus verhalf der Akupunktur erstmals zu Glaubwürdigkeit in der Wissenschaftswelt. Bislang konnten vier Opiodpeptide identifiziert werden, auch wenn ihre Gesamtfunktionen bei der Schmerzwahrnehmung noch nicht vollständig erfasst sind (➤ Tab. 9.1). Jedes Peptid kommt hauptsächlich in einem bestimmten Areal des ZNS vor: **β-Endorphin** findet sich im Hirn, **Enkephalin** im Rückenmark. Beide können durch Akupunktur freigesetzt werden. **Dynorphin,** das sich im Rückenmark und Hirnstamm findet, hat je nach den Gegebenheiten unterschiedliche Effekte. **Orphanin** (auch „Endomorphin" oder „Nozizeptin") ist breit gestreut im Vorderhirn, Mittelhirn und im Rückenmark und hat eine Vielzahl von Funktionen bei der Nozizeption, anderen sensorischen Funktionen und der autonomen Kontrolle (Han 2004).

Diese Opioidpeptide werden oft als Neuro*modulatoren* statt als Neuro*transmitter* bezeichnet, da sie eine nachhaltige Wirkung haben und die Aktivität der Targetzelle über einen längeren Zeitraum modifizieren.

Es wurden drei Typen von Opioidrezeptoren identifiziert, die als μ (mu), δ (delta) und κ (kappa) bezeichnet werden. Sie sind nicht passgenau den unterschiedlichen Peptiden zugeordnet, und manche Peptide stimulieren mehr als einen Rezeptor (➤ Tab. 9.1).

Tab. 9.1 Vergleich der Eigenschaften der wichtigsten Opioidpeptide im Zusammenhang mit Akupunktur

Peptid	Hauptvorkommen	Rezeptor	Blockierung durch Naloxon	Relevante EA-Frequenz (Hz)
β-Endorphin	Mittelhirn, PAG	μ, δ	Niedrige Dosierung	Niedrig (2–4)
Enkephalin	Hinterhorn des Rückenmarks	μ, δ	Niedrige Dosierung	Niedrig (2–4)
Dynorphin	Hirnstamm und Rückenmark	κ	Hohe Dosierung	Hoch (50–100)
Orphanin	Breit gestreut	μ	Nicht bekannt	Niedrig (2–4)

β-Endorphin spielt eine wichtige Rolle bei der Akupunktur-Analgesie. In einer bahnbrechenden Studie erhöhte Akupunktur die Konzentrationen von β-Endorphin in der Rückenmarksflüssigkeit von Schmerzpatienten, während Kontrollpatienten, die keine Akupunktur erhielten, keine Veränderungen zeigten (Clement-Jones et al. 1980). Nachfolgende Studien zeigten, dass der analgetische Effekt von Akupunktur langsam einsetzt, nach 20 Minuten einen Höhepunkt erreicht und dann, nach Entfernen der Nadeln, wieder langsam abnimmt (➤ Abb. 9.3). Dieses Zeitmuster stimmt vollständig mit der Wirkung der Neuromodulator-Freisetzung überein.

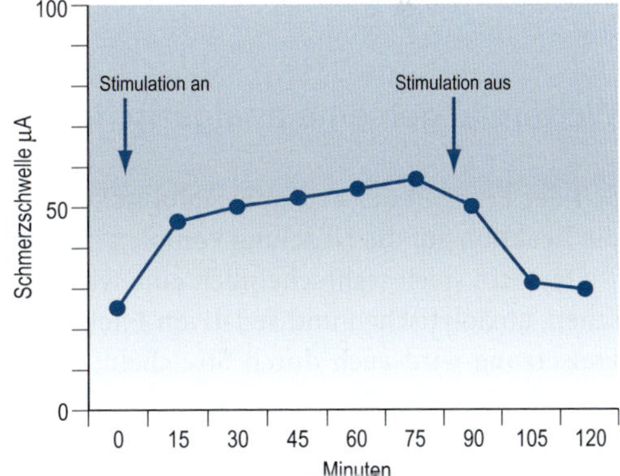

Abb. 9.3 Kurve, die die Veränderungen der Zahnschmerzschwelle während einer elektrischen Nadelstimulation an Händen und Wangen zeigt. Erkennbar ist der verzögerte Anstieg und die Abnahme der Analgesie nach Beginn und Beendigung der Akupunktur. *(Daten aus Anderson SA, Holmgren E. On acupuncture analgesia and the mechanism of pain. Am. J. Chin. Med. 1975;3(4): 311–334. Abdruck mit freundlicher Genehmigung)*

Der Nachweis, dass Opioidpeptide bei der Akupunktur eine Rolle spielen, wurde durch die Entdeckung gestützt, dass manche Effekte der Akupunktur durch Naloxon rückgängig gemacht werden können. Dies konnte sowohl in Laborstudien (Han und Terenius 1982, Pomeranz und Chiu 1976) als auch in klinischen Studien an Schmerzpatienten (Mayer et al. 1977) nachgewiesen werden. Die Entdeckung spezifischer Antagonisten zu den unterschiedlichen Rezeptoren war von entscheidender Bedeutung, um herauszufinden, welche Rolle die unterschiedlichen Opioidpeptide jeweils spielen.

Akupunktur setzt Enkephalin im Rückenmark und β-Endorphin im Gehirn frei.

Es ist wichtig darauf hinzuweisen, dass die obige Darstellung sich auf die Freisetzung von Opioidpeptiden innerhalb der Rückenmarksflüssigkeit bezieht. β-Endorphin wird aber auch aus der Hypophyse direkt in die Blutbahn freigesetzt, und zwar in Reaktion auf mehrere Stimuli, nicht nur Akupunktur. Die genaue Rolle dieses zirkulierenden β-Endorphins für die Analgesie ist noch nicht vollständig bekannt.

Natürlicher Opioid-Antagonist Cholecystokinin: Angst

Cholecystokinin (CCK) ist ein natürlich vorkommender Antagonist von Opioidpeptiden. Sein Name zeigt an, dass er Kontraktionen der Gallenblase hervorruft. Erhöhte Spiegel von CCK in der Rückenmarksflüssigkeit stehen mit einer erhöhten Schmerzwahrnehmung in Zusammenhang. Außerdem weisen ängstliche Patienten erhöhte Werte von CCK auf und haben deshalb wahrscheinlich ein stärkeres Schmerzerleben.

Um einen maximalen Nutzen aus der Opioid-Freisetzung zu ziehen, ist es wichtig, Patienten so auf die Akupunktur vorzubereiten, dass Angst reduziert wird: Hektik vermeiden, adäquate Erläuterungen bereithalten und Raum für Fragen und Besprechungen schaffen. Gegebenenfalls kommen Berührungen hinzu. Ein entspannter Patient hat niedrigere CCK-Pegel und theoretisch bessere Resultate bei der Akupunktur.

Weiterhin ist erwähnenswert, dass CCK durch Akupunktur im Labor freigesetzt wird, wenn die Stimulation länger als ca. 45 Minuten beibehalten wird. Akupunktur-Analgesie für das postoperative Schmerzmanagement oder bei Wehenschmerzen muss ggf. für mehr als zwei Stunden erfolgen. Theoretisch kann diese anhaltende Stimulation ins Kontraproduktive umschlagen, auch wenn mehrere Studien nahegelegt haben, dass dies in der klinischen Praxis kein signifikantes Problem darstellt.

Weitere allgemeine analgetische Mechanismen von Akupunktur

Seit der Frühzeit der neurophysiologischen Forschung über Akupunktur herrschte Klarheit darüber, dass die Reaktion auf die Nadelung komplex ist und dass andere Transmitter sowie Opioide daran beteiligtf

Oxytocin spielt wahrscheinlich eine wichtige Rolle bei vielen Akupunkturwirkungen, u. a. bei analgetischen, anxiolytischen und sedativen Effekten (Uvnas-Moberg et al. 1993, Yang et al. 2007). Die Oxytocin-Freisetzung wird auch durch Streicheln, sanfte Massage und körperliche Berührung, vor allem auf der ventralen Seite des Körpers, erzeugt. Die Funktionen von Oxytocin wurden einem Review unterzogen (Yang et al. 2013).

Analgesie wird bei manchen Tieren durch Schock hervorgerufen. Ein Schock kann auch durch schmerzhafte elektrische Stimulation bei Experimenten ausgelöst werden, die (nicht-schmerzhafte) Akupunktur untersuchen sollen. Der Mechanismus für diesen Effekt besteht eventuell in einer Freisetzung von ACTH und β-Endorphin aus der Hypophyse in die Blutzirkulation. Dies kann unter Umständen zu einer Fehlinterpretation von Befunden bezüglich Laborstudien über Elektroakupunktur führen.

Klinische Anwendung

Die absteigende Hemmung kann durch Akupunktur aktiviert werden, um lokale und segmentale Analgesie zu verstärken.

Die Punktauswahl ist vermutlich nicht von entscheidender Bedeutung. Die absteigende Schmerzhemmung wird wahrscheinlich am effektivsten an den bekannten wichtigen Akupunkturpunkten wie etwa Di 4 oder Di 11 an den Armen und Ma 36 und Le 3 an den Beinen hervorgerufen.

Die Standarddosis von Akupunktur, die für die absteigende Analgesie benötigt wird, ist in ➢ Tab. 9.2 aufgeführt. Die absteigende Analgesie kann zusätzlich zu Nadeln verwendet werden, die für die segmentale Analgesie zum Einsatz kommen. Allerdings sollte man immer die Empfindlichkeit des einzelnen Patienten gegenüber Akupunktur bedenken. Elektrische Stimulation ist vermutlich effektiver als manuelle, um diese spezielle Wirkung von Akupunktur zu aktivieren.

Für eine nachhaltige Wirkung bei der Therapie chronischer Schmerzen wiederholt man den Stimulus ein- oder zweimal pro Woche, sodass sich der Therapienutzen akkumulieren kann.

Bei der Entscheidung, ob man schmerzhafte Stimulation einsetzen sollte, ist es ratsam, dass der Leser zunächst ausreichend Erfahrungen sammelt, bevor er sich dafür entscheidet, und den Patienten sorgfältig auswählt. Die Therapie wurde anhand von Ma 37 für Schulterschmerzen und Le 3 für akute Kopfschmerzen beschrieben. Die Nadel muss per Hand so stark stimuliert werden, dass es richtig unangenehm wird. Natürlich muss der Patient zuvor gewarnt werden und die Möglichkeit erhalten, die Therapie abzubrechen, wenn sie zu stark für ihn wird.

Akupunktur-Analgesie bei chirurgischen Eingriffen

Die kombinierten Effekte von segmentaler und extrasegmentaler Akupunkturstimulation wurden als Grundlage für die Akupunktur-Analgesie (Hypalgesie) bei chirurgischen Eingriffen verwendet. Die Erhöhung der Schmerzschwelle, die durch Akupunktur bei jedem einzelnen Patienten erzielt werden kann, variiert stark in Abhängigkeit vieler Faktoren, darunter z. B. den besonderen Umständen und der Empfänglichkeit des Individuums. Frühe Sensationsberichte aus China zeigten zwar, dass große Operationen anscheinend unter Verwendung von Akupunktur als Hauptform der Analgesie durchgeführt wurden, aber nachfolgende Erfahrungen legen nahe, dass nur wenige Menschen eine ausreichende Erhöhung der Schmerzschwelle erreichen, die eine Operation zulässt, sodass sie dort zusammen mit tiefer Sedierung und Lokalanalgesie eingesetzt wird. In der westlichen Praxis gilt Akupunktur-Analgesie, wenn sie als Einzelmaßnahme bei Operationen eingesetzt wird, als unzuverlässig und wird nicht als alleinige Intervention in Betracht gezogen, obwohl sie im Zusammenhang mit postoperativer Schmerzlinderung eine deutliche Rolle neben konventioneller Anästhesie spielt.

Tab. 9.2 Typische Therapie zur Aktivierung der absteigenden Analgesie

Punktlokalisationen	Bekannte Punkte an und um die Schmerzstelle herum
Anzahl der verwendeten Punkte	Zwei oder drei, bilateral
Einstichtiefe	In den Muskel
Nadelstimulation	Manipulation jeder Nadel, meist wiederholt; oder hoch- und niederfrequente Elektroakupunktur
Ausgelöste Empfindung	*De Qi*, Muskelkontraktion bei Verwendung von Elektroakupunktur
Nadelverweildauer	20 Minuten

Zusammenfassung

Das im Körper eingebaute System der Analgesie, bei dem ein Zentrum im Mittelhirn (das Periaquäduktale Grau, PAG) die Nozizeption am Hinterhorn unterdrückt, kann durch Akupunktur stimuliert werden. Diese absteigende Hemmung ist wahrscheinlich nur in der Umgebung des Areals wirksam, wo der Stimulus verabreicht wurde, oder kann unter bestimmten Umständen genereller aktiviert werden. Von dem endogenen Opioid β-Endorphin ist seit langem bekannt, dass es das Herzstück dieser Analgesie ist. Auf der Ebene des Hinterhorns sind Serotonin und Noradrenalin die wichtigsten Transmitter.

WEITERFÜHRENDE LITERATUR

Streitberger K, Usichenko T. Acupuncture analgesia for interventions. In: Filshie J, White A, Cummings M . Medical Acupuncture: A Western Scientific Approach. 2. A. Edinburgh: Elsevier, 2016. S. 345–367. *Eine detaillierte, evidenzbasierte Erörterung der Geschichte, Mechanismen und Anwendungsgebiete der Akupunktur-Analgesie im OP und ähnlichen Orten.*

KAPITEL

10 Generelle Effekte II: zentrale Regulierung

Einführung

In diesem Kapitel werden die Effekte von Akupunktur auf die nicht-kognitiven Aspekte der Hirnfunktion beschrieben, u. a. Entspannung, Stimmung und Emotionen, das autonome System, verschiedene Hormonsysteme und andere zentrale Wirkungen (z. B. Übelkeit). Wir fassen sie unter dem Oberbegriff **„zentrale Regulierung"** zusammen, was einfach bedeutet, dass der generelle Effekt der Akupunktur in der Wiederherstellung einer Homöostase besteht. Diese Effekte unterliegen nicht der Kontrolle der primären Cortices (motorischer, sensorischer, visueller und auditorischer Cortex), sondern anderer Teile des Gehirns. Beteiligt ist der **assoziative Cortex** in verschiedenen Regionen (etwa präfrontaler und temporaler Cortex) sowie tiefe Hirnstrukturen (etwa das limbische System und der Hypothalamus) und einige Teile des Hirnstamms (Mittelhirn, Pons und Medulla).

Einer der Vorzüge der Akupunktur für den Patienten und den Therapeuten gleichermaßen ist jeglicher unerwartete Therapienutzen. Zusätzlich zu der antizipierten Schmerzlinderung – die zuweilen erstmals verspürt wird – berichten Patienten auch häufig, dass sie sich ruhig und entspannt, ja sogar müde fühlen und nach der Therapie ungewöhnlich gut geschlafen haben. Diese generelle Verbesserung des Allgemeinbefindens kann besonders nützlich sein, um den Heilungsprozess bei Patienten mit chronischen Schmerzen in Gang zu setzen.

Gelegentlich treten nach einer Akupunkturbehandlung starke emotionale Reaktionen auf wie Weinen, Kichern und sogar Zorn. Wenn man andere seltene Ereignisse wie Ohnmacht und sehr seltene Reaktionen wie Krampfanfälle oder temporäre komatöse Zustände mit einbezieht, gibt es wenig Zweifel daran, dass Akupunktur manche tiefe zentrale Hirnfunktionen beeinflussen kann.

Ein wichtiger Aspekt dieses Nutzens kann in einer **Verbesserung des Affekts** oder der Stimmung bestehen, insbesondere bei der emotionalen Reaktion auf chronischen Schmerz. Chronischer Schmerz ist nicht einfach verlängerter akuter Schmerz, sondern kann einen tiefgreifenden Störfaktor darstellen. Kopfschmerzen können beispielsweise den Patienten stärker außer Gefecht setzen, als es der eigentliche Schmerzpegel rechtfertigen würde. Die Rolle des limbischen Systems und tiefer gelegener Netzwerke beim Affekt und deren Reaktion auf Akupunktur werden allmählich klarer.

Das autonome System hängt eng mit emotionalen und psychischen Reaktionen zusammen. Beispielsweise ist die Ursache für essenzielle Hypertonie manchmal ein chronisch erhöhter sympathischer Tonus. Es gibt Belege dafür, dass Akupunktur den Tonus wieder normalisieren kann. Die antike Weltsicht betrachtete das Leben als Balance gegensätzlicher Kräfte. Deshalb ist es vielleicht nicht überraschend, dass es über Akupunktur hieß, sie „stelle die Balance wieder her."

Die Veränderungen, die in diesem Kapitel beschrieben werden, erklären auch, inwiefern Akupunktur manchmal auch bei Menschen mit therapieresistenten Symptomen noch hilfreich ist, da sie in psychischer Hinsicht von der Therapie profitieren. Selbstverständlich ist dies mit Vorsicht zu betrachten, da die Wirkung auch allein durch die therapeutische Beziehung bedingt sein kann, was das Risiko der Abhängigkeit in sich birgt, oder die Wirkung eventuell nur kurzlebig ist, was falsche Hoffnungen wecken kann.

Diese Interaktion zwischen Psychologie, Emotion und Akupunktur erfordert eine nähere Analyse. Akupunktur wird manchmal als „lediglich ein Placebo" abgetan. Akupunktur und Placebo-Reaktion haben zwar einige Schaltkreise gemeinsam und bei beiden spielt die Freisetzung endogener Transmitter wie etwa Opioidpeptiden eine Rolle, aber es gibt – wie wir später sehen werden – gute Belege dafür, dass es unterschiedliche Schaltkreise sind und dass die zentralen Effekte von Akupunktur stärker sind als ein Placebo (Dhond et al. 2008). Es handelt sich um Schaltkreise, bei denen Akupunktur mit der Psyche des individuellen Patienten interagiert: Es scheint, dass eine positive Einstellung zur Akupunktur optimal – aber allein nicht ausreichend – für eine Reaktion ist (Napadow et al. 2016). Eine empathische Beratung ist hilfreich, ebenso eine neue Diagnose und vielleicht einfach die Möglichkeit, 20 Minuten ohne jegliche Aufgaben still zu liegen. Aber die Nadeln selbst leisten einen deutlichen Beitrag. Wir sehen die Effekte in Ausbildungskursen, wo Teilnehmer sich zur Übung gegenseitig nadeln (im Kontext der Ausbildung statt der Therapie). Manche verspüren eine tiefe Entspannung oder Müdigkeit nach dem Training.

Dieser Effekt scheint nicht auf die Anwendung spezifischer Punktlokalisationen beschränkt zu sein, obwohl er nach der Nadelung bekannter Punkte (wie etwa Di 4 oder Le 3) stärker ausgeprägt sein kann. Auch dies fällt immer wieder in Ausbildungskursen auf, wo Schläfrigkeit häufiger nach der Nadelung bekannter klassischer Punkte als nach der Nadelung von Triggerpunkten im Muskel auftritt.

FALLBERICHT

Eine 41-jährige Frau stellte sich mit starken, intermittierenden Schmerzen in der rechten Achselhöhle und im Unterarm vor, die nach einer Lymphknotenentfernung im Rahmen einer Brustkrebserkrankung aufgetreten waren. Sie hatte rechts ausgeprägte Lymphödeme und wies eine Druckempfindlichkeit im Verzweigungsareal des N. intercostobrachialis auf.

Die Patientin wurde mit paraspinalen Punkten in den relevanten Segmenten (C7 bis T4), empfindlichen Punkten im M. infraspinatus und Di 4 nur linksseitig (um die Nadelung des lymphödematösen Arms zu vermeiden) behandelt. Sechs Tage nach der Therapie stellte sie Galaktorrhö aus der linken gesunden Brust fest. Während der zweiten Therapiesitzung kam es wieder zur Muttermilchabsonderung aus der linken Brust. Angesichts dieser Nebenwirkung wurde die Therapie eingestellt (Jenner und Filshie 2002).

In ➤ Kap. 3 wurde der durch Akupunktur hervorgerufene Input in supraspinale Strukturen aus dem Vorderseitenstrang besprochen. Wir haben es hier mit der Gruppe von Fasern in diesem Strang zu tun, die auf die Formatio reticularis im Hirnstamm projizieren. Von dort projizieren tertiäre Fasern auf die tiefen Hirnzentren wie das limbische System. Sie lösen verschiedene zentrale Reaktionen aus, die Gegenstand dieses Kapitels sind.

Ruhezustandsnetzwerk (default mode network)

Neurologen wissen seit vielen Jahren, dass anatomische Zentren im Gehirn mit Funktionen verknüpft sind, etwa mit Gedächtnis, Emotionen, Stimmung usw. Neuere bildgebende Verfahren, insbesondere die funktionelle Magnetresonanztomografie (fMRT), haben eine höhere Ebene von Hirnfunktionen sichtbar gemacht, die **funktionellen Netzwerke.**

Jedes Hirnareal hat ein spezielles Muster spontaner, langsamer Fluktuationen, die mithilfe von fMRT identifiziert werden können. Die Fluktuationen verändern sich, wenn sich die Hirnfunktion verändert. Neuere Analysemethoden haben gezeigt, dass diese Fluktuationen zwischen verschiedenen Zentren synchronisiert sein können. Diese Zentren können als funktionell miteinander zusammenhängend betrachtet werden und bilden funktionelle Netzwerke.

Funktionelle Netzwerke sind mit einer bestimmten Aktivität (z. B. akustisch, visuell, exekutive Kontrolle oder sensorimotorisch) verknüpft. Aber das vielleicht wichtigste Netzwerk ist aktiv, wenn das Gehirn nicht mit äußeren Aufgaben befasst ist. Deshalb wird es als Ruhezustandsnetzwerk (default mode network, DMN) bezeichnet (Buckner et al. 2008). Es ist ein Kennzeichen von Tagträumen, Grübeln oder Selbstreferenzialität. Es ist auch bei Menschen aktiv, die Erinnerungen abrufen oder über die Sichtweisen anderer Menschen nachdenken sollen. Die Schlüsselkomponenten des DMN sind der **Gyrus cinguli,** der **präfrontale Cortex** und der **Gyrus angularis,** der Teil des **Scheitellappens** ist.

Bei Patienten mit chronischen Schmerzen kommt es zu Störungen der Aktivität des DMN (➤ Abb. 10.1). Es wird auch durch andere Erkrankungen wie etwa Morbus Alzheimer und Autismus gestört. Interessanterweise konnte gezeigt werden, dass Akupunktur im Vergleich zu einem Placebo die Funktion des DMN verbessert (Dhond et al. 2008). Studien haben ergeben, dass ein Akupunkturbehandlungszyklus die Konnektivität des DMN bei Patienten mit chronischen Schmerzen aufgrund von Fibromyalgie (Napadow et al. 2012) oder chronischen Schmerzen im unteren Rücken (Li et al. 2014) wieder normalisieren kann. Der Grad der Verbesserung im DMN entspricht dem Grad der Schmerzlinderung beim individuellen Patienten.

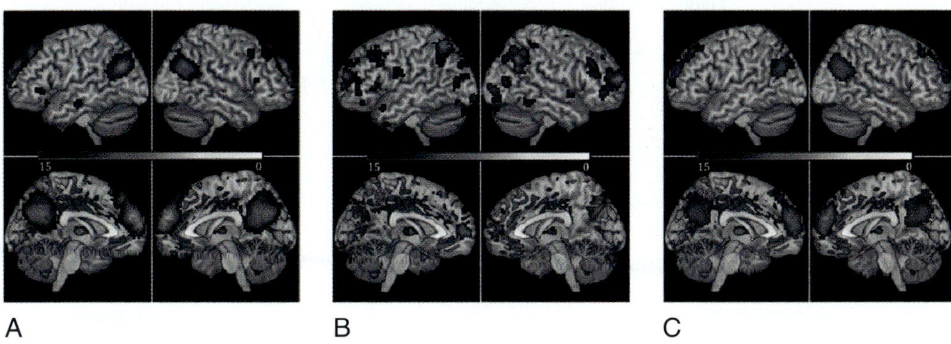

Abb. 10.1 (A) Die Ruhezustandsnetzwerke (DMN) gesunder Testpersonen in Ruhe, zusammengesetzt aus dem Lobulus parietalis inferior, dem Cortex cingularis posterior und den medialen Bereichen des Gyrus frontalis inferior, medius und superior sowie dem Precuneus. (B) Die DMN-Konnektivitäten bei Patienten mit chronischen Schmerzen im unteren Rücken vor der Behandlung waren im dorsolateralen präfrontalen Cortex, medialen präfrontalen Cortex, im Gyrus cingularis anterior und im Precuneus im Vergleich zur Kontrollgruppe herabgesetzt. (C) Nach der Therapie waren die DMNs von Patienten mit chronischen Schmerzen im unteren Rücken fast identisch mit denen der Kontrollgruppe. *(Abdruck mit freundlicher Genehmigung aus Li J. et al. Acupuncture treatment of chronic low back pain reverses an abnormal brain default mode network in correlation with pain relief. Acupuncture in Medicine, 2014;32(2): 102–108)*
Siehe auch Farbtafel 13 im Anhang

Es gibt einige Belege dafür, dass das Netzwerk zwischen DMN und der Insula durch Akupunktur besonders stark aktiviert wird. Dies ist für die Schmerzkontrolle von Bedeutung, da die Insula auf das PAG projiziert und dabei hilft, die absteigende Hemmung (descending inhibition, DI) zu aktivieren. Weitere Areale, die eng mit dem DMN verknüpft sind, sind Komponenten des limbischen Systems (s. u.), die für Emotionen, Affekte und bestimmte kognitive Funktionen wie die Entscheidungsfindung zuständig sind.

Die Entdeckung des DMN und eine Studienlage, die seine Rolle bei chronischen Schmerzen und seine Modifizierbarkeit durch Akupunktur stützt, könnten eine einzige, vereinheitlichende Erklärung der zentralen Mechanismen der Akupunktur bei Schmerzen darstellen (Long et al. 2016).

Das limbische System

In ➤ Kap. 3 wurde beschrieben, wie die **sensorisch-diskriminative Komponente** von Schmerz – seine Lokalisation, sein Charakter, seine Qualität und Dauer – vom Thalamus und dem somatosensorischen Cortex verarbeitet wird. An der **emotional-affektiven Komponente** sind der Hirnstamm und die subkortikalen Netzwerke beteiligt, zusammen mit „assoziativen" kortikalen Arealen wie dem präfrontalen Cortex und dem Cortex cingularis, die das **limbische System** bilden.

Die Definition des limbischen Systems ist umstritten. In unserer Verwendungsweise umfasst es alle Hirnzentren, die mit der emotional-affektiven Komponente des Schmerzes befasst sind. Im Hinblick auf Akupunktur spielen vermutlich die folgenden Strukturen die größte Rolle (➤ Abb. 10.2):

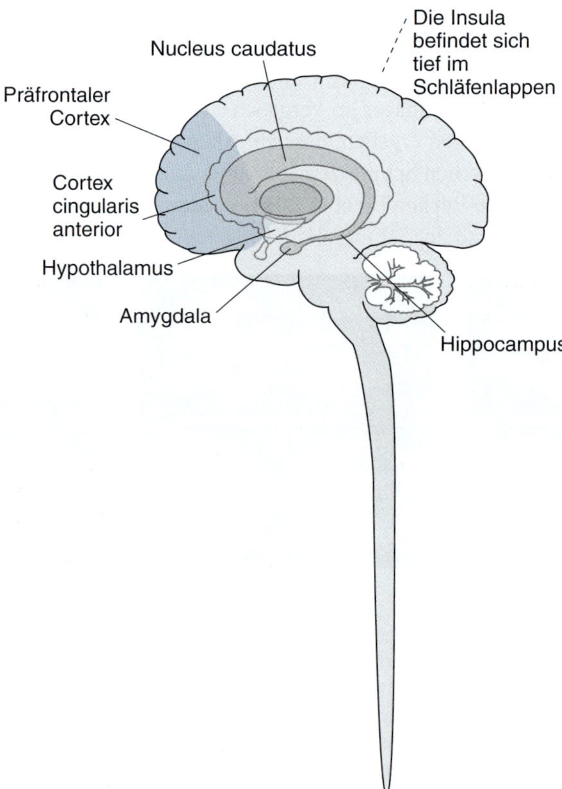

Abb. 10.2 Schematische Darstellung der Hauptkomponenten des limbischen Systems.

Tab. 10.1 Häufige Effekte von Akupunktur auf zentrale Strukturen (Chae et al. 2013)

Aktivierung	Deaktivierung
Insula, Thalamus, Cortex cingularis anterior, somatosensorischer Cortex, primärer visueller Cortex, Cortex frontalis inferior, Cortex temporalis superior, Gyrus temporalis superior und Cerebellum*	Medialer präfrontaler Cortex, subgenualer Cortex cingularis anterior, Nucleus caudatus, Amygdala, Cortex cingularis posterior, Thalamus, Parahippocampus und Cerebellum*

* Das Cerebellum wird sowohl aktiviert als auch deaktiviert.

- Amygdala: Gedächtnis und Emotion
- Hippocampus (und Parahippocampus – para = neben): Kurzzeitgedächtnis
- Cortex cingularis anterior: Entscheidungsfindung und Modulierung des autonomen Nervensystems

Manchmal werden auch der präfrontale Cortex, Insula und Nucleus caudatus dazugezählt. Weitere Strukturen des limbischen Systems sind in ➤ Tab. 10.1 aufgeführt.

Der Begriff „limbisches System" meint in diesem Buch alle Teile des Gehirns, die sich primär mit den emotionalen bzw. affektiven Aspekten des Schmerzes befassen.

Manche Autoren verwenden den Begriff „limbisch-paralimbisches neokortikales Netzwerk" (LPNN) als Erweiterung des limbischen Systems unter Einschließung des Ruhezustandsnetzwerks. Aber solange dieser Begriff noch keine breitere Akzeptanz gefunden hat, ziehen wir **limbisches System** vor.

Das limbische System hängt eng mit anderen Strukturen zusammen, die für die unterbewusste Aktivität des Gehirns von Bedeutung sind: Der **Nucleus accumbens** („Belohnungszentrum") ist an angenehmen Reaktionen und daher an Abhängigkeitsverhalten wie Drogenmissbrauch beteiligt, sowie der Hypothalamus, der direkt für die Hormonkontrolle verantwortlich ist und eine indirekte Rolle bei der Modulierung des autonomen Nervensystems spielt.

Akupunktur aktiviert manche Hirnzentren und deaktiviert andere, und zwar auf einigermaßen konsistente Weise, wie in ➤ Tab. 10.1 dargestellt (Chae et al. 2013). Allgemein werden die sensorischen Bahnen (u. a. Insula und sensorischer Cortex) aktiviert, das limbische System hingegen deaktiviert. Studien legen nahe, dass eine stärkere Deaktivierung mit einem höheren Entspannungsgrad zusammenhängt.

Autonome Effekte

Es gibt zwei Arten von autonomen Reflexen: **spinale** und **supraspinale.** In ➤ Kap. 8 wurden die spinalen autonomen Reflexe im Zusammenhang mit der Darm- und Blasenfunktion beschrieben. In diesem Abschnitt werden die Funktionen besprochen, die auf supraspinalen autonomen Reflexen basieren. Akupunktur spielt möglicherweise eine Rolle dabei, einen chronisch erhöhten zentralen sympathischen Output zu reduzieren, der häufig ein Kennzeichen von Hypertonie, Blasendysfunktion und polyzystischem Ovarialsyndrom ist.

Zwar zeigten frühe Studien keinen langfristigen Nutzen von Akupunktur bei der Therapie von Hypertonie bei zufällig ausgewählten Patienten, aber mittlerweile scheint deutlich zu sein, dass sie einen Effekt bei Patienten haben kann, deren autonomer Outflow funktionell gestört ist (Cheng et al. 2015).

Das Gleiche gilt für andere autonome Störungen, etwa funktionelle Blasenstörungen. Der verminderte sympathische Tonus kann durch wiederholte Behandlungen verstärkt werden (Dyrehag et al. 1997). Die Rolle der Akupunktur bei anderen vom sympathischen Nervensystem abhängigen Erkrankungen, wie etwa dem komplexen regionalen Schmerzsyndrom und Morbus Raynaud, ist noch unklar, möglicherweise deshalb, weil die Studien nicht immer eine korrekte Stimulation verwendet haben.

Das polyzystische Ovarialsyndrom (PCOS), das das Infertilitäts- und metabolische Syndrom umfasst, ist eine gut untersuchte Erkrankung. Bei manchen Frauen mit PCOS ist der sympathische Output chronisch erhöht. Laborstudien zeigen, dass niederfrequente Elektroakupunktur den sympathischen Tonus herabsetzen kann, ähnlich wie sportliche Aktivität. In ähnlichen Studien konnte außerdem gezeigt werden, dass niederfrequente Elektroakupunktur auch den ovariellen Blutfluss erhöht, was die Ovarialfunktion in einem Tiermodell von PCOS verbesserte (Stener-Victorin et al. 2009). Diese Veränderungen beruhen auf supraspinalen, nicht spinalen, Bahnen. Der Effekt ist vermutlich segmental, sodass die Akupunktur an den relevanten segmentalen Punkten durchgeführt werden sollte.

Mechanismen autonomer Effekte

Die autonomen Nuclei im Hirnstamm unterliegen der Kontrolle des Hypothalamus, der seinerseits durch das limbische System reguliert wird.

Niederfrequente Elektroakupunktur bewirkt zentral die Ausschüttung von Neuropeptiden, außerdem von Serotonin, Oxytocin und β-Endorphin. Das wichtigste Kontrollelement des autonomen Outputs scheint darin zu liegen, dass β-Endorphin aus dem Hypothalamus (Nucleus arcuatus) und aus dem Hirnstamm (Nucleus tractus solitarii) ausgeschüttet wird. Der Nucleus arcuatus weist weit gestreute Projektionen auf, u. a. auf die autonomen Zentren wie das kardiovaskuläre Zentrum (Stener-Victorin, 2016). β-Endorphin bewirkt, dass die Freisetzung von Glutamat ins autonome Zentrum gehemmt wird. Dies spielt eine Rolle beim Anstieg des sympathischen Outflow und bei erhöhtem Blutdruck. An diesem Mechanismus sind viele andere Neurotransmitter beteiligt.

Die afferenten Bahnen stimulieren den Nucleus arcuatus des Hypothalamus, nach unten zum autonomen Zentrum in der Medulla zu projizieren, und die absteigenden Bahnen zu den Segmenten, die den kardialen sympathischen Output kontrollieren (T1–5, ➤ Tab. 19.6).

Klinische Anwendung autonomer Effekte

Die Forschergruppe um John Longhurst hat die Punktspezifizität dieser Effekte untersucht. Die Behandlung an Punkten in tiefen somatischen Strukturen wie dem N. medianus und peroneus (Pe 5, Pe 6, Ma 36, Ma 37, Di 4, Di 10) modulieren den sympathischen Output und senken Bluthochdruck viel stärker als Punkte über oberflächlichen, mit Hautnerven durchzogenen Verläufen (etwa Di 6, Di 7, Ni 1, Bl 67) (Li et al. 2015).

Im Hinblick auf die hier erörterte Art von zentralen autonomen Effekten hat die Forschergruppe gezeigt, dass Punkte bilateral behandelt werden sollten, dass jedoch die Verwendung zweier Punkte-Paare keine stärkere Wirkung hat als bei einem Paar. Die Stimulation muss mindestens 10 Minuten durchgeführt werden, um die zentrale Antwort auszulösen (eine kurze Stimulation kann einen erhöhten sympathischen Output hervorrufen). Niederfrequente Elektroakupunktur weist eine viel stärkere Reduzierung des sympathischen Outputs auf als hochfrequente.

Die Forschergruppe um Elisabet Stener-Victorin wies außerdem die Bedeutung niederfrequenter Elektroakupunktur für die Modulierung des supraspinalen autonomen Reflexes nach (Stener-Victorin et al. 2004).

Die Hypothalamus-Hypophysen-Nebennierenrinden-Achse

Akupunktur-Stimulation kann über den Hypothalamus den Hypophysenvorderlappen beeinflussen. Es gibt Belege dafür, dass sie die Freisetzung von ACTH und β-Endorphin in die Blutbahn stimuliert. Beide haben einen einzigen Vorläufer, nämlich Proopiomelanocortin. Es ist nicht klar, welche Bedeutung die erhöhte Zirkulation von ACTH und β-Endorphin nach der Akupunktur in der klinischen Praxis hat, da β-Endorphin nicht die Blut-Hirn-Schranke überwindet. β-Endorphin-Konzentrationen im Blut sprechen auch auf viele unspezifische Stimuli an, etwa Nahrungsaufnahme und Bewegung. Es ist wichtig, zwischen diesem β-Endorphin, das in der Blutbahn zirkuliert, und jenem zu unterscheiden, das innerhalb des ZNS in der Umgebung des Periaquäduktalen Grau ausgeschüttet wird.

Hypothalamus-Hypophysen-Ovar-Achse

Der Nucleus arcuatus im Hypothalamus ist der Ort für den „GnRH-Pulsgenerator" (GnRH = Gonadotropin-Releasing-Hormon). Deshalb ist die Vorhersage plausibel, dass Akupunktur einen gewissen Effekt auf die GnRH-Freisetzung haben könnte. Klinische Wirkungen, die sich daraus ergeben, könnten Veränderungen bei der Regulierung des Menstruationszeitpunkts und Menstruationsflusses sowie eine Reduzierung von Dysmenorrhö sein. Diese Effekte auf GnRh sind mittlerweile anerkannt; über die klinischen Wirkungen gibt es zwar zahlreiche Fallberichte, sie sind jedoch nicht durch klinische Studien belegt.

Weitere endokrine Effekte

Postmenopausale Hitzewallungen sind durch eine Dysfunktion des Temperaturregulationszentrums bedingt; diese Mechanismen sind allerdings noch nicht vollständig geklärt. Es gibt einige Hinweise darauf, dass die Freisetzung von β-Endorphin im Hypothalamus tendenziell die Häufigkeit von Hitzewallungen reduziert – möglicherweise durch die Modifizierung der Aktivität von CGRP, eines potenten Vasodilatators (Wyon et al. 1995), oder durch die Freisetzung von 5-HT, das eine Wirkung auf die Thermoregulation hat. Kleine klinische Studien deuten darauf hin, dass Akupunktur die Inzidenz bzw. die Schwere postmenopausaler Hitzewallungen reduzieren kann, aber es ist noch unklar, ob dies mehr ist als eine bloße Wirkungserwartung.

Es gibt Einzelberichte darüber, dass manche Patienten nach der Akupunktur einige Tage lang ihre Insulindosis verändern müssen. Akupunktur kann den Glukose-Transport und die Insulinsensitivität beeinflussen, auch wenn es kaum Belege dafür gibt, dass Akupunktur einen klinischen Nutzen bei insulinabhängigen Diabetikern hat.

Das Immunsystem

In einigen Studien wurde festgestellt, dass Akupunktur das Immunsystem stärkt. Seit langem wird über einen potenziellen immunmodulierenden Effekt von Akupunktur diskutiert, aber erst als Tracey den antiinflammatorischen Reflex überprüfte, zeigte sich ein plausibler Mechanismus (Tracey 2002). Die periphere Acetylcholin-Freisetzung, die vor allem durch den Vagusnerv vermittelt wird, kann über den α7-nikotinischen Acetylcholinrezeptor (α7nAChR) die Produktion von TNFα durch Makrophagen in der Milz hemmen. In der Folge wurde entdeckt, dass α7nAChR noradrenerge Fasern in der Milz aktiviert, die Zytokin-Produktion aus Milz-Makrophagen zu reduzieren (Vida et al. 2011). Tracey stellte fest, dass Akupunktur in Kombination mit einer direkten Stimulation des Vagusnervs eine potenziell geeignete Methode zur Erhöhung des Vagustonus ist.

Ein Team in den USA veröffentlichte eine experimentelle Studie über Sepsis am Mausmodell, die einen neuartigen antiinflammatorischen Mechanismus einer indirekten Vagus-Stimulation aufzeigte (Torres-Rosas et al. 2014). Als Intervention verwendeten sie eine 10-minütige Elektroakupunktur an Ma 36. Dadurch wurde die Mehrzahl der Mäuse in dem Experiment vor einem ansonsten tödlichen Ausgang bewahrt. Der Effekt von Elektroakupunktur auf den TNF hielt nach der nur 10-minütigen Stimulation von Ma 36 noch 72 Stunden an.

Seit Vagus-Stimulatoren bei Patienten mit stark entzündlichen Arthropathien angewendet werden (Andersson und Tracey 2012), stellt sich die Frage, ob zweimal wöchentlich selbst angewendete Elektroakupunktur an Ma 36 die gleiche Wirkung haben und idealerweise zu einer Reduzierung der Häufigkeit entzündlicher Episoden führen könnte.

Die umfassendste diesbezügliche klinische Forschung über Erkrankungen beim Menschen betrifft die zwar häufig vorkommende, aber insgesamt viel weniger gravierende allergische Rhinitis. Es konnte gezeigt werden, dass Akupunktur einen signifikanten Nutzen bei Patienten mit allergischer Rhinitis (perennial und saisonal gemischt) hat (Brinkhaus et al. 2008, 2013).

Zu den möglichen Mechanismen zählen generalisierte oder lokalisierte autonome Veränderungen, die das lymphoretikuläre System in Knochenmark und Milz regulieren, oder eine Zirkulation von β-Endorphin, die Immunveränderungen über Rezeptoren auf Leukozyten auslöst. Es ist noch unklar, ob diese Effekte der Akupunktur klinisch relevant sind.

Suchterkrankungen

Akupunktur hat den Ruf erworben, Suchtkranken beim Entzug helfen zu können. Akupunktur kann die überschießende Dopamin-Ausschüttung im Nucleus accumbens senken, den häufigsten Mechanismus bei der Entstehung von Sucht (Yoon et al. 2004) (➤ Abb. 10.3).

Vermutlich gibt es zwei unterschiedliche klinische Effekte: eine kurzfristige Reduzierung der Entzugssymptome (Han et al. 2011) und eine verbesserte Einstellung und Motivation des Betroffenen, sodass er eher entsprechende Beratungs- und Unterstützungsangebote wahrnimmt (Stuyt 2014). Studien, die nur die Wirkung auf die Entzugssymptome testeten, waren enttäuschend. Allerdings lag oftmals keine adäquate Stimulation vor oder sie verwendeten aktive Kontrollinterventionen (White 2013).

Übelkeit und Erbrechen

Übelkeit und Erbrechen werden zentral reguliert. Akupunktur wurde in der Schwangerschaft, bei Chemotherapien und postoperativ eingesetzt. Diesen frühen Studien folgten viele weitere aus verschiedenen Zentren, die im Wesentlichen die Wirkung bestätigten (Lee et al. 2015). Das Gefühl von Übelkeit ist eine Reaktion des Brechzentrums und von Chemorezeptorzonen auf eine Vielzahl von Stimuli.

Akupunktur, die meist an einem Punkt am Handgelenk (Pe 6) oder auf dem Oberbauch (Ren 12) oder unterhalb des Knies (Ma 36) durchgeführt wird, reduziert den Brechreiz, die genauen Wirkmechanismen sind jedoch noch unbekannt.

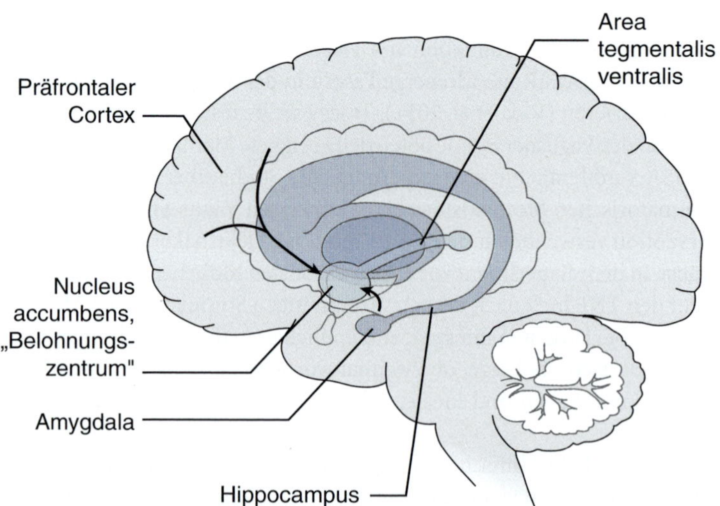

Abb. 10.3 Beziehungen des „Belohnungszentrums" oder mesolimbischen Schaltkreises der Drogenverstärkung *(Abdruck mit freundlicher Genehmigung aus White A. Acupuncture for drug dependence and obesity. In: Filshie, J., White, A., Cummings, M. (Hrsg.). Medical Acupuncture: A Western Scientific Approach. 2. A. Elsevier, Edinburgh 2016, S. 455–474).*

Allgemeine klinische Anwendung

Die **Art des Stimulus** (die Akupunkturdosis) ist vermutlich bedeutsamer als der **Ort,** wo er verabreicht wird. Bei allgemeinen Behandlungen aller in diesem Kapitel besprochenen Erkrankungen ist es am besten, bilateral zu nadeln und die bekannten Punkte unterhalb des Ellenbogens und Knies zu verwenden. Zwar werden allgemein Körperpunkte verwendet, um zentralregulatorische Effekte auszulösen, aber auch Ohrakupunktur kann hilfreich sein (➤ Kap. 17).

Es gibt Hinweise darauf, dass die Wirkung einer Nadel auf das Ruhezustandsnetzwerk (DMN) durch die Verwendung von mehr Nadeln erhöht werden kann (Lin et al. 2016b). Die in ➤ Tab. 10.2 aufgeführten Punkte können bis auf Muskeltiefe genadelt werden. Es ist sinnvoll, die Punkte bilateral zu behandeln.

Um diese Effekte zu erzielen, sollte man eine schmerzhafte Stimulation vermeiden. Wenn man zur Auslösung des *De Qi* eine sanfte manuelle Stimulation durchführt, aber Schmerz vermeidet, führt dies zu einer beträchtlichen Deaktivierung des limbischen Systems (Fang et al. 2009, Lin et al. 2016b). Manuelle Akupunktur mit Manipulation scheint die Funktion des DMN zu verändern. Es ist noch unklar, wie effektiv Elektroakupunktur ist (Huang et al. 2012). Es erscheint sinnvoll, Elektroakupunktur einzusetzen, wenn die manuelle Stimulation keine Reaktion zeigt. Nach dem Einführen der Nadeln sollte sich der Patient in Ruhe, ohne Störungen, 10 bis 30 Minuten entspannen.

Um diese zentralen Effekte zu maximieren, ist es offenbar wichtig zu gewährleisten, dass das Nervensystem angemessen auf die Therapie „vorbereitet" wird. Dies bedeutet, dass sich der Patient entspannt, sicher, warm und behaglich fühlt. Bei der Nadelung sollten Schmerzen vermieden werden.

Es ist schwer, die Reaktion des einzelnen Patienten vorherzusagen. Deshalb müssen Therapeuten genau beobachten, wie der Patient reagiert, und entsprechend die Akupunkturdosis anpassen. Die Reaktionen können stark ausfallen, und Therapeuten sollten sich bewusst sein, dass es zu unerwünschten emotionalen Wirkungen kommen kann. Patienten, die emotional instabil erscheinen, sollten besonders vorsichtig behandelt werden. Bei diesen Patienten sollte der Behandlungszyklus nicht unnötig verlängert werden, wenn ihre Erkrankung nicht schnell auf die Therapie anspricht.

Sham-Akupunktur und die affektive Schmerzkomponente

Interessanterweise gibt es gute Belege dafür, dass eine überzeugende Form von Sham-Akupunktur deutliche Veränderungen im limbischen System erzeugen kann. Bei der Sham-Akupunktur werden stumpfe Nadeln verwendet, während dem Patienten suggeriert wird, dass es sich um eine aktive Therapie handle. Es erscheint in hohem Maß wahrscheinlich, dass die Typ III-Fasern, die normalerweise durch Akupunktur stimuliert werden, bei der Vermittlung dieses Effekts keine Rolle spielen. Viel wahrscheinlicher ist es, dass diese Wirkung von Sham-Akupunktur auf das limbische System aus einer Berührungsaktivierung des C-taktilen Fasersystems resultiert (Lund und Lundeberg 2006). Diese Aspekte der Therapie könnten als das Angenehme an der Akupunktur beschrieben werden. Bei echter Akupunktur, wenn die Nadeln eingeführt und auf angemessene Weise stimuliert werden, stellt sich eine zusätzliche Wirkung ein, bei der anscheinend ganz konkret die Insula beteiligt ist (Pariente et al. 2005).

Eine Deutung der Belege aus Bildgebungsstudien lautet, dass die affektive Schmerzkomponente auf jegliche Formen von Akupunktur reagiert, die das limbische System stimuliert, während die sensorische Schmerzkomponente eher auf segmentale Analgesie anspricht. Das limbische System kann durch unspezifische Nadelung stimuliert werden, wohingegen die segmentale Analgesie mehr von der Stimulierung im richtigen Segment abhängt.

Tab. 10.2 Für regulatorische Effekte geeignete Punkte

Punkte am Arm	Punkte am Bein
Di 11, Pe 6, Di 4	Ma 36, Gb 34, Mi 6, Le 3

Dieser unspezifische Effekt stellt ein Problem für die „Placebo"-Kontrolle in klinischen Studien dar. Dieser Unterschied könnte die Ergebnisse der langen Reihe von klinischen Studien in Deutschland in den ersten Jahren des 21. Jahrhunderts erklären: Akupunktur und Sham-Akupunktur haben ähnliche Wirkungen bei Migräne, Spannungskopfschmerz und Rückenschmerzen, während bei Knieschmerzen segmentale Akupunktur der Sham-Akupunktur signifikant überlegen ist. Als Erklärung wurde die These aufgestellt, dass Migräne, Spannungskopfschmerz und Rückenschmerzen eine hohe affektive Komponente aufweisen, die auf unspezifische Nadelstimulation anspricht (Lund und Lundeberg 2006). Im Gegensatz dazu sind Knieschmerzen in der Hauptsache sensorischer Natur, sodass spezifische analgetische Wirkungen erforderlich sind.

Die affektive Schmerzkomponente wird nur selten in klinischen Studien gemessen, in mindestens einer Studie wurde jedoch festgestellt, dass Patienten, die Akupunktur erhalten haben, berichten, dass die affektive Komponente stärker reduziert ist als die sensorische (Thomas et al. 1991). Patienten verspüren vielleicht immer noch ihren chronischen Schmerz, aber er belastet sie weniger.

Zusammenfassung

Akupunktur kann Effekte auf nicht-kognitive Aspekte der Hirnfunktion haben, z. B. Entspannung, Stimmung und Emotionen, sowie auf das autonome und hormonelle System. Dies kann eine nützliche Ergänzung bei der Therapie chronischer Schmerzen darstellen. Bildgebungsstudien haben Reaktionen in bestimmten Lokalisationen gezeigt, u. a. im limbischen System, und auf bestimmte Funktionen, u. a. auf das Ruhezustandsnetzwerk. Diese Wirkungen reichen bis zu dokumentierten Effekten auf das Immunsystem, beispielsweise bei allergischer Rhinitis, und auf Übelkeit und Erbrechen.

WEITERFÜHRENDE LITERATUR

Stener-Victorin E. Acupuncture and the autonomic nervous system. In: Filshie J, White A, Cummings M. Medical Acupuncture: A Western Scientific Approach. 2. A. Edinburgh: Elsevier, 2016. *Eine gründliche Beschreibung der Mechanismen und Rolle von Akupunktur bei der Modulierung viszeraler, endokriner und metabolischer Funktionen.*

KAPITEL

11 Neuinterpretation der traditionellen Chinesischen Akupunktur

Einführung

In den vorigen Kapiteln wurden die Sichtweisen von Akupunktur beschrieben, die im Einklang stehen mit dem derzeitigen Wissen über Anatomie, Physiologie und Pathologie. Die Gründe, warum wir uns nun den traditionellen Ansichten zuwenden, sind folgende: Zum einen möchten wir einen Beitrag leisten zu der Erörterung, wie sich die Akupunktur innerhalb der traditionellen Chinesischen Medizin (TCM) überhaupt entwickelt hat, zum anderen glauben wir, dass Patienten die Grundlagen der Akupunkturtherapie kennen sollten, die ihnen von einem Therapeuten der traditionellen Chinesischen Akupunktur (TCA) verabreicht wird. Darüber hinaus sind wir der Ansicht, dass es Aspekte der TCA gibt, die auch heutzutage noch etwas zu bieten haben.
„Akupunktur" (wörtlich „acus" = Nadel + „pungere" = punktieren oder stechen, aus dem Lateinischen) ist ein Wort europäischer Sprachen, das den Versuch darstellt, das chinesische *zhen-jiu* wiederzugeben, das „Nadel- und Moxa"-Therapie bedeutet (Birch und Kaptchuk 1999, Lu und Needham 1980, Schnorrenberger 2003). TCA verdient denselben Respekt wie jede Therapie, die solch eine lange Geschichte einer konsistenten, strukturierten und wissenschaftlichen Methode aufweist. Akupunktur und traditionelle chinesische Arzneimittelmedizin bleiben die Therapie der Wahl für manche Bevölkerungsgruppen, zumindest bei einigen Erkrankungen.

Aber es gibt einen Unterschied zwischen Respekt und bedingungsloser Akzeptanz. Die TCM wird noch auf eine Weise gelehrt und praktiziert, bei der Modelle und Methoden zur Anwendung kommen, die nicht im Licht wissenschaftlicher Entdeckungen aktualisiert wurden, so wie es bei der hippokratischen Medizin der Fall ist. Wir sind der Auffassung, dass dies ein Problem und eine Schwäche darstellt. Wie wir sehen werden, wurde die Sichtweise auf die Akupunktur über die Jahrhunderte im Licht neuer Informationen über die Körperstrukturen und -funktionen aktualisiert. Warum sollte dieser Prozess jetzt aufhören? Wir glauben, dass die medizinische Akupunktur einfach das letzte Kapitel in einer sich entwickelnden Geschichte darstellt.

Die chinesischen Theorien über Akupunktur mögen zwar attraktiv und „real" sein, da sie offensichtlich Symptome erklären können, aber sie erscheinen für jemanden, der in der Gesundheitsversorgung im Zeitalter der Wissenschaft ausgebildet ist, oftmals veraltet und sogar falsch. Zum Erlernen der TCA gehört das Ausschalten der eigenen kritischen Bewertung, was jemand, der in einem Gesundheitsberuf ausgebildet ist, wahrscheinlich nicht tun möchte. In diesem Kapitel, das zwangsläufig an der Oberfläche bleibt, wird versucht, einige Konzepte der TCM zu beschreiben und auf einige ihrer Schwächen hinzuweisen. Hierbei handelt es sich im Wesentlichen um die persönliche Sicht der Autoren.

Chinesische Ursprünge der Akupunktur

Der Gedanke, dass der Ursprung der Akupunktur vor über 2000 Jahren in China liegt, ist allgemein anerkannt. Aber dies ist nur teilweise richtig, wie wir in diesem Kapitel besprechen werden.

Der erste bekannte Text über Akupunktur ist das *Huang Di Nei Jing* oder der *Klassiker des Gelben Kaisers der Inneren Medizin* (Veith 1949), der aus der Zeit von 200–100 v. Chr. stammen soll. Dieses detaillierte Werk beschreibt Systeme von Diagnose und Therapie mit Arzneimitteln und Nadeln, nennt aber keine Akupunkturpunkte. Der Text des *Klassikers des Gelben Kaisers der Inneren Medizin* ist vermutlich eine Zusammenstellung von Traditionen, die sich zuvor im Verlauf vieler Jahre entwickelt hatten (Kaplan 1997). Die Informationen werden in Form von Fragen dargeboten, die vom Kaiser gestellt und von seinem Minister Qi Bo beantwortet werden. Medizinische Probleme werden in Bezug auf die taoistische Weltsicht diskutiert, die zu dieser Zeit vorherrschte. Dieses Werk wird als Grundkanon der Chinesischen Medizin betrachtet, ähnlich wie Hippokrates' Werke als Grundlage für die westliche Medizin (Kaptchuk 1983). Aber im Unterschied zu Hippokrates' Werk wird der *Klassiker des Gelben Kaisers der Inneren Medizin* noch immer als Therapierichtschnur verwendet.

Aufgrund der Fremdheit der Kultur und Konzepte fällt es heutigen Lesern schwer, die volle Bedeutung des Werkes zu erfassen. Oftmals stellt sich eine intuitive Erklärung als falsch heraus. Beispielsweise kann man sich die Meridiane als Linien vorstellen, die die Akupunkturpunkte miteinander verbinden. Aber die Meridiane waren als Erstes da, denn Schriften, die man in einem aus dem Jahr 168 v. Chr. stammenden Grabmal fand, erwähnen ein System von Meridianen, aber keine Punkte (Chen 1997).

Europäische Ursprünge der Akupunktur

Prähistorische menschliche Überreste haben faszinierende Hinweise darauf geliefert, dass die Akupunktur möglicherweise aus Europa stammt. Ötzi, der „Tiroler Eismensch", war ein Jäger, dessen Körper in der Zeit um 3 300 v. Chr in einem Alpengletscher konserviert wurde und im Jahr 1991 aus der schmelzenden Oberfläche zum Vorschein kam (Dorfer et al. 1998). Ötzis Körper weist 47 Tattoozeichen auf, die in 15 Gruppen hauptsächlich auf dem Rücken und den Beinen angeordnet sind (➤ Farbtafel 6 im Anhang). Die Tattoos bestehen aus Punkten oder Linien aus Kohle, die in den subkutanen Hautschichten abgelagert ist. Da sie sich in Arealen befinden, die vermutlich von Kleidung bedeckt waren, und aufgrund ihrer Form scheinen diese Tattoos nicht den gleichen Zweck zu erfüllen wie die meisten Tattoos aus dieser Epoche – dekorative oder rituelle. Stattdessen wurde vermutet, dass sie einen medizinischen Zweck haben und vielleicht Zeichen von Kauterisation sind, die ein gängiges Merkmal der Volksmedizin darstellt (Nogier 1981).

Dorfer interessierte sich für Ötzis Tattoos und zog einige Akupunkturexperten zurate (Dorfer et al. 1999). Nach sorgfältigen Messungen kamen diese Experten zu dem Schluss, dass 9 der 15 Tattoo-Gruppen in einem Umkreis weniger Millimeter von klassischen Akupunkturpunkten liegen. Noch erstaunlicher ist, dass ihre Lokalisationen die gleichen sind wie die Punkte, die traditionelle chinesische Akupunkteure wohl zur Therapie der Erkrankungen verwendet haben würden, die Ötzi laut Röntgenaufnahmen und anderen Untersuchungen zum Zeitpunkt seines Todes aufwies: Blasen-Meridian-Punkte auf dem Rücken und dem Bein gegen Wirbelsäulendegeneration und Le 8, Mi 6 und Gallenblasen-Punkte gegen ein Darmproblem – Wurmbefall.

Ötzis Tattoos deuten also darauf hin, dass ein Therapiesystem, das der Chinesischen Akupunktur bemerkenswert ähnlich war, bereits in Europa existierte, lange bevor es für China belegt ist. Diese Interpretation ist zwar spekulativ, stellt aber den Gedanken in Frage, dass die Chinesen ein Monopol auf die Akupunktur haben.

Die Entwicklung der Akupunktur in China

Die Akupunktur entwickelte sich stetig im Verlauf der Jahrhunderte, die auf ihre Beschreibung im *Klassiker des Gelben Kaisers der Inneren Medizin* folgten. In manchen Gegenden galt sie, zusammen mit Arzneimitteln, Massage, Ernährung und Moxibustion (Hitze), als Standardtherapie. Gegen Ende des 1. Jahrtausends stellte Wang Wei-Yi (987–1067) hohle Statuen aus Bronze her (➤ Farbtafel 7 im Anhang), die deutlich Akupunkturpunkte als Löcher zeigten (Ma 1992). Während der Ming-Dynastie (1368–1644) erschien das *Große Kompendium der Akupunktur und Moxibustion,* das eindeutige Beschreibungen von 361 Punkten enthält, die die Grundlage der modernen Akupunktur darstellen.

Nicht überall in China wurde Akupunktur praktiziert, und die Therapiemethode war dort alles andere als einheitlich (Birch und Kaptchuk 1999). Es bildeten sich viele verschiedene esoterische Theorien über Diagnose und Therapie heraus, die einander sogar manchmal widersprachen. Dies war größtenteils durch die riesigen Entfernungen zwischen den Zentren und mangelnde Kommunikation bedingt, was zur Herausbildung lokaler Traditionen führte. Rivalisierende Akupunkturschulen versuchten, ihren Geltungsanspruch und Einfluss festzuschreiben.

Ab dem 17. Jahrhundert ging das Interesse an Akupunktur zurück, da sie im Vergleich zur westlichen Medizin als irrationaler Aberglauben betrachtet wurde (Baldry 1993, Ma 1992). Schließlich wurde die Akupunktur per kaiserlichem Dekret im Jahr 1822 aus dem Kaiserlichen Medizininstitut ausgeschlossen. Das Wissen und die Fertigkeiten bestanden jedoch weiter fort, sowohl als Interessensgebiet unter Wissenschaftlern wie auch als Therapieform unter ländlichen Heilern. Das endgültige Aus der Akupunktur kam im Jahr 1929, als sie zusammen mit anderen Formen der TCM verboten wurde (Ma 1992).

Nach der Einsetzung der kommunistischen Regierung im Jahr 1949 wurden traditionelle Formen der Medizin, darunter auch die Akupunktur, wieder eingeführt. Dies geschah vermutlich sowohl aus Nationalstolz als auch aus praktischen Erwägungen heraus: Eine kostengünstige Medizin war das einzige Mittel, um der riesigen Bevölkerung wenigstens eine grundlegende Gesundheitsversorgung zu gewährleisten. Mao Tse-tung förderte die TCM mit den Worten „Lasst tausend Blumen blühen" – auch wenn berichtet wird, dass Mao selbst Akupunktur gegen seine Krankheiten ablehnte und auf die westliche Medizin zurückgriff (Basser 1999).

Während dieser Renaissance der traditionellen Heilmethode wurde der Versuch unternommen, einen Konsens aller divergierenden Stränge der Arzneimittelmedizin, Akupunktur und Moxibustion zu erzielen und eine einheitliche Version der TCM zu schaffen (Birch und Kaptchuk 1999). Die TCM wurde in westlichen Krankenhäusern Chinas angeboten, wenn auch nicht in den gleichen Abteilungen wie die westliche Medizin. Ungefähr zur gleichen Zeit wurden Akupunkturforschungsinstitute gegründet, und eine Reihe von Wissenschaftlern in China suchte nach rationaleren Erklärungen der Akupunktur, etwa Ji-Sheng Han in Beijing, der bahnbrechende Forschungen über die Freisetzung von Neurotransmittern durchführte (Han und Terenius 1982).

Die weltweite Verbreitung der Akupunktur

Durch Chinas Einfluss auf seine Nachbarn übernahmen Korea und Japan um das 6. Jahrhundert herum die Akupunktur und Arzneimittelmedizin (Baldry 1993). In beiden Ländern werden diese Therapien immer noch verwendet, oftmals parallel zur westlichen Medizin. Die Akupunktur gelangte nach Vietnam, als sich Handelswege im 8. bis 10. Jahrhundert öffneten. Im Westen war Frankreich eines der ersten Länder, das die Akupunktur übernahm. Jesuitische Missionare brachten ab dem 16. Jahrhundert Berichte über Akupunktur mit nach Hause. Willem Ten Rhijne war der erste westliche Arzt, der um 1680 eine Beschreibung der Akupunktur verfasste. Er war Arzt in der Ostindien-Kompanie und begegnete der Akupunkturpraxis als Augenzeuge in Japan (Bivens 2000). Die Akupunktur-Ausübung wurde von manchen französischen Medizinern positiv aufgenommen. Louis Berlioz, Vater des Komponisten, führte klinische Studien über Akupunktur durch und schrieb im Jahr 1816 Artikel darüber (Bivens 2000). Der französische Akupunkturstil wurde stark von dem Diplomaten George Soulié de Morant beeinflusst, der viele Jahre in China verbrachte und ab 1939 eine Reihe von Abhandlungen über Akupunktur verfasste.

In der ersten Hälfte des 19. Jahrhunderts herrschte in Amerika und Großbritannien reges Interesse an der Akupunktur. Zahlreiche Veröffentlichungen erschienen in der wissenschaftlichen Literatur, u. a. ein Leitartikel im *Lancet* mit dem Titel „Acupuncturation" (Anon. 1823). Mitte des 19. Jahrhunderts verlor sich jedoch das Interesse an Akupunktur, auch wenn sie in einer Ausgabe von Sir William Oslers Lehrbuch der Medizin kurz wieder auflebte (Osler 1912). Er behauptete, dass die Akupunktur die beste Therapie bei akuter Lumbago und jede Form von Nadel dafür geeignet sei, sogar eine Damenhutnadel!

Das 20. Jahrhundert

Im Jahr 1971 reiste James Reston, leitender Berichterstatter für die *New York Times,* nach China, um den Besuch von Präsident Nixon vorzubereiten. Wegen einer Appendizitis musste er sich einer Notoperation unterziehen, und während der Genesungszeit kam es zu paralytischem Darmverschluss. Dieser wurde mit Akupunktur behandelt. Seine Erfahrungen beschrieb Reston in seiner einflussreichen Kolumne (Reston 1971). In der Folge unternahmen mehrere Teams von US-Ärzten Erkundungsreisen nach China, um die Akupunktur zu begutachten. Sie interessierten sich vor allem für ihre Verwendung als chirurgische Analgesie. Letztendlich kamen sie aber zu dem Schluss, dass Akupunktur als ausschließliches Analgetikum nicht zuverlässig sei. Ihre Berichte regten eine Reihe von wissenschaftlichen Studien an, besonders zur Therapie experimenteller Schmerzen bei Freiwilligen. Die Akupunktur erlangte in den USA schließlich, nach positiven Ergebnissen auf einer Konsensuskonferenz der National Institutes of Health (NIH), ein gewisses Maß an Anerkennung (NIH Consensus Development Panel 1998).

Auch einzelne Ärzte aus Großbritannien besuchten China, um sich selbst ein Bild von der Akupunktur zu machen, und unternahmen beharrliche Anstrengungen, um die traditionellen Erklärungen der Akupunktur in wissenschaftlicher Begrifflichkeit neu zu fassen (Baldry 2005a). Dies wurde bereits in der Einführung besprochen.

Im Folgenden werden eine Auswahl traditioneller Konzepte beschrieben und Vermutungen darüber angestellt, wie sie entstanden sein könnten.

Theorien der traditionellen Chinesischen Akupunktur

Der Kontext der traditionellen Chinesischen Akupunktur

Akupunktur wurde in China als ein Teil der Medizin praktiziert, zusammen mit Arzneimitteln, Massage und Ernährungstherapie. Vermutlich hatten chinesische Ärzte es mit den typischen schwerwiegenden Erkrankungen zu tun, die in allen frühen Zivilisationen häufig vorkamen, u. a. gravierende Infektionen wie Tuberkulose, akute Sepsis, Meningitis und Abszesse; angeborene Störungen und Fehlbildungen; chronische Erkrankungen wie Herzversagen oder Schilddrüsenüber- bzw. -unterfunktion; Trauma und Frakturen sowie akute chirurgische Notfälle. Es wurden starke, invasive Therapien entwickelt, und es ist interessant, die frühe Medizin im Westen damit zu vergleichen, die drastische Behandlungen wie Aderlass und Purgieren verwendete. Die Entwicklung der Keimtheorie und die darauffolgende Versorgung mit sauberem Wasser und sanitären Einrichtungen veränderte das Antlitz der Medizin.

Es gibt nicht die eine Theorie der traditionellen Akupunktur, und selbst der in den 1950er Jahren unternommene Versuch, sie zur TCM zu vereinheitlichen, konnte nicht alle Therapeuten zufrieden stellen. Es scheint, dass manche Ärzte einfach nur die Symptome und Zeichen behandelten, andere aber als Voraussetzung für die Behandlung auch etwas über die Konstitution des Individuums wissen wollten (Kaptchuk 1983). Sie berücksichtigten die Wettervorlieben des Patienten, die Farbe ihrer Haut, ihre Lieblingsspeisen oder die Jahreszeit, in der ihre Symptome einsetzten. Krankheit wurde als integraler und vielleicht unvermeidbarer Teil der Existenz eines Menschen gesehen, nicht als Zustand, der durch eine einzelne, identifizierbare Ursache hervorgebracht wird.

Die chinesischen Sichtweisen der Akupunktur verwenden verschiedene Kombinationen der im Folgenden erörterten Grundkonzepte.

Chinesische Anatomie und Physiologie

Es ist wichtig, den chinesischen Ärzten des Altertums einige bemerkenswerte Entdeckungen zuzuerkennen. Ihr Verständnis der Strukturen und Funktionen des Körpers war seinerzeit eine beeindruckende Errungenschaft, die der damaligen westlichen Anatomie und Physiologie weit voraus war. Sie gewannen großartige Erkenntnisse, etwa über die zentrale Bedeutung der Leber für den Körperstoffwechsel und (vermutlich) das Konzept der Blutzirkulation. Aber China war von der wissenschaftlichen Revolution in Europa weitestgehend abgeschnitten, sodass das wissenschaftliche Verständnis der Anatomie und Physiologie die TCM nur wenig beeinflusst hat (Kendall 2002).

Kurz gefasst, waren die Chinesen der Ansicht, dass die Physiologie des Menschen aus der Interaktion dreier vitaler Substanzen bestehe – *qi,* Blut und Körperflüssigkeiten. *Qi* ist die grundlegendste dieser Substanzen: Ein Mensch wird mit „vererbtem *qi*" geboren, das in den Nieren gespeichert und durch Nahrung und Luft aufrechterhalten wird, sodass es zirkulierend den Körper nähren und verteidigen kann. Wenn das *qi* „pathologisch" wird – beispielsweise durch Mangel, Stagnation oder Rebellion –, treten Symptome und in der Folge Krankheiten auf. Stark vereinfacht könnte man sagen, dass ein Mangel von *qi* Kälte, mangelnde Aktivität oder Schwäche bedeutet. Eine Stagnation entspricht vermutlich Muskelkrämpfen, Erbrechen ist ein Beispiel für Rebellion. Blut ist eine „stark verdichtete" Form von *qi* und von diesem untrennbar. Körperflüssigkeiten werden aus der Nahrung gewonnen: Reine Flüssigkeiten treten in den Körper ein, unreine werden über den Harntrakt ausgeschieden. Blut und Körperflüssigkeiten können eigene Störungen aufweisen, die diagnostiziert und korrigiert werden müssen.

In dieser ganzen Beschreibung können wir die Bemühungen intelligenter Köpfe erkennen, eine theoretische Erklärung für ihre sorgfältigen Beobachtungen gesunder und kranker Menschen zu entwickeln. Man ist versucht, Spekulationen darüber anzustellen, wie die Chinesen ihre speziellen Erklärungen für die Struktur und Funktion des Körpers gewannen. An dieser Stelle sollen drei Beispiele ausreichen:

1. In der TCM werden die inneren Organe in feste und hohle eingeteilt. Komischerweise werden Lunge und Herz als feste Organe betrachtet. Könnte es sein, dass Ärzte bei Leichenobduktionen durch das fest wirkende Erscheinungsbild dieser Organe fehlgeleitet wurden?
2. In der TCM wird das Herz als „Sitz des Geistes" *(shen)* betrachtet. Spiegelte dies die Beobachtung wider, dass das Herz rast, wenn wir aufgeregt oder ängstlich sind? Nahm man an, dass das Herz sowohl der Sitz des rasenden Pulses als auch der Aufregung sei?
3. In der TCM ist die Milz an der Absorption der Nahrung beteiligt: Nahrung gelangt in den Magen, und es musste eine Erklärung dafür gefunden werden, wie sie sich mit der Luft in der Lunge verbindet. Ging man davon aus, dass sie den offensichtlichen Weg nahm – durch die Milz und dann weiter durch das Zwerchfell? Natürlich müsste das Zwerchfell durchlöchert sein – genau so dachte man vor Harvey im Westen darüber.

Traditionelle Akupunkteure denken immer noch, dass die Milz eng mit dem Magen und der Verdauung verknüpft sei, was weit von der Wahrheit, wie wir sie kennen, entfernt ist. Wenn sie darauf angesprochen werden, erwidern sie, dass sie die Milz als „Funktion", nicht als physisches Organ auffassen: Die der Milz zugeschriebene Funktion ist der Transport von Nahrung und Flüssigkeiten. Dieser Gedanke, der dem modernen Geist merkwürdig erscheint, wird noch schwieriger, wenn die TCM behauptet, dass eine „Schwäche der Milz" periphere Ödeme verursacht und dass die Schwäche durch eindringende „Feuchtigkeit" entsteht (Maciocia 1989), beispielsweise durch Sitzen auf feuchtem Untergrund.

Qi

Qi (ausgesprochen wie „t" + „ch" wie in „ich") ist ein Begriff, der in der Akupunktur mit zwei unterschiedlichen Bedeutungen gebraucht wird:

- *Qi* hat die Bedeutung von Aktivität oder Aktionspotenzial. Es ist der Unterschied zwischen Leben und Tod, zwischen stillem und Sprudelwasser. Es ähnelt dem, was in der Physik unter kinetischer, potenzieller oder metabolischer Energie verstanden wird. Der Mensch werde mit einer Zuteilung von *qi* geboren, das er mit Nahrung und Luft wieder auffülle, sodass das *qi* im ganzen Körper als „Nahrung" und „Verteidigung" verteilt werden kann. Krankheiten entstehen, wenn das *qi* gestört ist. Dabei kann es sich um einen Überschuss, einen Mangel oder eine Blockade handeln. Dies erscheint als sinnvoller Versuch, das zu beschreiben, was wir kennen als (1) Versorgung des Gewebes mit Nährstoffen wie Sauerstoff und Glukose und (2) Gewebereparatur und verschiedene Immunfunktionen.
- *Qi* wird auch manchmal in der „energetischen Medizin" im abstrakten Sinn von Lebenskraft verwendet. Hierbei handelt es sich vermutlich um ein Missverständnis, das wir hier nicht weiter erörtern (Kendall 2002, Schnorrenberger 2003, Soulié de Morant 1957).

Yin/Yang-„Balance"

Ein weiteres grundlegendes Konzept in der TCM ist der Ausgleich von Gegensätzen, die durch *yin* und *yang* repräsentiert werden. Die ursprüngliche Bedeutung dieser Wörter ist die dunkle und helle Seite eines Hügels: *yin* ist dunkel, kalt und inaktiv, *yang* hingegen hell, heiß und aktiv. Über kranke Menschen denkt man, dass sie ein Ungleichgewicht zwischen *yin* und *yang* aufweisen, das durch die Therapie wieder ins Gleichgewicht gebracht werden soll.

Dieses Konzept ähnelt Claude Bernards *milieu internal,* d. h. dem, was wir unter Homöostase verstehen, auch wenn es natürlich um viele Jahrhunderte älter ist. Es ist leicht, in der Medizin Beispiele zu finden, wo in der Physiologie „Balance“ und in der Pathologie ein Verlust dieser Balance eine Rolle spielt, entweder als Ursache oder als Wirkung: Temperaturregulation, autonome Kontrolle des Blutflusses der Haut, gastrointestinale Motorik, Thyreotoxikose und Hypothyreose, hyper- und hypokorticosteroide Erkrankungen. Aber das heißt nicht, dass alle Erkrankungen als eine Störung der Balance aufgefasst werden können. Beispielsweise können Infektionskrankheiten, Krebsleiden, generative Erkrankungen und Frakturen nicht auf diese Weise erklärt werden.

Wir vermuten, dass eine ursprüngliche – und sehr vernünftige – Beobachtung als allgemeine Regel für alle Situationen angewendet wurde: Die *Yin/Yang*-Balance bildete sich als allgemeine Grundlage eines guten Gesundheitszustands heraus. Die Chinesen schienen eine besondere Begabung darin zu haben, aus präzisen Beobachtungen allgemeine Regeln abzuleiten. Dafür wird es noch weitere Beispiele geben.

Fünf Phasen (Elemente)

Das Konzept der fünf „Phasen“ ist sehr alt. Das Wort, das mit „Phasen“ übersetzt wird, hat keine genaue Entsprechung im Englischen [und auch nicht im Deutschen, Anm. d. Ü.] und wird oftmals mit „Elemente“ wiedergegeben, auch wenn es ausgefeilter ist als die vier Elemente in der griechischen oder mittelalterlichen europäischen Medizin: Erde, Luft, Feuer und Wasser (Maciocia 1989). Es hat nichts zu tun mit den „Elementen“ des Periodensystems. Das Konzept hinter den fünf Phasen ist komplex: Man glaubte, dass alles – ob physisches Objekt, Tier oder Mensch – in jedem Aspekt seiner Existenz fünf Phasen umfasse, nämlich Holz, Feuer, Erde, Metall und Wasser. Jede Phase hat entsprechende Merkmale in jedem Lebensaspekt, beispielsweise in Bezug auf den Typus des emotionalen Charakters, auf Farbe, Jahreszeit, Himmelsrichtung und Geschmacksrichtung. So entspricht Holz dem Zorn, der Farbe Grün, dem Frühling, dem Osten und dem sauren Geschmack. Darüber hinaus wird jede Phase auch mit einem Organpaar verknüpft. Holz ist beispielsweise mit Leber und Gallenblase verbunden. Demnach verursacht eine Störung in einer der Phasen eine Krankheit in diesen speziellen Organen und kann durch die Nadelung der Meridiane gleichen Namens beeinflusst werden.

Jede Phase dominiert nach einem festen Zyklus in einem bestimmten Tageszeitraum. Jede Phase beeinflusst die anderen Phasen, indem sie diejenige stimuliert, die direkt auf sie folgt, und diejenige hemmt, die wiederum auf diese folgt (➤ Abb. 11.1) (Lawson-Wood und Lawson-Wood 1973).

Da das Konzept der fünf Phasen kreisförmig ist und alles mit allem zusammenhängt, kann ein Therapeut immer behaupten, dass ein einzelner Defekt irgendwo im System alle nachfolgenden Defekte hervorgebracht habe. Alle Erkrankungen sind erklärbar als Ausweitungen eines zugrunde liegenden Ungleichgewichts. Dies vermittelt den Eindruck von Ganzheitlichkeit, ist aber nicht überzeugend.

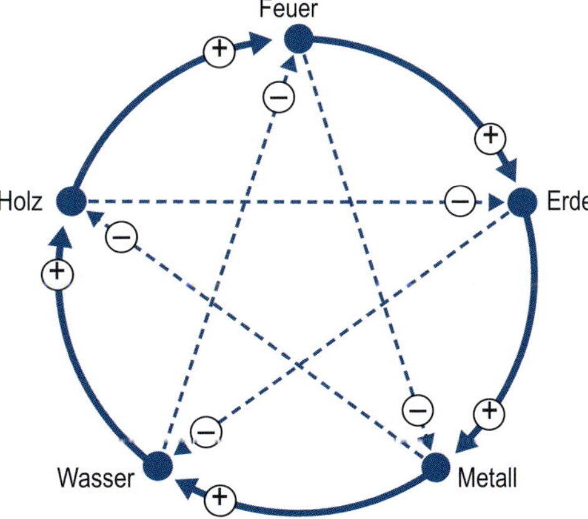

Abb. 11.1 Wechselbeziehungen des Fünf-Phasen-Zyklus: Demnach stimuliert jede Phase die nächste (z. B. stimuliert Wasser Holz) und hemmt die übernächste (z. B. hemmt Wasser Feuer).

Meridiane

Die Chinesen verwendeten das Wort *jing-luo,* um ein Geflecht von Gefäßen, Leitbahnen oder Meridianen zu beschreiben. Manche Experten behaupten, dass es sich hierbei um tastbare physische Strukturen handelt, fast sicher das, was wir heute als Blutgefäße, Nerven und Sehnen bezeichnen (Schnorrenberger 2003).

Als sich das Konzept von fixierten Akupunkturpunkten entwickelte, gab es anscheinend eine ganz eigene Vorstellung von Meridianen, die als Gedächtnisstütze zum Auffinden der Punkte benutzt wurden – so wie in der modernen Astronomie die Sternenkonstellationen dazu dienen, sich die Position der Sterne zu merken. Selbst wenn die Sterne selbst nicht miteinander zusammenhängen, kann man sich ihre Position daran merken, wo sie in Beziehung zu den anderen Sternen in Erscheinung treten.

Das Konzept der Meridiane wurde auf verschiedenartige Weise in der klinischen Praxis angewendet:

- Krankheiten „befallen" den Meridian, d. h., oberflächliche Symptome führen zu einer Schädigung des damit assoziierten Organs – es sei denn, sie werden durch Akupunktur zurückgedrängt.
- Die Nadelung der Meridiane verbessert den Zustand des assoziierten Organs.
- In der Fünf-Phasen-Theorie (s. o.) wird angenommen, dass jeder Meridian „Kontrollpunkte" besitzt, die direkt die Meridiane der anderen Phasen beeinflussen.
- Punkte am Ende eines Meridians werden genadelt, um eine schmerzhafte Krankheit an einer anderen Stelle auf dem Meridian zu behandeln.

Akupunkturpunkte

Die Vorstellungen über Akupunkturpunkte und mögliche Erklärungen für ihren Ursprung wurden bereits in ➢ Kap. 4 besprochen.

Punkte mit assoziierter Wirkung

Die Blasen-Meridiane (einer auf jeder Körperhälfte) verlaufen längs der Wirbelsäule und weiter an der Hinterseite der Beine hinunter. Da die Meridiane etwa 4 cm von der Mittellinie entfernt über die longitudinalen Muskeln verlaufen, zeigen sich klassische Punkte fast auf jeder spinalen segmentalen Ebene. Manchen von ihnen wurden Wirkungen auf ein oder mehrere Organe zugeschrieben. Interessanterweise wird das assoziierte Organ durch genau diese segmentale Ebene innerviert, wie in ➢ Kap. 4 im Zusammenhang mit Viszerotomen besprochen wurde und in ➢ Abb. 11.2 zu sehen ist. Dies deutet darauf hin, dass die chinesische Sichtweise von Akupunktur tatsächlich biomedizinische Konzepte anerkennt.

Diagnose in der traditionellen Chinesischen Medizin

Zungendiagnose

TCM-Therapeuten inspizieren die Zunge sorgfältig hinsichtlich ihrer Färbung und Textur, indem sie die Zungenränder und den Zungenkörper betrachten. Sie verwenden Informationen über die Zunge, um eine Diagnose zu stellen. Einige klinische Bilder wie etwa schwere Eisenmangelanämie, akute Streptokokken-Infektion oder eine lokale Candida-Infektion lassen tatsächlich deutliche, ja sogar überdeutliche Veränderungen im Aussehen der Zunge erkennen. Es erscheint möglich, dass diese bekannten Assoziationen, die nur wenige Spezialfälle betreffen, zu einer allgemeinen Regel ausgeweitet wurden – nämlich dass die Zunge immer Informationen für die Diagnosestellung bereithält.

Pulsdiagnose

TCA-Therapeuten befassen sich oftmals sehr ausführlich mit dem Puls und behaupten, sie könnten daraus viel mehr Informationen ziehen als westliche Ärzte. Manche sagen, der Puls liefere Informationen über den Zustand der Meridiane (z. B. Leber-Schwäche); andere verwenden eine allgemeine Beschreibung („schlüpfriger" Puls). Es wird häufig beobachtet, dass mache Erkrankungen tatsächlich sehr typische Anomalien bezüglich

Stärke, Rhythmus oder Charakter des Pulses hervorrufen: Beispiele hierfür sind der Wasserhammerpuls bei Aortenklappeninsuffizienz oder der Fadenpuls bei Schock. Auch hier scheint die Untersuchung des Pulses wieder zu etwas Zentralem für die Diagnosestellung bei jeder Erkrankung erhoben worden zu sein.

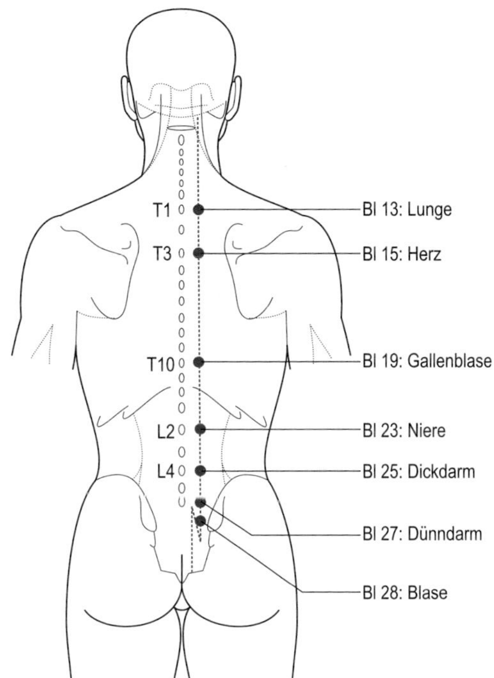

Abb. 11.2 „Punkte mit assoziierter Wirkung" in der traditionellen Chinesischen Akupunktur, die ein biomedizinisches Verständnis der segmentalen Innervation der Viszera erkennen lassen.

Das Wesen der Diagnose in der traditionellen Chinesischen Medizin

Die TCM hat die bemerkenswerte Fähigkeit, einander offensichtlich widersprechende Gedanken koexistieren zu lassen. Manche Autoren behaupten, dass Krankheiten nicht „verursacht" werden, sondern ein essenzieller und unausweichlicher Bestandteil im Muster eines Individuums sind (Kaptchuk 1983), während andere die Krankheitsursachen genauso erörtern, wie es in der westlichen Medizin der Fall ist. Akupunkteure verwenden häufig Begriffe wie äußere pathogene Faktoren oder innere emotionale Einflüsse, etwa übermäßige Sorgen, oder auch Verhaltensweisen wie eine unausgewogene Ernährung oder übermäßige sexuelle Aktivität als Ursachen einer Erkrankung. Manche Therapeuten arbeiten mit dem Konzept der fünf Phasen, wohingegen andere das moderne TCM-Konzept der „Syndrome" (d. h. ein relativ konstantes Symptom-Muster und ein Rezept für die Behandlung) verwenden. Beispielsweise kann ein plötzlich auftretender steifer, schmerzender Nacken durch pathogenen „Wind" bedingt sein (Maciocia 1989). Dies wird zusammengefasst als Theorie der „Wurzel- und Zweig"-Behandlung. Die Wurzel-Behandlung soll das grundlegende „Ungleichgewicht" therapieren, während die Zweig-Behandlung sich nur mit den Symptomen befasst.

In ➤ Tab. 11.1 findet sich eine Liste von einigen diagnostischen Herangehensweisen, die einzeln oder in Kombination verwendet werden können, um die Symptome, die ein Patient jeweils aufweist, zu erklären.

Die Diagnosemethoden der TCM müssen noch auf ihre Reliabilität (Zuverlässigkeit) untersucht werden, d. h. darauf, ob verschiedene Therapeuten, die sie an bestimmten Patienten anwenden, dieselbe Diagnose stellen. Wenn es eine gewisse Einigkeit gäbe, wären wir nicht überrascht, da es sich ja immerhin um systematische Methoden zur Klassifikation von Symptomen und Zeichen handelt. Beispielsweise konnten TCA-Diagnosen, die bei Frauen mit „idiopathischer" Infertilität (d. h. ohne erkennbare Ursache in der westlichen Medizin) gestellt wurden, mit einer gewissen Reliabilität von Fällen mit anderen Ursachen abgegrenzt werden (Coyle und Smith 2005). Daraus folgt aber nicht, dass die TCA-Diagnose in dem Sinne „reliabel" ist, dass dadurch gesichert wird, dass eine Milz-Schwäche eine sinnvolle Diagnose bei vaginalem Ausfluss darstellt.

Wir akzeptieren, dass eine TCM-Diagnose möglicherweise in der Lage ist, feinere Unterscheidungen zwischen Patiententypen zu machen als die diagnostischen Methoden der westlichen Medizin. Beispielsweise sprechen westliche Ärzte zwar von verschiedenen „Typen" von Patienten, haben aber keine Terminologie oder System, um diese Typen zu kodifizieren. Dies ist ein Aspekt der TCM, dessen nähere Erforschung sich lohnen könnte.

Tab. 11.1 Beispiele für traditionelle Diagnosemethoden

Diagnosemethode	Erläuterung und/oder Beispiel
Fünf Phasen	Ungleichgewicht eines (oder mehrerer) Elemente (z.B. Schwindelgefühl und Kopfschmerzen aufgrund einer Schwäche des Holzes)
Organ-Syndrom	Symptome aufgrund einer gestörten Organfunktion, wie etwa Mattigkeit und weiche Stühle aufgrund von Milz-Schwäche
Störungen von *qi*, Blut oder Körperflüssigkeiten	Das, was man als innere Medizin bezeichnen könnte (z.B. Übelkeit und Erbrechen aufgrund von „rebellierendem *qi*")
Acht Prinzipien	Diagnose anhand des Innen/Außen-, Hitze/Kälte-, Fülle/Leere- und *Yin/Yang*-Charakters einer Krankheit (z B. Gesichtsblässe, Müdigkeit und Appetitmangel aufgrund von leerem *qi*)
Meridiane und Kollaterale	Symptome werden durch den Verlauf eines Meridians erklärt (z.B. deuten die Symptome von vaginalem Ausfluss, Kältegefühl im Meridianverlauf und Beinschmerzen auf eine Störung im Milz-Meridian hin)
Pathogene Faktoren aufgrund des Klimas	Kälteabneigung, Niesen und laufende Nase aufgrund eines Wind-Befalls

Traditionelle chinesische Therapie

Punktauswahl

In der klassischen TCM wählt der Akupunkteur Punkte nach ihren Wirkungen aus, wobei diese Punkte genau zu der Diagnose des individuellen Patienten passen. Hier drei Beispiele aus einem Standardlehrbuch (Maciocia 1989):

- Bl 62 (genau unterhalb des äußeren Knöchels) „unterstützt die Augen, entspannt die Sehnen, klärt den Geist und beseitigt inneren Wind".
- Mi 10 (genau oberhalb des Knies) „kühlt das Blut und reguliert die Menstruation".
- Di 11 (laterale Ellenbogenkante) „treibt äußeren Wind aus, klärt Hitze, beseitigt Feuchtigkeit und unterstützt Sehnen und Knochen".

Man kann nur mutmaßen, wie diese speziellen Wirkungen den individuellen Punkten zugeordnet wurden. Vermutlich folgte dies aus der Beobachtung der generellen Effekte, die wir in ➢ Kap. 5 besprochen haben, und einer gewissen kreativen Deutung.

Das Zurückgreifen auf dieses Grundprinzip zur Auswahl von Punkten für die Nadelung ist aus unserer Sicht ein zentrales und signifikantes Problem bei der Anwendung der TCM. Dies ist ein grundlegend wichtiges Prinzip der TCM, das dringend auf irgendeinen stützenden Beweis wartet.

Nadelmanipulation

Im Einklang mit der Vorstellung, dass der Fluss von *qi* im Meridian beeinflusst wird, wenden manche Therapeuten bestimmte Techniken der Nadelmanipulation an, etwa die Rotation im oder gegen den Uhrzeigersinn und starke oder sanfte Manipulation. Dies soll das *qi* verstärken („tonisieren") oder vermindern („sedieren"). Während die Geschwindigkeit der Rotation die Nervenendigungen auf unterschiedliche Weise stimulieren könnte, ist es schwer vorstellbar, dass gegensätzliche Rotationsrichtungen unterschiedliche Effekte haben. Nach der Entfernung der Nadel legen manche Akupunkteure ihren Finger auf das Loch, um „zu verhindern, dass das *qi* entkommt".

Anspruch auf Ganzheitlichkeit

Traditionelle Akupunkteure behaupten im Allgemeinen, dass sie „ganzheitlich" praktizieren, weil ihre Diagnose eine Vielzahl von Faktoren beim Patienten berücksichtigt, etwa seine Nahrungsvorlieben, die Häufigkeit des Geschlechtsverkehrs und den Einfluss des Wetters auf die Symptome. Aber ganzheitliche Medizin ist tatsächlich eine Funktion des Gesamtkonzepts des Therapeuten und nicht irgendeines Medizinsystems. In einer TCA-Diagnose gibt es nichts, was an sich ganzheitlicher wäre als in einer umfassenden Beurteilung in der westlichen Medizin. Tatsächlich mag eine qualitativ hochwertige Beurteilung in der westlichen Medizin wohl noch ganzheitlicher sein, indem sie stärker die psychischen und sozialen Faktoren in einem Fall berücksichtigt, was in der TCA kaum eine Rolle spielt. Kein Medizinsystem kann ein Monopol auf Ganzheitlichkeit für sich behaupten.

Traditionelle Chinesische und medizinische Akupunktur

Die traditionellen Theorien der Akupunktur wurden im Westen durch verschiedene Autoren in Großbritannien (Baldry 1993, Campbell 2001, Filshie und White 1998, Mann 1992) und in den USA (Ulett 1992) in Frage gestellt. Wir beschränken uns auf einige allgemeine Beobachtungen und einige eher spekulative Kommentare.

Trotz vieler Forschungsvorhaben, die die **Meridiane** oder Leitbahnen zu erklären versuchen – als Nerven, elektrische Bahnen, Schallleitungen, Bahnen in der Kollagenmatrix –, gibt es keinen Beleg, der ihre Existenz als physische Strukturen beweist. Viel besser kann man sie als Art und Weise erklären, gängige klinische Beobachtungen zu verstehen, etwa Schmerzen aufgrund einer eingeklemmten Nervenwurzel wie Ischialgie, Druck auf andere Nerven wie den N. occipitalis major, Übertragungsschmerz von Triggerpunkten oder die geröteten Linien einer aufsteigenden Lymphangitis sowie die Ausbreitung der Nadelempfindung, die vermutlich durch Rückenmarksverzahnungen bedingt ist. Symptom-Muster in einer Körperregion haben womöglich zu dem Gedanken geführt, dass Meridiane den ganzen Körper durchziehen, um ein vollständiges und kohärentes Muster zu erhalten.

Viele Konzepte der klassischen Akupunktur kann man leicht als Mittel verstehen, alltägliche Beobachtungen in anderer Terminologie zu deuten. Beispielsweise heißt es, dass Krankheiten zuerst die Oberfläche befallen und dann, wenn sie nicht unter Kontrolle gebracht werden, in die inneren Organe eindringen. Dies könnte einfach Beobachtungen widerspiegeln wie etwa folgende:

- Eine Erkältung beginnt in Nase und Hals; sie kann zu einer Pneumonie in der Lunge führen.
- Mit zunehmendem Alter stellen sich öfter muskuloskelettale Erkrankungen ein; ernste innere Krankheiten folgen später – etwa Herzinfarkt, Tuberkulose oder Krebsleiden.

Ebenso werden Rückenschmerzen häufig einer „*Qi*-Stagnation in den Nieren" zugeschrieben. Eine *Qi*-Stagnation ist vermutlich das, was wir als Muskelkrämpfe bezeichnen würden, und bei Patienten mit Rückenschmerzen treten Krämpfe häufig dort auf, wo die Nieren lokalisiert sind. Diese Diagnose einer Stagnation ist wohl kaum mehr als eine Beschreibung dessen, was beobachtet wird, und kein Hinweis auf eine Nierenerkrankung. Diese Konzepte dienen dazu, die Überzeugungen klassischer TCM-Akupunkteure zu untermauern, können aber nicht als Argument zugunsten der klassischen Akupunktur verwendet werden, wenn es völlig rationale Erklärungen dafür gibt.

Einige allgemeinere Kommentare über die klassische (chinesische) Deutung der Akupunktur können an dieser Stelle ergänzt werden. Ein Problem bei der Akupunktur ist, dass immer noch so viele unterschiedliche Diagnoseformen verwendet werden, obwohl die Weltsicht, auf der sie beruhen, bereits vor langer Zeit verworfen wurde. Verschiedene Schulen der TCA unterscheiden sich offenbar hinsichtlich ihrer Therapieansätze, aber vermutlich erzielen alle ganz ähnliche Ergebnisse in der klinischen Praxis. Angesichts dessen, was wir über die verbreiteten Effekte bei der Stimulation des Körpers mit einer Nadel irgendwo innerhalb eines recht großen Areals wissen, scheint die einzig rationale Schlussfolgerung die zu sein, dass die eigentliche traditionelle Diagnose vermutlich nicht so wichtig ist, die Stimulation des Patienten mit einer Nadel hingegen schon.

Aus westlichem, wissenschaftlichem Blickwinkel heraus betrachtet scheint die Akupunktur eine relativ unkomplizierte Therapie zu sein, wenn man unser Wissen über die Struktur und Funktion des Körpers mit einbezieht. Es erscheint unnötig, sie mit ausgefeilten Theorien komplizierter zu machen. Die westliche Herangehensweise an Akupunktur wird oftmals als eine auf die Therapie von Symptomen beschränkte Vereinfachung der ursprünglichen Therapie abgetan. Im Gegensatz dazu erhebt die klassische Akupunktur den Anspruch, ‚grundlegende Ungleichgewichte zu korrigieren" (➤ Tab. 11.2). Wir sind auf keinen Beleg gestoßen, der uns überzeugt hätte, dass diese „Korrektur grundlegender Ungleichgewichte" mehr ist als eine Kombination generalisierter positiver Effekte auf Gehirnzentren (➤ Kap. 6), in Kombination mit der Erfolgserwartung des Patienten. Viele altertümliche Beschreibungen der Akupunktur betrachten sie tatsächlich als Therapie von Symptomen, nicht der Wurzel-Ursache (Birch und Kaptchuk 1999). Selbst im *Klassiker des Gelben Kaisers der Inneren Medizin* heißt es, dass Akupunktur eigentlich nur für oberflächliche Symptome geeignet ist und dass innere Krankheiten mit Kräutern behandelt werden müssen. Die Art und Weise, wie wir Akupunktur anwenden, steht womöglich mehr im Einklang mit der Tradition des Altertums als der TCM-Ansatz!

Schließlich ist noch die Art und Weise zu bedenken, wie das Verständnis einer Therapie mit der Zeit wächst. Die traditionelle Akupunktur entwickelte sich durch die unangefochtenen Meinungen von Experten. Es wurde angenommen, dass diese Experten ihr genaues Wissen und tiefes Verständnis aus lebenslangen selbstkritischen Beobachtungen und Experimenten gewonnen haben. Diese Annahme ist vermutlich falsch, da gemäß unserem heutigen Verständnis von „klinischen Eindrücken" gegenüber „evidenzbasierter Medizin" die sogenannten „Medizinexperten" oftmals falsch lagen.

Wir ziehen es vor, so gut zu verstehen, wie wir es heute vermögen, aber bereit zu sein, unsere Gedanken zu verwerfen, wenn neue Belege auftauchen.

Tab. 11.2 Zusammenfassung der wichtigsten Unterschiede zwischen medizinischer Akupunktur und traditioneller Chinesischer Akupunktur

Traditionelle Chinesische Akupunktur	Medizinische Akupunktur
Theorie	
Wirkt auf das *qi*	Wirkt auf Nerven und Muskeln
Korrigiert grundlegende Ungleichgewichte	Kann nicht die zugrunde liegende Krankheitsursache behandeln
„Meridiane" sind von grundlegender Bedeutung, und ihre Namen bedeuten etwas	Meridiannamen sind lediglich nützliche Etiketten
Hohe Wertschätzung der gesammelten klinischen Traditionen	Hohe Wertschätzung für empirische Evidenz
Integriert neues Wissen in altes	Selbst-korrigierend, Ideen werden verworfen, wenn sie obsolet werden
Indikationen	
Bei allen Erkrankungen wirksam	Nur bei bestimmten Typen von Erkrankungen wirksam
Praxis	
Traditionelle chinesische Diagnose	Konventionelle westliche Diagnose
Punkte weisen eine präzise Lokalisation auf	Punkte sind allgemeine Hinweise auf Stellen, die zur Stimulation geeignet sind
Individualisierte Therapie, Schwerpunkt auf der Lokalisation	Individualisierte Therapie, Schwerpunkt meist auf der Punktstimulation

Zusammenfassung

Akupunktur ist seit über 2000 Jahren in China belegt, aber eine ähnliche Praxis scheint in Europa schon vor über ca. 5000 Jahren existiert zu haben. Die chinesische traditionelle Praxis variierte je nach geografischer Lage und Zeit und entwickelte sich über viele Jahrhunderte, in der sich viele Weltansichten veränderten. Die Konzepte aus jeder Epoche wurden jedoch beibehalten. In China wurde die Akupunktur ab dem 17. Jahrhundert schrittweise zugunsten der westlichen Medizin verworfen, aber das Interesse flammte ab den 1950er Jahren wieder auf.

Zu den traditionellen Konzepten zählen *qi*, *yin* und *yang*, die fünf Phasen (Elemente) und die Meridiane. Für die damalige Zeit war das traditionelle chinesische Wissen über Strukturen und Funktionen beeindruckend, hat sich aber im Licht der wissenschaftlichen Entdeckungen nicht verändert und erscheint deshalb veraltet und fehlerhaft. Die Diagnose in der traditionellen Chinesischen Akupunktur verwendet mehrere Modelle gleichzeitig, die Therapie beruht auf der Aktivierung der spezifischen Eigenschaften, die Punkte angeblich aufweisen. Ein rationaler Ansatz, der auf wissenschaftlich erlangtem Wissen beruht, kann viele Konzepte der TCM erklären.

WEITERFÜHRENDE LITERATUR

Kendall D E. Dao of Chinese Medicine: Understanding an Ancient Healing Art Oxford, New York, 2002. *Dieses Buch erhebt den Anspruch, die Wahrheit (Dao) über die traditionelle Chinesische Medizin aufzuzeigen, indem die chinesischen Erklärungen im Licht nachfolgender biomedizinischer Entdeckungen neuinterpretiert werden. Ein anregendes und sachkundiges Buch, auch wenn manche es für nicht überzeugend halten. Es sei all denjenigen zur Lektüre empfohlen, die sich näher mit diesem Gebiet befassen möchten.*

Lu G D, Needham J. Celestial Lancets: A History and Rationale of Acupuncture und Moxa. London: Routledge Curzon, 2002. *Dieses Werk ist Teil eines größeren Projekts von enormer Spannbreite und Gelehrsamkeit, das als „Wissenschaft und Zivilisation" in China bezeichnet wird und dem die Autoren ihr Leben am Needham-Institut in Cambridge verschrieben haben. Es ist eine essenzielle und leicht zugängliche Lektüre für alle, die ein ernsthaftes Interesse an der Chinesischen Medizin haben. Die ursprüngliche Ausgabe von 1980 wurde mit einer Einführung von Vivienne Lo neu veröffentlicht, in der die Forschung seit 1980 besprochen wird, darunter auch Werke, die seit den 1970er Jahren entdeckt wurden, und Ansätze vorgeschlagen werden, inwieweit die ursprünglichen Deutungen möglicherweise modifiziert werden müssen. Beispielsweise wurde die Nadelung des Körpers ursprünglich mit dem Öffnen von Abszessen verknüpft. Der Gedanke, dass scharfe Steine die Vorläufer für die Akupunktur mit Nadeln waren, wird als wenig überzeugend dargestellt, und die theoretischen Grundlagen von Akupunktur und Moxibustion konnten nicht vor dem 1. Jahrhundert v. Chr. zutage getreten sein. Aber das ursprüngliche Werk kann, wie Lo selbst kommentiert, „wohl kaum übertroffen werden".*

Schnorrenberger C. Chen-Chiu, the Original Acupuncture: A New Healing Paradigm. Somerville, Massachusetts: Wisdom Publications, 2003. *Der Autor ist ein deutscher Arzt, der sich seit den 1970er Jahren mit Chinesischer Medizin befasst und eine Anzahl von Werken in deutscher und englischer Sprache veröffentlicht hat. Dieses Buch ist eine Zusammenfassung seiner Sichtweise der Chinesischen Medizin, besonders seiner Überzeugung, wie sich die ursprünglichen Konzepte der Chinesischen Medizin bei ihrer Übertragung auf die westlichen Kulturen signifikant verändert haben. Auch wenn manche Experten einige Schlussfolgerungen dieses Autors anfechten mögen, gibt das Buch dennoch einen nützlichen Einblick in die Chinesische Medizin.*

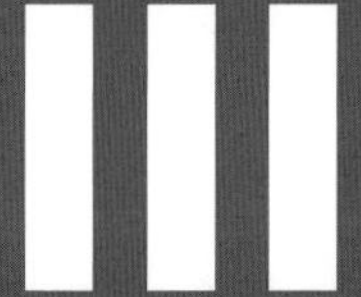

Die Evidenzbasis

KAPITEL

12 Klinische Studien über die Wirksamkeit der Akupunktur

Einführung

Akupunkteure müssen nachweisen, dass Akupunktur wirksam, sicher und kostengünstig ist, bevor sie formell in die Strategie eines nationalen Gesundheitswesens aufgenommen werden kann. Dies bedeutet nicht, dass das Akupunkturangebot verboten werden sollte, bis die Beweislage komplett und überwältigend ist – dadurch würde man das Risiko eingehen, Patienten eine potenziell sehr nützliche Therapie vorzuenthalten. Die einzelnen Gesundheitstherapeuten treffen ihre Entscheidung, ob sie Akupunktur verwenden oder Patienten zur Akupunkturtherapie überweisen, auf der Grundlage einer anderen Beweislage: den Wünschen des Patienten, Einzelberichten über die Erfolge eines ortsansässigen Therapeuten, veröffentlichten Fallserien und den Ansichten ihrer Kollegen und Meinungsführer. Wir befinden uns gegenwärtig in einer Art Zwischenstadium: Es gibt genügend Belege dafür, dass Akupunktur wahrscheinlich bei Patienten mit einem bestimmten Problem von größerem Nutzen ist als andere Therapien, aber noch nicht ausreichend Belege, um Entscheidungsträger davon zu überzeugen, sie zur Verfügung zu stellen.

Rigorose Forschung über Akupunktur durchzuführen, ist kein einfaches Unterfangen. Akupunktur ist eine komplexe Intervention. Wenn wir über Wege nachdenken, sie zu erforschen, müssen wir eher Methoden in Erwägung ziehen, die für Studien zu chirurgischen Interventionen oder physikalischer Therapie verwendet werden, nicht die Methoden, die bei Medikamentenstudien zum Einsatz kommen. Besonders die Verblindung von Therapeut und Patienten stellt ein Problem dar. In diesem Kapitel geben wir eine kurze Einführung in einige Probleme der Akupunkturforschung und die Methoden, wie man die Ergebnisse von Studien mit verschiedenen Kontrollgruppen interpretiert, bevor wir die Forschungsergebnisse für verschiedene Krankheiten zusammenfassen.

Verblindung der Teilnehmer bei Akupunkturstudien

Probleme mit „Placebo"-Akupunktur

Der Goldstandard-Test für eine Therapie besteht darin, sie mit einem Placebo zu vergleichen. Hierfür gibt es zwei Gründe:

1. Um zu zeigen, dass die Therapie einen **spezifischen** Effekt hat (d. h. einen Effekt, der „über ein Placebo hinausgeht“). Nur wenn gezeigt werden kann, dass die Therapie besser ist als das Placebo, kann man überzeugend argumentieren, dass dieser Effekt nicht nur durch die Erwartungshaltung oder die therapeutische Beziehung bedingt ist.
2. Um eine Verblindung oder „Maskierung“ der Patienten zu ermöglichen, damit sie nicht voreingenommen sind, wenn sie gebeten werden, die Therapiewirkungen zu beurteilen. Es ist auch akzeptabel, stattdessen einen verblindeten Beobachter zu nehmen, um Verzerrungen zu vermeiden. Aber dies ist nicht immer möglich; bei Schmerzen muss man sich zum Beispiel auf den Bericht des Patienten verlassen.

Ein Placebo muss von der echten Therapie ununterscheidbar sein, aber gleichzeitig auch inaktiv. Leider gibt es kein Placebo für eine Akupunkturnadel; alles, was sich wie eine Nadel anfühlt, hat zwangsläufig eine physiologische Wirkung. Seit vielen Jahren haben Forscher bei der Suche nach inaktiven Kontrollen großen Erfindungsgeist bewiesen (➤ Farbtafel 8 im Anhang), aber mittlerweile ist klar, dass jeder Reiz auf der Haut, selbst Druck oder Streichen mit dem stumpfen Ende einer Nadel, tiefgreifende Effekte auf das limbische System haben kann, wenn er in einem therapeutischen Kontext angewendet wird – d. h. unter Vortäuschung einer tatsächlichen Behandlung (Lundeberg et al. 2009, Pariente et al. 2005). Eine spitze, penetrierende Nadel hat einen stärkeren Effekt als der stumpfe Druck auf die Haut, aber die Tatsache bleibt, dass der stumpfe Druck über die weitgestreute Aktivierung des limbischen Systems eigene therapeutische Wirkungen aufweist. Eine stumpfe Nadel ist also kein inaktives Placebo.

Streichen oder Drücken auf die Haut hat einen Effekt auf das limbische System, wenn dies als „Therapie" verabreicht wird.

Dies stellt ein Problem dar, denn die Wirkung der stumpfen Nadel ist fast so stark wie die einer echten Nadel (➤ Abb. 12.1). Der Unterschied zwischen den Wirkungen von spitzen (penetrierenden) und stumpfen (nicht-penetrierenden) Nadeln ist oftmals viel kleiner als der Unterschied zwischen Medikament und Placebo-Medikament, auch wenn sich ein messbarer Unterschied herauszubilden scheint (Vickers et al. 2012, 2017). Deshalb sind zu klein angelegte oder nicht sehr sorgfältig konzipierte Akupunkturstudien nicht in der Lage, diesen geringen Unterschied aufzuzeigen. Dies nennt man „Typ 2-Fehler“ – die Unfähigkeit, aufgrund einer unangemessenen statistischen Aussagekraft einen Effekt zu zeigen, der aber tatsächlich existiert.

Um den Leser nicht zu verwirren, wiederholen wir an dieser Stelle, dass Akupunktur häufig viel wirksamer ist als andere Therapien oder gar keine. Es ist der Vergleich mit stumpfen Nadeln, der problematisch ist.

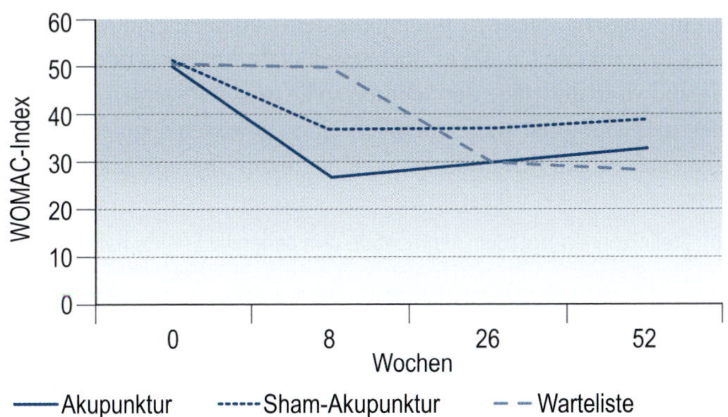

Abb. 12.1 Ergebnisse einer dreiarmigen Studie, die die Reaktion von Patienten in den einzelnen Studienarmen zeigt, gemessen in unterschiedlichen Zeitabständen nach Beginn der Studie; die Wartelisten-Gruppe erhielt nach acht Wochen Akupunktur. Die Wirkung der Akupunktur ist etwas stärker als die des Placebos, der Unterschied ist statistisch signifikant; beide sind viel wirkungsvoller als die Warteliste. Daten entnommen aus einer randomisierten, kontrollierten Studie zu Akupunktur bei Kniegelenksarthrose. (aus: Witt C, Brinkhaus B, Jena S et al. Acupuncture in patients with osteoarthritis of the knee. Lancet, 2005;366: 136–143)

„Sham"-Akupunktur

Da es keine richtig inaktive „Placebo"-Kontrolle bei Akupunktur gibt, sollten wir stattdessen den Begriff „Sham" für jedes Kontrollverfahren verwenden, das darauf abzielt, die Patienten im Glauben zu lassen, dass sie eine Therapie erhalten. „Sham" wird auch für andere physikalische Interventionen, etwa chirurgische Eingriffe und Manipulationen, verwendet. Der Begriff „Sham" soll daran erinnern, dass die Kontrollpersonen eine Intervention erhalten, die oftmals gewisse neurophysiologische Effekte aufweist.

Eine „placebokontrollierte" Doppelblindstudie zu Akupunktur ist technisch unmöglich.

Es gibt zwei Arten von Sham-Akupunktur: nicht-penetrierende und penetrierende.

Nicht-penetrierende Sham-Kontrollen

Dem Erfindungsreichtum in der Forschung bei dem Versuch, eine Kontrolle zu erreichen, bei der die Haut nicht penetriert wird, ist fast keine Grenze gesetzt. Es wurde versucht, die Haut mit dem Führungsröhrchen, einem Cocktailspieß oder sogar mit einem spitzen Fingernagel zu beklopfen. Andere haben einen speziellen Plastikstöpsel am Ende des Führungsröhrchens aufgesetzt, sodass die Nadel in den Stöpsel getrieben wird und nicht in die Haut eindringt. In jüngerer Zeit haben Streitberger und Kollegen (Park et al. 1999, Streitberger und Kleinhenz 1998) eine stumpfe Nadel mit einem losen Griff eingeführt, der über den Schaft gleitet (so ähnlich wie ein Theaterdolch). Selbst diese Vorrichtungen weisen Probleme auf: Sie stimulieren die Haut manchmal recht stark, sind schwer zu verbergen und stören das normale Nadelungsverfahren.

Penetrierende Sham-Kontrollen

In vielen klinischen Studien wurden in der Kontrollgruppe echte Akupunkturnadeln verwendet, aber in einer vorgeblich inkorrekten Weise. Die Methode, wie die Nadel „inkorrekt" verwendet wird, legt die eigentliche Forschungsfrage fest. Die Nadel kann folgendermaßen gesetzt werden:

- An der falschen Stelle – dadurch wird der Effekt getestet, wenn eine Nadel an der korrekten Stelle gesetzt wird.
- An der richtigen Stelle, aber nur oberflächlich und ohne Stimulation („Minimal-Akupunktur") – dadurch wird der Effekt einer tiefen Nadeleinführung und ggf. der Nervenstimulation getestet.
- Sowohl an der falschen Stelle als auch oberflächlich – dadurch werden die Wirkungen von korrekter Stelle und Stimulation getestet.

Es ist jedoch schwierig, eine „falsche" Stelle zu finden, die dem Patienten glaubwürdig erscheint, aber nicht die geringste Wirkung auf die Erkrankung hat, sei es über segmentale Analgesie oder generelle Regulation. Patienten erwarten, dass sie irgendwo in der Nähe der Schmerzstelle genadelt werden, aber selbst eine oberflächliche Nadelung in der Schmerzumgebung hat wahrscheinlich einen gewissen segmentalen Effekt. Der Unterschied zwischen den Wirkungen einer echten Behandlung und einer Sham-Therapie könnte in der Tat sehr gering sein.

Nadeln an der „falschen" Stelle können trotzdem segmentale und generelle Effekte haben.

Für Therapeuten ist es nicht so leicht, eine Sham-Therapie zu verabreichen, nachdem sie seit dem Erlernen der Akupunktur Gewohnheiten entwickelt haben, die Nadeln manuell zu stimulieren. In einer multizentrischen Studie mit vielen Therapeuten könnte man erwarten, dass Sham-Therapien tatsächlich stark aktiv sind.

Technisch ist es leicht, effektive Akupunktur anzuwenden, aber schwer, eine ineffektive Sham-Akupunktur zu verabreichen.

Überprüfung des Erfolgs von Patienten-Verblindung

Die Verblindung sollte am Ende der Studie verifiziert werden, um sicherzugehen, dass die Kontrollpatienten nicht bemerkt haben, dass sie keine aktive Therapie erhalten haben. Dies ist eine häufig geäußerte Kritik an Akupunkturstudien und wiederum eine weitere Schwierigkeit bei der Konzeption randomisierter kontrollierter Studien mit Sham-Akupunktur.

Die beste Methode, um die Verblindung zu überprüfen, besteht darin, die Patienten um eine Beurteilung zu bitten, ob sie eine echte Therapie oder Sham-Akupunktur erhalten haben. Dies kann jedoch die Wirksamkeit der Therapie beeinträchtigen, da die Aufmerksamkeit des Patienten künstlich auf die Therapie gelenkt wird. Auch der Zeitpunkt der Befragung ist schwierig: Wenn man zu früh fragt, war noch keine Zeit, dass die Therapie wirken konnte. Fragt man zu spät, ist die Antwort durch die Therapiereaktion beeinflusst. In einer Studie, in der Akupunktur effektiv ist, werden die Patienten sagen, dass sie eine aktive Therapie erhalten haben, und die Studie wird kritisiert, dass sie die Verblindung nicht gewährleisten konnte!

Eine Verifizierung der Patienten-Verblindung ohne Beeinträchtigung der Therapie ist schwierig.

Eine andere Lösung, um zu beurteilen, wie glaubwürdig die Therapie war, sind indirekte Fragen: „Würden Sie diese Therapie einem Freund empfehlen?“ oder „Erwarten Sie, dass Ihnen diese Therapie auch bei einer anderen Krankheit hilft?“ Die Glaubwürdigkeit der echten und der Sham-Therapie kann dann miteinander verglichen werden.

Verblindung des Therapeuten

Idealerweise sollte bei einer randomisierten kontrollierten Studie der Akupunkteur im Hinblick darauf, ob die Therapie echt oder Sham ist, verblindet (maskiert) werden. Das ist schwierig, aber nicht unmöglich. In der Forschung wurde dies auf drei Wegen versucht:

- Ein Anfänger wurde eigens ausgebildet, um zwei Therapien zu verabreichen, ohne dass ihm gesagt wurde, welche aktiv und welche Sham war (Lagrue et al. 1977). Mangel an Können und Erfahrung könnte aber die Qualität der Therapie schmälern.
- Ein Akupunkteur untersuchte die Patienten und konzipierte zwei Therapien für jeden Patienten, wovon aber nur eine korrekt war (Allen et al. 1998). Ein zweiter Therapeut verabreichte nach dem Prinzip der Randomisierung die eine oder andere Therapie. In der Praxis könnte es aber sein, dass der behandelnde Therapeut nicht verblindet ist.
- Es wurde ein Paar Spezialnadeln in Röhrchen entwickelt, von denen eine Nadel ein Stück Watte penetrierte, aber nicht die Haut (Takakura et al. 2011). Die technischen Besonderheiten können aber die normale Praxis behindern.

Vorerst müssen wir akzeptieren, dass Akupunkteure, wie Chirurgen, in klinischen Studien nicht so leicht verblindet werden können. Aber Teilnehmer sollten verblindet werden, wann immer dies möglich ist. Zusätzlich sollten auch die Auswerter (und idealerweise auch die Personen, die die Dateneinträge und -analysen vornehmen) verblindet werden.

Weitere Probleme in der Akupunkturforschung

Für klinische Studien geeignete Erkrankungen

Akupunktur wird am häufigsten bei muskuloskelettalen Erkrankungen eingesetzt. Hierfür ist sie anscheinend besonders effektiv innerhalb eines Zeitraums von 6 bis 12 Wochen nach Krankheitsbeginn (d. h. bevor die Erkrankungen chronisch werden). Aber es ist schwierig, Patienten in diesem Zwischenstadium zu rekrutieren, die sich noch in der Primärversorgung befinden – ihre Zahl ist gering. Die Rekrutierung in der Sekundärversorgung birgt das Risiko, dass man nur chronische, weniger auf die Therapie ansprechende Erkrankungen behandelt. Die Ergebnisse solcher Studien sollten nicht als Grundlage für Pauschalaussagen wie „Akupunktur wirkt nicht“ verwendet werden.

Erkrankungen, die am besten auf Akupunktur ansprechen, sind oftmals schwierig zu erforschen.

Akupunkturforschung könnte sich am gewinnbringendsten auf muskuloskelettale Schädigungen konzentrieren, besonders in einem Stadium unmittelbar nach dem Zeitpunkt, ab dem man hätte eine Heilung erwarten können. Settings im Rahmen physikalischer Therapien erscheinen ideal. Andere vielversprechende Erkrankungen sind z. B. Kopfschmerzen, Übelkeit und Erbrechen und mittelgradige Arthrose.

Mangelnde Forschungsressourcen: suboptimale Akupunkturtherapie

Die pharmakologische Forschung über neue Medikamente folgt einem bewährten Prinzip: Nur die optimale Dosierung wird getestet und nur an idealen Patienten.

Im Gegensatz dazu wurden viele Akupunkturstudien als Einzelstudien von Enthusiasten durchgeführt. Oftmals ist die Therapie nicht optimiert, beispielsweise durch einen Konsens von Expertenmeinungen. Um Akupunkturstudien mit überzeugenden Ergebnissen zu erhalten, müssen wir viel mehr über die am besten geeignete Akupunktur bei unterschiedlichen Erkrankungen wissen. Wir müssen Vorstudien durchführen, um verschiedene Typen von Akupunktur miteinander zu vergleichen und dadurch die beste für unterschiedliche Patiententypen herauszufinden – das Äquivalent für Phase I-Studien in der pharmazeutischen Forschung.

Mangelndes Wissen über die optimale Akupunktur bei verschiedenen Erkrankungen beeinträchtigt klinische Studien massiv.

Oftmals haben andere Aspekte von Akupunkturstudien diese scheitern lassen. Die Stichprobengröße war unzureichend, was zu Typ 2-Fehlern geführt hat. Die Therapie war unangemessen. Ergebnismessungen wurden nicht sorgfältig genug ausgewählt, sodass sie nicht angemessen und sensitiv genug waren, um feinere Wirkungen aufzuzeigen. Und die statistische Analyse ist womöglich nicht geeignet für das Datenmaterial, vielleicht weil sie nicht auf die Unterschiede zwischen den Gruppen zu Studienbeginn (Baseline) eingeht.

Akupunktur als komplexe Intervention

Akupunkturnadeln sind offensichtlich in der Lage, eine Vielzahl von Wirkungen hervorzubringen, die sich im Lauf der Zeit verändern, da sie bis zu einem gewissen Grad vom neurologischen Status des Patienten zum jeweiligen Zeitpunkt abhängen (u. a. Angst und seine Einstellung zur Akupunktur). Dies wird noch dadurch verkompliziert, dass die Akupunktur selbst den Status des Patienten verändern kann – indem sie zum Beispiel Angst reduziert.

Ergebnisse von Akupunkturstudien, die im Widerspruch zu klinischen Beobachtungen stehen

Die vielen, das Studiendesign betreffenden Probleme, die wir in diesem Kapitel besprochen haben, schmälern in Kombination die Wahrscheinlichkeit beträchtlich, einen positiven Effekt der Akupunktur festzustellen. Die Vielzahl von Schwierigkeiten, die der Akupunkturforschung eigen sind, und der Mangel an Forschungsressourcen sind eine Erklärung dafür, warum die Ergebnisse kontrollierter Akupunkturstudien oftmals nicht richtig die Wirkungen widerspiegeln, denen wir täglich in der Praxis begegnen.

Akupunkteure sind von der Wirksamkeit der Akupunktur überzeugt, da sie ja sehen, wie ihre Patienten auf die Therapie ansprechen – Patienten zeigen durchgängig eine Reaktion, die in der Medizin neu ist, etwa die *De-Qi*-Empfindung, die schnelle Schmerzlinderung bei bestimmten Problemen wie myofaszialen Triggerpunkten, die Schmerzlinderung am Folgetag bei anderen Schmerztypen und die Nebenwirkungen wie Müdigkeit und Euphorie. Akupunkteure sind trotz der dürftigen Evidenzlage von dem Wert ihrer Therapie überzeugt und sind zuversichtlich, dass Studien mit besserem Design Ergebnisse hervorbringen werden, die ihre klinischen Beobachtungen bestätigen.

Akupunktur ist in der klinischen Praxis hochwirksam, aber ihre spezifische Wirkung ist schwer zu beweisen.

Tatsächlich gab es in jüngster Zeit einige ermutigende Anzeichen dafür, dass sich die Qualität der Akupunkturforschung verbessert, und es ist beruhigend, dass viele der neueren, rigoroseren Studien mit besserem Design überzeugendere positive Ergebnisse hervorbringen, und zwar bei Erkrankungen, die von Übelkeit bei Chemotherapie bis hin zu Nacken- und chronischen Knieschmerzen reichen. Dies wiederum spiegelt sich in den positiveren Ergebnissen systematischer Reviews wider – im Vergleich zu älteren Reviews, deren Aussagekraft oftmals durch die schlechte Qualität der Studien begrenzt war.

Auswahl der Kontrollgruppe

Die Kontrollgruppe muss so ausgewählt werden, dass auf die intendierte Forschungsfrage eingegangen wird. Meist werden folgende Kontrollgruppen verwendet:

- **Keine zusätzliche Behandlung,** zum Beispiel Patienten auf einer Warteliste: Hier stellt sich die Frage, ob Akupunktur besser ist als die Therapie, die die Patienten bereits erhalten (etwa Medikamente). Akupunktur hat sich bei vielen Erkrankungen als der Routineversorgung überlegen erwiesen, oftmals in erheblichem Maß. Dies kann teils durch Erwartungen bedingt sein, aber die Ergebnisse weisen auf die Effekte hin, die wir bei Akupunktur im Praxisalltag beobachten können.
- **Eine andere Therapie:** Der Vergleich mit anderen verfügbaren Therapieoptionen ist von Relevanz, um Entscheidungen über die Art der Versorgung zu treffen. Die einzige Methode, um den spezifischen Effekt einer Therapie zu zeigen, der über die Erwartung, das klinische Setting oder die therapeutische Interaktion hinausgeht, ist eine placebo-kontrollierte Studie.
- **Sham-Akupunktur:** Angesichts der praktischen Schwierigkeiten, die sich bei der Placebo-Akupunktur stellen (s. o.), liegt es nahe, dass sham-kontrollierte Studien nicht reliabel sind und mit hoher Wahrscheinlichkeit falsch-negative Ergebnisse auftreten. Große, sehr sorgfältig konzipierte Studien sind erforderlich.
- **Andere Placebos:** Einige Studien haben andere Placebos als Kontrolle verwendet – Placebo-Tabletten, Placebo-TENS usw. Aber diese haben vermutlich andere psychische Auswirkungen als Akupunktur.

Meilensteine der klinischen Akupunkturforschung

Die deutschen Krankenkassen-Studien

Mehrere deutsche Krankenversicherungen förderten eine Reihe von rigorosen Studien, um eine fundierte Entscheidung treffen zu können, ob die Akupunkturtherapie erstattungsfähig ist. Sie führten die Studien an Patienten mit Kopfschmerzen (Spannungskopfschmerz bzw. Migräne), Nackenschmerzen, Rückenschmerzen sowie Knie- und Hüftgelenksarthrose durch.

Neben großen Beobachtungsstudien zur Messung der Gesamtsicherheit und -wirksamkeit von Akupunktur förderten die Krankenkassen auch große randomisierte kontrollierte Studien, bei denen Akupunktur mit Routineversorgung verglichen wurde, und kleinere, dreiarmige randomisierte kontrollierte Studien, bei denen Akupunktur mit Sham-Akupunktur und Warteliste oder mit oberflächlicher Nadelung an „falschen" Stellen verglichen wurde (Cummings 2009, Linde et al. 2006, Witt et al. 2006a).

Hier eine Zusammenfassung der Ergebnisse:

- Es waren starke therapeutische Gesamtwirkungen und ein hohes Maß an Sicherheit zu verzeichnen.
- Akupunktur war mindestens gleichwertig mit der Standardversorgung (bei Migräne) oder viel besser als die Standardversorgung (bei chronischen Kreuzschmerzen und Kniegelenksarthrose).
- Die Wirksamkeit von Akupunktur war in randomisierten kontrollierten Studien die gleiche wie in der Alltagspraxis.
- Akupunktur zeigte zumindest einen Trend, der Sham-Akupunktur überlegen zu sein, was jedoch lediglich bei Knieschmerzen statistisch signifikant war. (Hierbei ist zu berücksichtigen, dass Sham-Akupunktur in diesen Studien vermutlich als aktive Therapie wirkte).

Aufgrund dieser Ergebnisse entschieden die Versicherungsgesellschaften, Akupunktur bei zwei Erkrankungen in ihren Leistungskatalog aufzunehmen:

- Kniegelenksarthrose – weil Akupunktur besser als Sham-Akupunktur und die Effektstärke nutzbringend ist.
- Rückenschmerzen – es konnte zwar nicht gezeigt werden, dass Akupunktur besser ist als Sham-Akupunktur, aber Kreuzschmerzen sind ein ökonomisches Desaster und die Standardversorgung hat hier wenig anzubieten; deshalb reichte es aus, dass sich Akupunktur als der Standardversorgung überlegen erwies.

Individuelle Patientendaten-Meta-Analyse (IPDMA)

Evidenz von höchster Reliabilität ergibt sich aus der Kombination individueller Patientendaten aus den besten randomisierten kontrollierten Studien. Vickers und Kollegen kombinierten 29 Studien zu vier chronischen Schmerzerkrankungen: Rücken- und Nackenschmerzen, Arthrose, chronische Kopfschmerzen und Schulterschmerzen (Vickers et al. 2012). Die Zahl der Teilnehmer betrug insgesamt 17 922. Wie in ➤ Tab. 12.1 dargestellt, war Akupunktur bei allen Schmerzerkrankungen sowohl der Sham- als auch der Nicht-Akupunktur-Kontrollgruppe überlegen ($P < 0{,}001$ bei allen Vergleichen).

Die Ergebnisse wurden als „Effektstärke" angegeben. In gerundeten Zahlen beträgt die Effektstärke von Akupunktur gegenüber Sham bei diesen Schmerzerkrankungen 0,2 (geringe Stärke) und gegenüber Routineversorgung 0,5 (mittlere Stärke). Die Autoren gaben ein Beispiel dafür, was diese Effektstärken tatsächlich bedeuten: Angenommen, der Ausgangswert auf einer Schmerzskala von 0 bis 100 liegt bei einer typischen randomisierten kontrollierten Studie bei 60. Bei einer Standardabweichung von 25 würden sich folgende Werte bei Follow-up-Untersuchungen ergeben: 43 bei der Nicht-Akupunktur-Gruppe, 35 bei der Sham-Gruppe und 30 bei Patienten, die traditionelle Akupunktur erhalten haben.

Effektstärken von 0,2 gelten als gering, 0,5 als mittel und 0,8 als hoch.

Tab. 12.1 Effektstärken in 29 Studien (Vickers et al. 2012)

Schmerzlokalisation	Versus Sham	Versus Nicht-Akupunktur-Kontrolle
Wirbelsäule	8, 0,37 (0,27, 0,46)	7, 0,55 (0,51, 0,58)
Arthrose	5, 0,26 (0,17, 0,34)	6, 0,57 (0,50, 0,64)
Chronische Kopfschmerzen	4, 0,15 (0,07, 0,24)	5, 0,42 (0,37, 0,46)
Schulterschmerzen	3, 0,62 (0,46, 0,77)	0

(Abdruck mit freundlicher Genehmigung aus Filshie J, White A, Cummings M (Hrsg.). Medical Acupuncture: Western Scientific Approach. 2.A. Edinburgh: Elsevier, 2016. S. 308.)

Diese Studie liefert den bis dato klarsten Beweis, dass Akupunktur mehr ist als nur ein Placebo. Die Gesamtwirkung von Akupunktur (spezifisch und nicht-spezifisch), wie sie von Patienten in der alltäglichen klinischen Praxis erlebt wird, ist von klinischer Relevanz.

Netzwerk-Meta-Analyse

Wenn in unterschiedlichen Studien Therapie A und Therapie B mit Kontrolle C verglichen wurden, kombiniert die Netzwerk-Meta-Analyse die Ergebnisse, um die Therapien miteinander zu vergleichen. Corbett und Kollegen verglichen alle Studien aller physikalischen Therapien, die bei Schmerzen im Rahmen einer Kniegelenksarthrose zum Einsatz kamen (Corbett et al. 2013). Akupunktur erwies sich als die wirksamste Therapie von allen (➤ Tab. 12.2), und dieses Ergebnis wurde bei der Auswertung der Ergebnisse der besten 42 randomisierten kontrollierten Studien bestätigt.

Beurteilung der Evidenz

In diesem Abschnitt fassen wir die Evidenz für eine Reihe von Erkrankungen zusammen, bei denen Akupunktur hilfreich sein kann. Dabei greifen wir hauptsächlich auf systematische Reviews zurück. Wir bieten hier keinen vollständigen Review der Evidenz; beispielsweise werden die zahlreich vorhandenen Laborstudien am Menschen nicht berücksichtigt. Dieses Kapitel gibt eine Einführung in die Stärken und Schwächen der Evidenzbasis von Akupunktur. Wir sind davon überzeugt, dass die Evidenz hier als Hinweis auf die Hauptbereiche verstanden werden kann, für die die Wahrscheinlichkeit einer vollständigen Integration der Akupunktur in die Gesundheitsversorgung der westlichen Medizin am größten ist.

Die Evidenz über die Kosteneffizienz der Akupunktur besprechen wir in einem gesonderten Abschnitt gegen Ende dieses Kapitels.

Akupunktur bei muskuloskelettalen Erkrankungen

Nackenschmerzen

Nackenschmerzen sind eine Erkrankung, die laut der klinischen Erfahrung vieler Therapeuten schneller und zufriedenstellender auf Akupunktur anspricht als fast alle anderen.

Tab. 12.2 Effektstärken verschiedener physikalischer Therapien bei Arthroseschmerzen im Knie

Intervention	Studien, Effektstärke (95 % KI)
Akupunktur	24; 0,89 (KI 0,59; 1,18)
Balneotherapie	9; 0,65 (KI 0,15; 1,04)
TENS	12; 0,65 (KI 0,25; 1,06)
Aerobic	11; 0,55 (KI 0,21; 0,89)
Sham-Akupunktur	14; 0,47 (KI 0,09; 0,84)
Muskelstärkende Bewegung	28; 0,40 (KI 0,19; 0,61)
Gewichtsverlust	5; 0,26 (KI -0,15; 0,67)
Keine Intervention	5; -0,44 (KI -1,04; 0,15)

(Abdruck mit freundlicher Genehmigung aus Filshie J, White A, Cummings M (Hrsg.). Medical Acupuncture: Western Scientific Approach. 2.A. Edinburgh: Elsevier, 2016. S. 309.)

Die große deutsche randomisierte kontrollierte Studie über Nackenschmerzen (*N* = 14 161 Gesamtkohorte; *N* = 3766 randomisiert) zeigte deutlich die Wirksamkeit von Akupunktur verglichen mit der Routineversorgung (Witt et al. 2006a). Die ökonomische Analyse, die Teil dieser Studie war, ergab, dass die Kosten pro zusätzlichem qualitätskorrigiertem Lebensjahr (QALY), die durch Akupunktur bei chronischen Nackenschmerzen entstehen, bei 12 469 Euro liegen.

Die individuelle Patientendaten-Meta-Analyse ergab eine Effektstärke (SMD) von 0,8 bei Nackenschmerzen (im Vergleich zu SMD 0,2 bei Rückenschmerzen). Dies scheint unserer klinischen Erfahrung zu entsprechen, dass Nackenschmerzen häufiger auf die Akupunkturtherapie ansprechen, was vermutlich den höheren Anteil an Muskelschmerzkomponenten bei Nackenschmerzen widerspiegelt (Vickers et al. 2012).

In der Primärversorgung werden Patienten gewöhnlich mit akuten oder subakuten Nackenschmerzen vorstellig. Es gibt keine randomisierten kontrollierten Studien speziell zu dieser Patientengruppe, aber die Evidenz aus der Primärversorgung zeigt, dass Patienten schnell und auf zufriedenstellende Weise auf die Therapie ansprechen (Ross et al. 1999).

Schmerzen in den oberen Gliedmaßen

Die Forschung über Akupunktur bei Schulterschmerzen wird von zwei großen Studien dominiert.

Molsberger und Kollegen verabreichten 424 ambulanten Patienten mit chronischen Schulterschmerzen entweder Akupunktur, Sham-Akupunktur oder konventionelle physikalische Therapie (Molsberger et al. 2010). Die Akupunktur wurde an empfindlichen Punkten und den klassischen Punkten im Schulterbereich sowie an Beinpunkten wie Ma 38 oder Gb 34 durchgeführt. Nach drei Monaten waren die Schmerzskalen bei 65 % der Akupunkturgruppe, 24 % der Sham-Akupunkturgruppe und 37 % der Standardtherapiegruppe halbiert. Diese Unterschiede waren signifikant ($P < 0{,}01$).

An der zweiten randomisierten kontrollierten Studie über Schulterschmerzen waren 425 Patienten mit chronischen Symptomen eines unilateralen Subakromialsyndroms (Tendinitis der Rotatorenmanschette oder subakromiale Bursitis, in manchen Fällen mit einer Kapsulitis einhergehend) beteiligt (Vas et al. 2008). In einem Therapiezeitraum von drei Wochen wurden 15 Physiotherapie-Behandlungen verabreicht, randomisiert zusätzlich einmal pro Woche Akupunktur oder fingierte TENS (transkutane elektrische Nervenstimulation). Der Einzelpunkt Ma 38 wurde tief mit Akupunktur genadelt, wobei innerhalb von 20 Minuten vier Stimulationen durchgeführt wurden. Wichtig ist, dass die schmerzende Schulter während der Nadelstimulation bzw. der fingierten TENS mobilisiert wurde und die Patienten unmittelbar danach eine Stunde Physiotherapie erhielten. Die Akupunkturgruppe hatte bessere Werte am Ende der Behandlung und nach 12 Monaten: 34 % der Akupunkturgruppe verzeichneten Schmerzen, im Vergleich zu 71 % der Sham-TENS- und Bewegungsgruppe.

Der Tennisellenbogen (Epicondylitis lateralis) spricht in der klinischen Praxis häufig auf die Akupunkturbehandlung an, sodass er gut für die Forschung geeignet wäre. Überraschenderweise gibt es nur wenige qualitativ hochwertige Studien (Tang et al. 2015). Zwei Studien waren positiv. In der ersten (*N* = 82) stellten Haker und Kollegen fest, dass die tiefe Nadelung an Akupunkturpunkten effektiver war als die oberflächliche Nadelung an den gleichen Punkten (Haker und Lundeberg 1990). In einer zweiten Studie (*N* = 55) fanden Fink und Kollegen heraus, dass echte Akupunkturtherapie (10 Behandlungen, 2 Sitzungen pro Woche) einer Nadelung an unangemessenen Stellen überlegen war, wobei die Patienten zwei Wochen nach Therapieende beurteilt wurden (Fink et al. 2002).

Kreuzschmerzen

Ein systematischer Review umfasste 31 Studien über Akupunktur bei Schmerzen im unteren Rücken (Yuan et al. 2105). Die Kombination von 10 Sham-kontrollierten randomisierten kontrollierten Studien bei chronischen Schmerzen im unteren Rücken zeigte eine signifikante Wirkung auf Schmerzen bis zu drei Monate nach der Therapie, auch wenn das Ergebnis aufgrund der Unterschiede zwischen den Studien nicht sehr reliabel ist. Interessanterweise wurde keine Wirkung auf Funktionseinschränkungen gefunden, und der Vergleich mit Medikation zeigte nur einen Trend. Die individuelle Patientendaten-Meta-Analyse (s. o.) stellte eine Effektstärke (SMD) von 0,2 im Vergleich zu Sham und eine SMD von 0,5 gegenüber Nicht-Akupunktur-Kontrolle fest (Vickers et al. 2012).

Eine randomisierte kontrollierte Studie in der Primärversorgung in Großbritannien ($N = 239$) verglich Akupunktur mit alleiniger Routineversorgung. Akupunktur erwies sich bei einer Kategorie von Schmerzmessungen als überlegen: Sie zeigte nach 12 Monaten einen Trend und nach 24 Monaten einen signifikanten Unterschied auf (Thomas et al. 2005). Aber bei der Bewertung von Funktionseinschränkungen anhand der Oswestry-Skala gab es keinen Unterschied zwischen den Gruppen.

Insgesamt spielt die Akupunktur also eine Rolle beim Management chronischer Rückenschmerzen. Ihre Erfolgsrate ist vielleicht nicht sehr eindrucksvoll, aber im Vergleich zu anderen Therapien immerhin beachtlich. Die deutschen Krankenversicherungsgesellschaften entschieden aus diesem Grund, Akupunktur bei Rückenschmerzen als erstattungsfähige Leistung anzuerkennen.

Kreuz- und Beckenschmerzen in der Schwangerschaft

In einer Studie mit 60 Frauen erwies sich Akupunktur bei der Linderung von Schmerzen und Funktionseinschränkungen gegenüber Physiotherapie als überlegen (Wedenberg et al. 2000). An einer weiteren Studie aus Göteburg nahmen 386 schwangere Frauen mit Beckengürtelschmerzen teil, die alle eine Standardtherapie erhielten (Elden et al. 2005). Bei Frauen, die zusätzlich Akupunktur erhielten, zeigte sich eine signifikante Schmerzlinderung. Akupunktur war auch spezifischen Stabilisierungsübungen überlegen.

Ein Cochrane-Review von 8 Studien (1305 Teilnehmer) über physikalische Interventionen ergab, dass Akupunktur und Stabilisierungsübungen Beckengürtelschmerzen stärker lindern als die übliche pränatale Versorgung und dass Akupunktur eine stärkere Linderung bei abendlichen Schmerzen erzielt als Bewegungsübungen (Liddle und Pennick 2015), ähnlich den Ergebnissen eines zweiten Review (Ee et al. 2008). Die Forschung ist vielversprechend, aber begrenzt, weitere Studien sind in Planung (Foster et al. 2016).

Chronische Knieschmerzen

In einem systematischen Review von 13 randomisierten kontrollierten Studien (mit 2362 Patienten) über Akupunktur bei chronischen Knieschmerzen, die hauptsächlich durch Kniegelenksarthrose bedingt waren (White et al. 2007), gaben die Autoren fünf Kriterien für „adäquate“ Akupunktur vor:

- Mindestens sechs Behandlungen.
- Mindestens einmal pro Woche.
- Mindestens vier genadelte Punkte.
- Mindestens 20 Minuten lang.
- Entweder manuelle Stimulation, um *De Qi* auszulösen, oder elektrische Stimulation in ausreichender Stärke, um mehr als eine Minimalempfindung hervorzubringen.

Weiterhin gaben sie an, dass Sham-Kontrollen nur dann als „echte Sham“ bezeichnet werden kann, wenn eine Nadelung in den Beinen in den gleichen Segmenten wie denen des Kniegelenks vermieden wird. Eine Meta-Analyse von fünf Studien mit adäquater Akupunktur zeigte, dass Akupunktur der Sham-Akupunktur im Hinblick auf Schmerz und Funktion deutlich überlegen war, und zwar sowohl kurzfristig als auch über einen Zeitraum von 6 bis 12 Monaten (➤ Abb. 12.2).

Die Ergebnisse sind belastbar und werden durch die fünf hochwertigen Studien unterstützt, die in der IPDMA (Individuelle Patientendaten-Meta-Analyse) enthalten sind (Vickers et al. 2012). Die Effektstärken lagen bei 0,26 gegenüber Sham und 0,57 gegenüber Nicht-Akupunktur. Ein nachfolgender Review von zehn Studien stellte signifikante kurzfristige Effekte bei Schmerzen sowie kurz- und langfristige Effekte hinsichtlich der Funktion fest (Lin et al. 2016a).

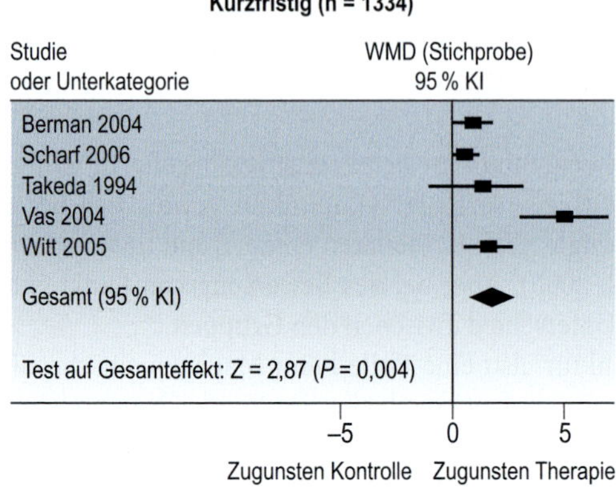

Abb. 12.2 Ergebnisse von Meta-Analysen kurz- und langfristiger Effekte der Akupunktur bei chronischen Knieschmerzen. Nachfolgende Studien ergaben keine substanziellen Unterschiede. (aus: White A, Foster N E, Cummings M et al. Acupuncture treatment for chronic knee pain: a systematic review. Rheumatology [Oxford] 2007; 46(3): 384–390)

Eine Netzwerk-Meta-Analyse zeigte, dass Akupunktur effektiver ist als andere konservative Behandlungen bei Knieschmerzen, u. a. Bewegungsübungen (Corbett et al. 2013).

Die Vorteile und der hohe Sicherheitsgrad der Akupunktur sprechen dafür, dass Akupunktur eindeutig als echte Alternative zu den (üblichen) nicht-steroidalen antiinflammatorischen Medikamenten bei chronischen Knieschmerzen mit ihren bekannten langfristigen Nebenwirkungen betrachtet werden sollte. Aber einige offizielle Richtlinien, darunter diejenigen des National Institute for Health and Clinical Excellence, lehnen es immer noch ab, sie zu empfehlen.

Myofasziale Schmerzen

In der klinischen Praxis sprechen bestimmten Typen von myofaszialen Schmerzen, beispielsweise nach einer Verletzung, sehr schnell auf Akupunktur an und sind eine der am besten zu behandelnden Erkrankungen. Man könnte daher erwarten, viele Studien darüber zu finden. Ein Review merkte Inkonsistenzen bei der Diagnosestellung an (Tough et al. 2007). Frühere Reviews fanden zu wenige Studien, um ein einheitliches Bild abzugeben, aber die 16 Studien, die in einem Review gesammelt sind (Wang et al. 2017), ergaben das einheitliche Bild einer signifikanten Schmerzlinderung durch acht (manchmal weniger) Behandlungssitzungen.

Fibromyalgie

Fibromyalgie sollte klar abgegrenzt werden von myofaszialen Triggerpunkt-Schmerzen. Das markanteste Unterscheidungskriterium ist, dass myofaszialer Triggerpunkt-Schmerz generell unilateral ist und weniger psychische Folgen hat. Die Diagnose Fibromyalgie wird gestellt, wenn ober- und unterhalb der Taille und auf beiden Körperseiten seit mindestens drei Monaten Schmerzen bestehen, mit einer Druckempfindlichkeit an 11 von 18 definierten Punkten. 96 % der Patienten mit Fibromyalgie leiden auch an Erschöpfung, 86 % an Schlafstörungen (Wolfe et al. 1990).

Die randomisierten kontrollierten Studien über Akupunktur bei Fibromyalgie weisen gemischte Ergebnisse auf, die Zweifel über den besten Therapieansatz widerspiegeln dürften, da Patienten mit Fibromyalgie häufig ungewöhnlich stark auf die Therapie reagieren oder leicht eine Verschlechterung erleben. Ein Review von 16 randomisierten kontrollierten Studien ergab, dass Akupunktur hinsichtlich der Reduzierung von Schmerzskalen der konventionellen Medikation überlegen ist, nicht aber der Sham-Akupunktur (Cao et al. 2013). Es scheint, dass Akupunktur bei manchen Fibromyalgie-Patienten hilfreich ist, bei anderen aber nicht.

Andere muskuloskelettale Erkrankungen

Es gibt wenige Studien über Akupunktur bei Hüftarthrose. Die große pragmatische Studie aus der deutschen Krankenkassen-Reihe ergab jedoch, dass die Effekte von Akupunktur bei Hüftschmerzen denen bei Knieschmerzen entsprechen (Witt et al. 2006b). Es gibt nicht genügend Evidenz aus den randomisierten kontrollierten Studien, um hilfreiche Schlussfolgerungen über die Rolle der Akupunktur bei der Therapie von entzündlicher Arthritis zu ziehen, etwa bei Spondylitis ankylosans oder rheumatoider Arthritis.

Akupunktur bei Kopfschmerzen

Migräne

Die Mehrzahl der Studien über Migräne hat die präventive Rolle der Akupunktur untersucht, d. h. die Therapie wurde zwischen den Migräne-Attacken verabreicht. Ein Cochrane-Review umfasste 22 randomisierte kontrollierte Studien (4985 Teilnehmer) mit einer Dauer von mindestens acht Wochen (Linde et al. 2016a). Akupunktur war gegenüber Nicht-Akupunktur bei der Reduzierung der Kopfschmerzhäufigkeit überlegen, die Effektstärke betrug 0,56. Die Häufigkeit der Migräne-Attacken halbierte sich bei 41 % der Patienten, die Akupunktur erhielten, und bei nur 17 % der Kontrollgruppe. Akupunktur war auch leicht, aber signifikant der Sham-Akupunktur überlegen, was die Kopfschmerzhäufigkeit anbelangt, und erwies sich in Bezug auf mehrere Outcomes zumindest als genauso gut wie eine medikamentöse Therapie.

Die Frage, ob Akupunktur bei der Therapie von akuter Migräne von Nutzen ist, wurde nur in einer Studie (*N* = 179) untersucht, bei der Akupunktur mit Sumatriptan-Injektion und mit Sham-Injektion verglichen wurde (Melchart et al. 2003). Bei einer Therapie im Frühstadium kupierten Akupunktur und Sumatriptan beide bei 35 % der Patienten eine vollentwickelte Migräne-Attacke, Sham hingegen nur bei 18 %. Aber wenn die erste Therapie fehlschlug und sich der Kopfschmerz voll ausgebildet hatte, war Sumatriptan wirkungsvoller als Akupunktur. Akupunktur verursachte signifikant weniger Nebenwirkungen als Sumatriptan.

Spannungskopfschmerz

Chronischer Spannungskopfschmerz (definiert als Kopfschmerz, der an mehr als 15 Tagen im Monat auftritt) ist nahezu therapieresistent und stellt die Akupunktur auf eine harte Probe. Kopfschmerzen, die an weniger als 15 Tagen im Monat auftreten (klassifiziert als episodische Spannungskopfschmerzen) sprechen auf manche Interventionen an, u. a. auch auf Akupunktur. Bei manchen Patienten sind die Spannungskopfschmerzsymptome eng mit Triggerpunkten in Schultern und Nacken verknüpft. Möglicherweise sind es diese Patienten, die am besten auf die Therapie ansprechen.

Ein Cochrane-Review zu Akupunktur bei Spannungskopfschmerz fand zwölf randomisierte kontrollierte Studien: Über 40 % der Patienten sprachen auf Akupunktur an, mit einer Halbierung der Kopfschmerzen, im Vergleich zu weniger als 20 % in den Nicht-Akupunktur-Gruppen (Linde et al. 2016b). Wie bei Migräne war Akupunktur der Sham-Akupunktur leicht, aber signifikant überlegen (➤ Abb. 12.3).

Akupunktur bei Atemwegserkrankungen

Allergische Rhinitis

Die Evidenz aus randomisierten kontrollierten Studien zeigt verhältnismäßig einheitlich, dass Akupunktur bei allergischer Rhinitis sowohl präventiv als auch akut symptomlindernd wirkt. Ein Review aller 13 zugänglichen Studien ergab, dass Akupunktur (bei unterschiedlichen Kontrollinterventionen) im Hinblick auf Symptom-Scores, Medikamenteneinnahme und Lebensqualität-Scores wirksam war (Feng et al. 2015). In einer hochwertigen Studie mit 422 Patienten war Akupunktur bei (saisonaler) allergischer Rhinitis der Sham-Akupunktur und alleiniger symptomlindernder Medikation überlegen (Brinkhaus et al. 2013). In der Allergiesaison im Folgejahr war die Wirkung immer noch feststellbar. Allerdings ist die Therapie für das öffentliche Gesundheitssystem vermutlich nicht kosteneffektiv.

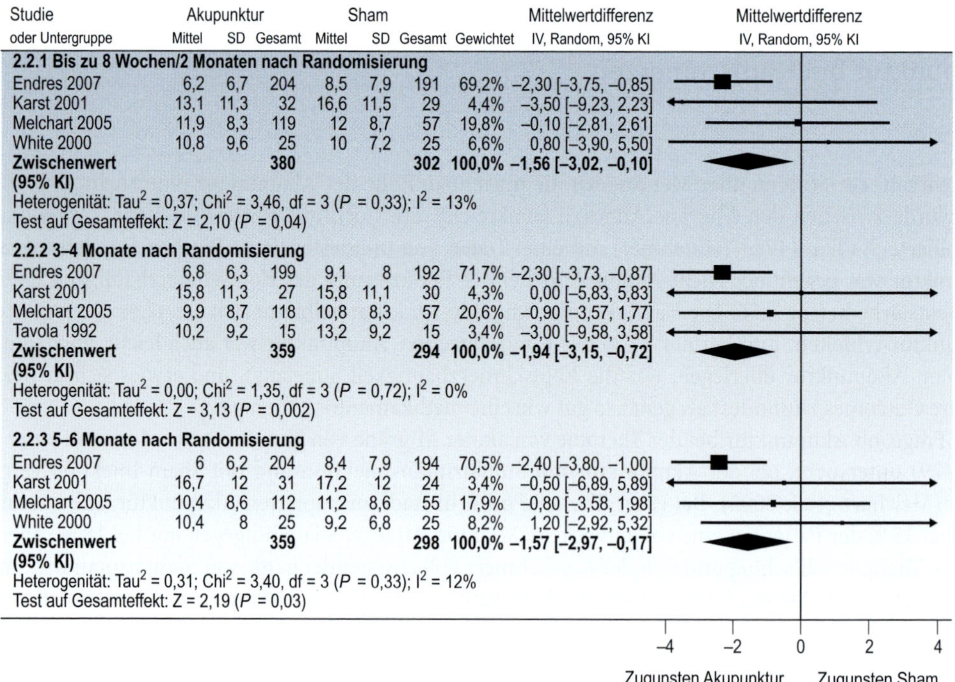

Abb. 12.3 Ergebnisse von Meta-Analysen zu Akupunktur im Vergleich zu Sham-Interventionen bei Spannungskopfschmerzen; sie zeigen die Wirkung auf die Anzahl der Kopfschmerztage zu verschiedenen Zeitpunkten nach dem Akupunkturbehandlungszyklus *(Abdruck mit freundlicher Genehmigung aus: Linde K, Allais G, Brinkhaus B et al. Acupuncture for the prevention of tension-type headache, in: Linde K [Hrsg.]. Cochrane Database of Systematic Reviews. Chichester: John Wiley & Sons, Ltd, 2016b. UK CD007587).*

Akupunktur bei Suchterkrankungen

Es gibt eine beträchtliche Menge von Grundlagenforschung über die Mechanismen der Abhängigkeit und ein großes Interesse an dem Einfluss, den Akupunktur auf diese Mechanismen haben könnte. Allerdings ist es bekanntermaßen schwierig, die Wirkungen klinisch zu zeigen, und zwar aufgrund differierender Settings, Unsicherheiten im Hinblick auf optimale Therapien und hoher Abbrecherquoten in dieser Population.

Das Gesamtergebnis eines systematischen Reviews von randomisierten kontrollierten Studien zu Akupunktur bei Raucherentwöhnung zeigte, dass Akupunktur der Sham-Akupunktur (leicht) überlegen ist, aber einige Kennzeichen führten dazu, dass die Evidenz nicht überzeugend war (White et al. 2014). Aber eine Untergruppe von Studien, bei denen kontinuierliche Ohrstimulation eingesetzt wurde (Dauernadeln oder eine Druckvorrichtung), ergab, dass Akupunktur Sham-Interventionen zumindest kurzfristig überlegen ist.

Sieben Studien zu Akupunktur bei Alkoholabhängigkeit wurden in einen systematischen Review aufgenommen, der ergab, dass Akupunktur bei der Reduzierung alkoholabhängigkeitsbedingter Symptome und Verhaltensweisen effektiver war als verschiedene Kontrollinterventionen (Shin et al. 2017).

Die Evidenz über die Rolle von Akupunktur bei Kokain- und Opioid-Abhängigkeit ist nicht eindeutig. Die Forschung könnte sich zukünftig zweckmäßigerweise auf die entspannenden und motivierenden Wirkungen von Akupunktur in Rehabilitationssettings konzentrieren (Chang et al. 2010) statt auf die Rückfallraten.

Akupunktur bei Erkrankungen des Zentralnervensystems

Es gibt umfangreiche Laborstudien, die auf verschiedene Mechanismen hindeuten, mit deren Hilfe Akupunktur, speziell Elektroakupunktur, bei Schlaganfallpatienten die Regeneration unterstützen könnte, u. a. durch eine Verbesserung der Reperfusion, Erhöhung der neuronalen Plastizität und Neuroprotektion. Die klinische Forschung hat allerdings zum Zeitpunkt der Abfassung dieses Buches bisher keinen überzeugenden klinischen Nutzen der Akupunkturtherapie gezeigt.

Ein Bereich, wo Akupunktur womöglich von Wert sein könnte, sind Rückenmarksverletzungen. Ein systematischer Review fand diesbezüglich eine Verbesserung bei funktionellen Scores und Blasendysfunktion (Heo et al. 2013).

Akupunktur bei Übelkeit und Erbrechen

Akupunkturtherapie bei Übelkeit und Erbrechen ist relativ leicht zu erforschen, da es viele Patienten gibt und die Effekte kurzfristig sind, sodass sie leicht zu beobachten sind. Die Standardtherapie, die in der Regel angewendet wird, besteht einfach in der bilateralen Nadelung von Pe 6, in der klinischen Praxis werden jedoch auch Ma 36 und ggf. Bauchpunkte eingesetzt. Deshalb könnte es sein, dass viele Studien eine inadäquate Therapie verwendet haben. Andere Studien verwendeten Akupressur oder elektrische Stimulation.

Schwangerschaftsübelkeit

Aufgrund des teratogenen Risikos von Medikamenten wird während der Schwangerschaft häufig Akupunktur in Erwägung gezogen. Frühe Studien wiesen auf eine starke Wirkung hin, wurden aber wegen unzureichender Kontrolle kritisiert.

Ein sorgfältiger Review von 29 Studien, die in englischer bzw. chinesischer Sprache veröffentlicht wurden und die eine Vielzahl von Therapietechniken und Settings verwendeten, ergab keinen überzeugenden Beleg dafür, dass Akupunktur oder Akupressur einen klinisch nützlichen Effekt aufweisen (Van den Heuvel et al. 2015).

Postoperative Übelkeit und Erbrechen

Ein Review von 59 randomisierten kontrollierten Studien ($N = 7667$ Teilnehmer) ergab, dass Akupunktur bei postoperativer Übelkeit und Erbrechen im Vergleich zu Sham-Akupunktur die Übelkeit-Scores und Medikamenteneinnahme signifikant reduzierte (Lee et al. 2015). Die Gesamtevidenz ist nur von mäßiger Qualität, aber zwei sehr rigorose Studien zeigten positive Ergebnisse. Akupunktur ist genauso wirksam wie Antiemetika.

Übelkeit und Erbrechen durch Chemotherapie

Ein Review von 11 Studien ($N = 1247$) ergab, dass Akupunktur den Anteil der Patienten mit Übelkeit oder Erbrechen senkte (Garcia et al. 2013). Die meisten Studien wiesen ein Verzerrungspotenzial auf, außer einer, die ergab, dass Elektroakupunktur bei hochdosierter Chemotherapie der (minimalen) Sham-Nadelung und der Standardmedikation überlegen ist (Shen et al. 2000). Die Emesis-Episoden wurden über einen Zeitraum von 5 Tagen von 15 (mit Medikation) auf 5 (mit Elektroakupunktur) reduziert. Klinische Richtlinien empfehlen ausdrücklich Akupressur und Akupunktur (Greenlee et al. 2017).

Akupunktur bei Urogenitalerkrankungen und in der Reproduktionsmedizin

Gynäkologische Erkrankungen

Bei Dysmenorrhö ergab ein Review keine schlüssige Evidenz: Akupunktur war Sham-Akupunktur nicht überlegen, aber wirkungsvoller als antiinflammatorische Analgetika (Smith et al. 2016).

Mittlerweile liegen mehrere Studien vor, die darauf hindeuten, dass Akupunktur eine nützliche Wirkung bei postmenopausalen Hitzewallungen hat. Eine große Beobachtungsstudie zeigte auch eine anhaltend positive Wirkung von Akupunktur (auch Selbstakupunktur) bei Hitzewallungen von Krebspatientinnen (Filshie et al. 2005). Allerdings konnte nicht gezeigt werden, dass die Wirkung der Sham-Akupunktur überlegen war (Dodin et al. 2013). Der Review legte nahe, dass die Evidenz nicht immer von verlässlicher Qualität ist.

Infertilität

Bei Infertilität deutet die Forschung bislang darauf hin, dass Akupunktur eine Reihe von positiven Wirkungen haben könnte, auch wenn die Evidenz nicht eindeutig ist. Dies könnte aber an der Vielzahl von Therapien, Zeitplänen und Settings liegen (Carr 2015a). Es liegen Belege vor, dass niederfrequente Elektroakupunktur an den Bauchmuskeln (mit oder ohne Stimulation von Beinpunkten) den uterinen Blutfluss erhöht (Stener-Victorin und Humaidan 2006). Hierdurch kann bei einer In-vitro-Fertilisation (IVF) die Uterusfunktion vor der Embryonen-Implantation verbessert werden. Wenn die Therapie sowohl während der Follikelphase als auch in der Zeit des Embryonen-Transfers verabreicht wird, scheint dies erfolgreicher zu sein als eine einzelne Behandlung (Carr 2015a).

Polyzystisches Ovarialsyndrom

Kontrollierte Studien haben ergeben, dass Akupunktur bei der Reduzierung von Amenorrhö und bei der Induzierung der Ovulation wirkungsvoll ist. Die Erfolgsrate erhöht sich bei intensiverer Therapie (Stener-Victorin 2016).

Akupunktur während der Schwangerschaft

Die Wirkungen von Akupunktur bei Becken- und Rückenschmerzen sowie bei Schwangerschaftsübelkeit werden in den jeweiligen Abschnitten dieses Kapitels besprochen.

Akupunktur scheint gemäß einem Review bei der Reduzierung von Wehenschmerz und der Erhöhung der Zufriedenheit von Nutzen zu sein (Smith et al. 2011). Eine große Beobachtungsstudie mit fast 18 000 Teilnehmerinnen ergab, dass Patientinnen, die während der Entbindung Akupunktur erhielten, mit geringerer Wahrscheinlichkeit Epiduralanästhesie benötigten (Nesheim und Kinge 2006). Es gibt auch einige Belege dafür, dass Akupunktur in der Spätschwangerschaft die Zervixreifung unterstützt und die Entbindung verkürzt (Smith 2016).

Urologische Erkrankungen

Eine konventionelle medizinische Intervention, die perkutane tibiale Nervenstimulation (PTNS), leitet sich unzweifelhaft von der Elektroakupunktur-Therapie an Mi 6 (unilateral) ab und wird bei Symptomen einer überaktiven Blase empfohlen. Elektroakupunktur selbst ist vermutlich gleichwertig (Pullman 2016). Eine randomisierte kontrollierte Studie bei 39 Frauen ergab, dass Akupunktur genauso wirksam ist wie die Therapie mit dem standardmäßig verabreichten Anticholinergikum Oxybutinin. Dabei traten signifikant weniger unerwünschte Ereignisse und in der Folge eine signifikant niedrigere Studienausscheiderrate auf (Kelleher et al. 1994).

Ein Review von sieben randomisierten kontrollierten Studien ergab, dass Akupunktur bei der Therapie chronischer Prostatitis bzw. des chronischen Beckenschmerzsyndroms Sham-Akupunktur und medikamentöser Therapie überlegen ist (Qin et al. 2016).

Die Kosteneffizienz von Akupunktur

Mehrere Berichte weisen Kostenersparnisse nach der Einführung der Akupunktur in der Praxis nach, und zwar aufgrund einer Reduzierung der Medikamentenverschreibungen (Myers 1991) und der Überweisungen (Lindall 1999, Ross 2001).

Eine rigorose Evaluierung der ökonomischen Aspekte von Therapien hängt von sorgfältigen Messungen der tatsächlichen Behandlungskosten in Relation zur Verbesserung der Patientengesundheit ab. Die Patientengesundheit wird durch eine Standardmessung namens QALY (qualitätskorrigiertes Lebensjahr, quality adjusted life year) bewertet. Sie berücksichtigt sowohl die Lebensverlängerung in Jahren (wenn vorhanden) als auch die Lebensqualität in dieser Zeit auf einer Skala von Null (tot) bis Eins (völlig gesund). Diese Messung funktioniert bei allen Therapien aller Erkrankungen auf die gleiche Weise und ermöglicht daher einen echten Vergleich der Kosteneffizienz unterschiedlicher Therapien. Akupunktur verlängert nun bei keiner Erkrankung das Leben (außer vielleicht bei der Raucherentwöhnung), weshalb ihre Wirkungen nur durch den Anstieg der Lebensqualität nach der Therapie gemessen werden. Wenn Akupunktur mit der Routineversorgung verglichen wird, nennt man den Vergleich „ICER“ (inkrementelles Kosten-Effektivitäts-Verhältnis, incremental cost effectiveness ratio). Dies misst die Kosten für die Verbesserung der Patientengesundheit durch Akupunktur. Die Maßeinheit ist „Pfund (£) per QALY“.

In Großbritannien verwendet das National Institute for Health and Clinical Excellence (NICE) ICERs, um den Rang neuer Therapien zu bewerten. Als generelle Regel werden Therapien empfohlen, die weniger als 20 000 Pfund per QALY kosten (umgerechnet ca. 22 500 Euro).

Die ökonomischen Analysen über Akupunktur, die in einem maßgeblichen Review enthalten sind (Kim et al. 2012), sind in ➤ Tab. 12.3 zusammengefasst. Mit Ausnahme der Therapie allergischer Rhinitis können diese Schätzungen mit vielen anerkannten medizinischen Interventionen konkurrieren.

Tab. 12.3 Die Kosteneffizienz von Akupunktur anhand von umfassenden ökonomischen Bewertungen randomisierter kontrollierter Studien (Kim et al. 2012)

Erkrankung (erstgenannter Autor)	N =	Kontext	Kosten pro qualitätskorrigiertem Lebensjahr (QALY)
Rückenschmerzen (Ratcliffe et al. 2006)	241	Akupunkteur in Privatpraxis	4241 £
Kreuzschmerzen (Witt et al. 2006c)[a]	2388	Ärztlicher Akupunkteur	10 526 €
Kopfschmerzen (Wonderling et al. 2004)	401	Physiotherapeut in Privatpraxis	9180 £
Kopfschmerzen (Witt et al. 2008a)[a]	2682	Ärztlicher Akupunkteur	11 657 €
Nackenschmerzen (Willich et al. 2006)[a]	3005	Ärztlicher Akupunkteur	12 469 €
Knie- oder Hüftgelenksarthrose (Reinhold et al. 2008)[a]	421	Ärztlicher Akupunkteur	17 845 €
Dysmenorrhö (Witt et al. 2008b)[a]	201	Ärztlicher Akupunkteur	3011 €
Allergische Rhinitis (Witt 2009)[a]	981	Ärztlicher Akupunkteur	22 798 €
Allergische Rhinitis (Reinhold 2013)[a]	364	Ärztlicher Akupunkteur	20 807–74 585 €

Berichtete Originalkosten.
[a] In Deutschland durchgeführt. Die anderen Studien wurden in Großbritannien durchgeführt.

Die Hauptkosten für ein Akupunkturangebot sind die Kosten für den Akupunkteur, wobei die Betriebskosten wie berufliche Weiterbildung und Servicemanagement mit eingeschlossen sind. In der Realität finden einfallsreiche Therapeuten immer Wege, diese Kosten auf ein Minimum zu reduzieren, um einen für ihre Patienten wertvollen Service anbieten zu können. Viele Therapeuten, die bereits im Gesundheitswesen tätig sind, integrieren Akupunktur in ihre tägliche Praxis, ohne die Versorgung anderer Patienten einzuschränken. Andere behandeln mehrere Patienten gleichzeitig in Gruppen (Berkovitz et al. 2008, White et al. 2012). Diese Art von Arrangement kann die Kosteneffizienz von Akupunktur deutlich verbessern und ist als Mittel, Akupunktur effektiv in einem ressourcenbeschränkten Gesundheitswesen anzubieten, eine Untersuchung wert.

Zusammenfassung

Klinische Forschung über die Wirksamkeit von Akupunktur wird durch eine fehlende reliable Placebo-Form von Akupunktur erschwert. Dies führt zu Schwierigkeiten bei der Verblindung von Patienten, Verblindung von Therapeuten und bei der rigorosen Messung der Wirkungen. Weitere Probleme liegen in den Schwierigkeiten, Patienten mit den Erkrankungen zu rekrutieren, für die Akupunktur am wirkungsvollsten ist, mangelnden Informationen über die optimale Therapie vieler Erkrankungen und der Auswahl der Kontrollgruppe.

Zu den Meilensteinen in der Akupunkturforschung zählt eine Reihe von Studien in Deutschland, die durch Krankenkassen finanziert wurden, eine individuelle Patientendaten-Meta-Analyse (Vickers et al. 2012) und eine Netzwerk-Analyse (Corbett et al. 2013).

Bei muskuloskelettalen Erkrankungen konnte überzeugend dargelegt werden, dass Akupunktur bei chronischen Knieschmerzen Sham-Behandlungen überlegen ist. Die beste Evidenz bewertet die Therapie von

Nackenschmerzen, Kreuzschmerzen und in den oberen Gliedmaßen positiv. Für manche dieser Erkrankungen ist Akupunktur auch kosteneffizient. Migräne und Spannungskopfschmerzen sind neu in der Liste der Erkrankungen, für die die Evidenzlage im Großen und Ganzen positiv ausfällt, ebenso wie Übelkeit und Erbrechen unterschiedlicher Genese (insbesondere postoperativ und chemotherapiebedingt).

Eine Form von Therapie, die klar aus der Elektroakupunktur hervorgegangen ist, nämlich die perkutane tibiale Nervenstimulation (PTNS), ist bei Symptomen einer überaktiven Blase wirkungsvoll.

KAPITEL

13 Evidenz über die Sicherheit der Akupunktur

Einführung: Akupunktur ist sicher in geübten Händen

Akupunktur ist für ihre Sicherheit bekannt. Dies wurde nun durch mehrere große prospektive Untersuchungen in verschiedenen Ländern bestätigt.

In einer Untersuchung im Zeitraum zwischen 1998 und 2000 berichteten 78 Ärzte und Physiotherapeuten in Großbritannien über unerwünschte Ereignisse (UE), die während oder nach 32 000 Konsultationen auftraten, bei denen Akupunktur angewendet wurde (White et al. 2001). Es wurde über keine schwerwiegenden unerwünschten Ereignisse berichtet, geringfügigere Vorfälle wie Blutungen traten durchschnittlich bei weniger als 7 % der Behandlungen auf. Diese Zahlen entsprechen im Wesentlichen den Befunden aus anderen Studien unter ausgebildeten Therapeuten und in einer Vielzahl von Ländern, etwa einer Untersuchung über 34 000 Behandlungen durch 1848 nicht-medizinische Akupunkteure in einem vierwöchigen Zeitraum in Großbritannien (MacPherson et al. 2001); einer Untersuchung über 65 000 Behandlungen in einer japanischen Akupunkturklinik, bei der es nichts Gravierenderes zu berichten gab als neun Fälle, bei denen eine Nadel am Ende der Behandlung nicht entfernt wurde (Yamashita et al. 1999); und einer Untersuchung über 3535 Akupunkturbehandlungen durch 29 Ärzte und andere Gesundheitsfachkräfte in Deutschland (Ernst et al. 2003).

Schließlich dokumentierten 13 579 deutsche Ärzte bei 229 230 Patienten unerwünschte Ereignisse, die alle durchschnittlich zehn Akupunkturbehandlungen erhielten – das macht ca. 2,2 Millionen Therapiesitzungen (Witt et al. 2009). Die UE-Gesamtrate lag bei 8,6 %, davon über die Hälfte Blutungen; bei 2,2 % der Patienten trat ein Vorfall auf, der ein therapeutisches Eingreifen erforderte – meist eine Druckanwendung, um Blutungen zu stoppen. Zwei Patienten erlitten einen Pneumothorax, von denen einer in einer Klinik behandelt werden musste. Der am längsten dauernde Vorfall – 180 Tage – war eine Nervenverletzung in der unteren Extremität. Unerwünschte Ereignisse, die auf Fahrlässigkeit hindeuten, beliefen sich auf insgesamt 0,1 %.

Im britischen National Health Service (NHS) wird Akupunktur an verschiedenen Standorten angewendet, und wie bei allen Therapien findet ein Monitoring statt, indem unerwünschte Ereignisse an ein nationales Register gemeldet werden. In einem Zweijahres-Zeitraum gab es 3,7 Millionen Meldungen zur Patientensicherheit, darunter 325, die mit Akupunktur in Zusammenhang standen (Wheway et al. 2012). Patienten fanden nach der Behandlung noch Nadeln im Körper (59 Fälle); Patienten wurden in einer Behandlungskabine „vergessen" und länger behandelt als geplant (41 Fälle); Patienten verspürten Müdigkeit oder Schwäche ohne Bewusstseinsverlust (99) und mit vorübergehender Bewusstlosigkeit (63). Acht Patienten fielen während oder unmittelbar nach der Therapie von der Behandlungsliege, vier stürzten nach der Therapie außerhalb der Klinik. Es gab sieben Zwischenfälle mit Hämatomen oder Schmerzen an der Nadelstelle und einen Vorfall mit einer kleinen Blase. Es gab fünf mögliche Pneumathorax-Vorfälle, von denen zwei bestätigte Diagnosen waren; einer davon wurde als „gravierend" eingestuft. Die Autoren kommentierten, dass Akupunktur „anscheinend eine Therapie mit geringem Schadensausmaß ist". Aber es gibt eindeutig noch Verbesserungspotenzial bei der Therapiedurchführung.

Ein Leitartikel im *British Medical Journal,* in dem die Evidenz aus diesen unterschiedlichen Untersuchungen begutachtet wurde, fasste die Situation folgendermaßen zusammen: *Akupunktur ... scheint gewiss, in geschulten Händen, eine der sichereren Formen von medizinischen Interventionen zu sein* (Vincent 2001).

Eine der Stärken des Sicherheitsstandards von Akupunktur liegt darin, dass sie, da sie hauptsächlich zur Therapie von muskuloskelettalen Schmerzen verwendet wird, Medikamente wie nichtsteroidale Antirheumatika (NSAR) ersetzt. Diese haben mehrere schwere Nebenwirkungen, besonders Blutungen oder Perforationen im oberen Gastrointestinaltrakt mit einem vierfach erhöhten Risikofaktor (Hernandez-Diaz und Rodriguez 2000) sowie Nierenschädigung, Hypertonie und ein erhöhtes Schlaganfall- und Herzinfarktrisiko (Bally et al. 2017).

Die Evidenzlage zur Sicherheit der Akupunktur ist jedoch nicht so eindeutig, wie es das Gesamtbild der Untersuchungen vermuten lässt. Ihre Ergebnisse zeigen, dass es große Schwankungen bei der UE-Rate gibt, die von verschiedenen Therapeuten berichtet werden. Beispielsweise berichtete ein Therapeut über Blutungen bei 53 % der Patienten nach der Akupunktur, andere hingegen meldeten gar keine Blutungen. Diese Schwankungen sind zum Teil durch eine unterschiedliche Berichterstattung bedingt – Therapeuten, die sehr vorsichtig sind, melden vermutlich jedes kleine Blutungsereignis, auch wenn die Untersuchung darauf abzielte, nur signifikante Blutungsmengen zu registrieren. Teilweise könnten die Schwankungen zwischen den individuellen Therapeuten auch durch Unterschiede bei den Patiententypen bedingt sein (z. B. würde man in einer Praxis, in der ältere Menschen behandelt werden, mehr Blutungen erwarten, weil diese fragilere Gefäße und weniger subkutanes Gewebe aufweisen), teilweise auch durch unterschiedliche Akupunkturstile. Aber unerwünschte Ereignisse dürften auch tatsächlich mit der Technik und Erfahrung des Therapeuten variieren.

Therapeuten sollten nicht einfach denken, „Akupunktur ist sicher", sondern darauf achten, unerwünschte Ereignisse so weit wie möglich zu reduzieren.

Ausführliche Empfehlungen zur sicheren Ausübung der Akupunktur finden sich in ➤ Kap. 16. In diesem Kapitel konzentrieren wir uns ausschließlich auf die veröffentlichte Evidenz. Wenn wir wissen, was zuvor geschehen ist, hilft uns dies, das Gleiche zu vermeiden.

Abgesehen von Problemen, die aufgrund der Nadelung auftreten, besteht noch ein weiteres Risikopotenzial für Patienten, die Akupunktur erhalten: Dass ihnen eine konventionelle Therapie nicht zuteil wird, die bei ihrer Erkrankung wirkungsvoller gewesen wäre. Dieses sogenannte „indirekte" Risiko kann offensichtlich gravierend sein, beispielsweise wenn Patienten nicht die Möglichkeit einer Frühdiagnose ihres Krebsleidens erhalten, weil ihre Symptome nicht korrekt gedeutet wurden. Dieses Buch wird in der Annahme verfasst, dass bei jedem Patienten, bei dem Akupunktur in Erwägung gezogen wird, bereits eine konventionellmedizinische Diagnose gestellt wurde und der Patient informiert wurde, falls eine konventionelle Therapie eine höhere Heilungschance bietet als Akupunktur.

Weise Menschen lernen aus den Fehlern, die andere gemacht haben; Narren lernen aus ihren eigenen. (Anonym)

Die potenziellen Risiken von Akupunktur

Im Folgenden werden die unerwünschten Ereignisse in drei Abstufungen besprochen (➤ Tab. 13.1).

Es ist nicht leicht, verlässliche Zahlen über die Risikoraten der Akupunktur zu erhalten, weil bei der Berichterstattung Verzerrungen und Ungenauigkeiten unausweichlich sind. Patienten berichten vielleicht zu wenig über unerwünschte Ereignisse, weil sie ihren Therapeuten nicht in Verlegenheit bringen möchten; Akupunkteure, die sich vielleicht nicht im Klaren sind über die ethische Notwendigkeit, solche Ereignisse zu beschreiben, machen zu wenige Meldungen; andere Gesundheitsfachkräfte, die Akupunktur ablehnen und ihrem Ansehen schaden möchten, berichten womöglich zu viel.

Hinzu kommt, dass die **Zuschreibung** eines Ereignisses zur Akupunkturtherapie ggf. nicht eindeutig ist. Es mag schwierig sein zu erkennen, ob ein Ereignis durch Akupunktur verursacht wurde oder nicht. Es gibt Standardmethoden für die Ursachenzuschreibung, u. a. den zeitlichen Zusammenhang von Einsetzen und Abklingen, biomedizinische Erklärungen und wiederholte Folgeerscheinungen bei erneuter Exposition. Aber in Einzelfällen, besonders schwerwiegenderen und komplexeren, können mehrere Ereignisse zum Outcome beitragen, und der genaue Beitrag der unterschiedlichen Ursachen kann nicht präzise bestimmt werden.

Die hier angegebenen Zahlen für die Raten unerwünschter Ereignisse basieren auf veröffentlichter Evidenz, sollten aber nur als Schätzungen betrachtet werden. Da unser Hauptinteresse praktischer Natur ist, verfolgen wir ohnehin in diesem Buch das Hauptziel zu vermitteln, wie man die Akupunkturausübung sicherer machen kann.

Milde Ereignisse

Zu den häufigsten Ereignissen, die während oder nach Akupunktur auftreten können, zählen mit den typischen Inzidenzraten (ausgedrückt in Prozent der Therapien laut Meldung des Therapeuten) (White 2006):

- Blutungen, mehr als ein Blutstropfen: ca. 3 %
- Verschlimmerung der Symptome: ca. 1–2 %
- Nadelschmerzen, stärker als nur leichtes Stechen: ca. 1 %
- Müdigkeit: bis zu ca. 1 %
- Schwäche: in der Regel weniger als 0,5 %

Diese Rate geringfügiger unerwünschter Ereignisse ist so niedrig, dass sie offiziell als „minimal“ klassifiziert wird. Andere Ereignisse, die weniger häufig gemeldet wurden, sind u. a. Übelkeit und Kopfschmerzen.

Zwei milde Ereignisse – Symptomverschlimmerung und Müdigkeit – sollen näher erläutert werden. Manche Therapeuten behaupten, dass Akupunktur eine „natürliche“ Therapie sei und es deshalb unausweichlich sei, dass sie die Probleme zunächst verschlimmert, bevor sie sich bessern. Jegliche Verschlimmerung der Symptome sei ein hinnehmbarer Bestandteil der „Heilungsreaktion“. Dieser Gedanke mag Patienten beruhigen, aber es gibt keinen Beleg dafür, dass er wahr ist. In einer Studie, in der die Inzidenz von Verschlimmerungen zusammen mit dem letztendlichen Outcome dokumentiert wurde, folgte auf die Verschlimmerung keine bessere Behandlungsreaktion. Die Erfolgsrate bei Patienten liegt bei ca. 70 %, mit oder ohne Verschlimmerung. Viele Patienten sprechen auf die Behandlung an, ohne dass es ihnen zunächst schlechter geht. Dies

Tab. 13.1 In diesem Kapitel verwendete Einteilung in milde, signifikante und schwerwiegende unerwünschte Ereignisse

Schweregrad	Definition
Mild	Reversibel, von kurzer Dauer, stellt für den Patienten keine schwerwiegende Unannehmlichkeit dar
Signifikant	Erfordert medizinische Aufmerksamkeit oder stört die normalen Aktivitäten des Patienten
Schwerwiegend	Erfordert eine stationäre Aufnahme oder eine Verlängerung der stationären Behandlung oder führt zu einer anhaltenden oder signifikanten Funktionseinschränkung oder zum Tod

deutet alles darauf hin, dass eine Verschlimmerung tatsächlich nicht notwendig sein muss, um eine Reaktion auf Akupunktur zu erzielen. Daher empfehlen wir, dass Therapeuten eine Verschlimmerung stets vermeiden sollten. Insbesondere sollten sie in der ersten Behandlungssitzung keine zu starke Therapie anwenden.

Entspannung wird häufig als Vorzug der Therapie betrachtet, aber Müdigkeit kann so ausgeprägt sein, dass sie jemanden, der Auto fährt oder eine Maschine bedient, in Gefahr bringt. In einer Studie verspürte ungefähr ein Drittel der Patienten ein gewisses Maß an Müdigkeit (Brattberg 1986), in einer neueren Studie waren es nur etwas weniger (MacPherson und Thomas 2005).

Signifikante Ereignisse

Über Hautinfektionen, die eine Behandlung erforderten, wurde mehrfach berichtet. Dabei spielten in der Regel die typischen opportunistischen symbiotischen Bakterien eine Rolle, aber es wurde auch über vier Fälle einer Infektion mit *Mycobacterium* berichtet. Wenn Akupunkturnadeln in ödematöse Areale eingeführt wurden, traten Fälle von Zellulitis auf. Gelegentlich scheint Akupunktur Herpes-Infektionen zu reaktivieren.

Einige Male wurde über eine periphere Nervenschädigung durch Akupunktur berichtet, die beispielsweise zu einer Fußheberschwäche führte. Es stellt sich die Frage, warum über diese Art von Nervenschädigung nicht öfter berichtet wird, wo die Akupunkturnadeln doch recht häufig Nerven penetrieren müssen. Üblicherweise wird als Erklärung angeführt, dass Akupunkturnadeln nicht-schneidende Spitzen haben, die die Nervenfasern auseinanderschieben.

Eine Verschlimmerung von Asthma während oder nach der Therapie ist nicht selten und kann schwerwiegend genug sein, um eine stationäre Aufnahme erforderlich zu machen.

Krampfanfälle können bei Patienten auftreten, die bewusstlos werden, weil sie im Sitzen genadelt werden (was aus diesem Grund nicht empfohlen wird). Sehr selten tritt ein Krampfanfall beim liegenden Patienten auf. Hier könnte die Diagnose lauten: reflektorische anoxische Krämpfe aufgrund einer ausgeprägten vagalen Reaktion auf die Nadelung mit Beteiligung des limbischen Systems.

Andere Arten von massivem Kollaps während der Akupunktur sind selten, aber über einige wurde berichtet. Einige Patienten sind einfach ohnmächtig geworden, wenn die Nadeln eingeführt oder stimuliert wurden. Es lag kein damit zusammenhängender kardiovaskulärer Kollaps vor, sodass der Mechanismus rein neurologischer Natur sein muss. Wenn sie nicht bereits auf dem Rücken liegen, müssen solche Patienten sofort hingelegt werden. Glücklicherweise kommt dies extrem selten vor, und die Patienten erholen sich vollständig.

Schwerwiegende Ereignisse

Schwerwiegende Ereignisse kommen sehr selten vor und sind entweder traumatisch oder infektiös.

Ein Trauma wird in der Regel durch eine zu tiefe Nadelung oder Nadelung an der falschen Stelle verursacht, oder aber wenn sich der Patient spontan oder während der Muskelstimulation durch Elektroakupunktur bewegt.

Der **Pneumothorax** ist das häufigste schwerwiegende unerwünschte Ereignis bei der Akupunktur (Xu et al. 2013) und hat zu mehreren Todesfällen geführt. Er kann durch Nadelung der anterioren oder posterioren Brustwand verursacht werden. Symptome können unmittelbar während der Therapie auftreten oder sich allmählich im Lauf der folgenden 48 Stunden entwickeln.

Bei dünnen, abgemagerten Patienten darf man sich keine Fehler bezüglich der Nadeltiefe erlauben, aber auch bei übergewichtigen oder adipösen Patienten birgt die Nadelung Risiken, da es schwierig sein kann, die tatsächliche Tiefe der Nadel in Relation zu den dickeren Gewebeschichten zu beurteilen.

Über eine Schädigung des **Zentralnervensystems** wird am zweithäufigsten berichtet (Xu et al. 2013). Hierzu zählen eine Penetration der Medulla und intrakraniale Blutungen – durch Nadelungsstellen am Nacken. Das periphere Nervensystem ist zum Beispiel anfällig für Verletzungen des N. peroneus, N. medianus und der Gesichtsnerven.

Eine **Herzbeuteltamponade** kann sich mit katastrophaler Geschwindigkeit entwickeln. Auch über verschiedene andere Verletzungen des Herzmuskels und der Blutgefäße wurde berichtet (Xu et al. 2013).

Infektionen können lokal oder systemisch auftreten. Die schwerwiegendsten lokalen Infektionen können sich zu einer nekrotisierenden Fasziitis entwickeln. Die Mortalitätsrate liegt zwischen 20 und 30 Prozent. Es wurde über Todesfälle berichtet (White 2004). Hierbei kann der Therapeut die Infektionsquelle sein. In koreanischen Kliniken wurde über viele Fälle von Hautinfektionen mit *Mycobacterium* berichtet. In einer Klinik konnte dies auf eine unzureichende Sterilisierung von Tüchern und Umschlägen zurückgeführt werden, die nach dem Entfernen der Nadel auf Akupunkturpunkte gelegt wurden, in einer anderen Klinik auf eine unzureichende Präparation der Flüssigkeit, die zum Reinigen der Haut verwendet wurde (Xu et al. 2013).

Die Muster von **systemischen Infektionen** haben sich nach Einführung von Einmalnadeln verändert. Hepatitis aufgrund kontaminierter Nadeln war früher verbreitet und ist in manchen Ländern immer noch ein Problem (Nguyen et al. 2007). Heutzutage sind **Staphylokokkeninfektionen** stärker verbreitet, es wurde über methicilinresistente Varietäten berichtet (Xu et al. 2013).

Schwerwiegende unerwünschte Ereignisse können durch gute Praxis fast vollständig eliminiert werden.

Das Gesamtrisiko für schwerwiegende unerwünschte Ereignisse, die mit Akupunktur zusammenhängen, wurde aus der Evidenz von 13 prospektiven Studien mit über 4 Millionen Behandlungen geschätzt, in denen über 11 Ereignisse berichtet wurde, keines davon mit letalem Ausgang (White 2006). Die kumulative weltweite Rate für schwerwiegende unerwünschte Ereignisse bei Akupunktur wird daher auf 0,02 pro 10 000 Behandlungen geschätzt. Dies stellt ein „vernachlässigbares" Risiko dar, das weit unter den meisten medizinischen Therapien liegt.

Insgesamt stellt Akupunktur ein „vernachlässigbares" Risiko für unerwünschte Ereignisse dar.

Unvermeidbare Ereignisse

Es besteht kein Zweifel daran, dass manche Reaktionen auf Akupunktur insofern unvermeidbar sind, als sie bei einzelnen Patienten unausweichlich sind, aber nicht vorhergesagt werden können. Diese Reaktionen werden in jeder Untersuchung beschrieben, sogar in denen über japanische Akupunktur, bei der die Nadeln allgemein sehr oberflächlich nur in die subkutane Schicht eingeführt werden. Die schwerwiegendsten Reaktionen sind gravierende Müdigkeit, die ein reales Risiko für Unfälle im Straßenverkehr darstellen kann. Offensichtlich sind manche Patienten dafür empfänglicher als andere. Die Entscheidung, ob bei diesen Patienten Akupunktur verabreicht werden sollte, hängt wiederum von der Risiko-Nutzen-Bewertung ab: Die gleiche Reaktion dürfte auch bei einer Folgetherapie wieder auftreten, auch wenn Müdigkeit eine Reaktion ist, die im Allgemeinen weniger stark ausfällt, wenn die Therapie wiederholt wird.

Müdigkeit nach der Akupunktur kann schwerwiegend sein; Patienten müssen Anweisungen erhalten, wie damit umzugehen ist.

Indirektes Risiko

Das Risiko durch Akupunktur wird als „indirekt" beschrieben, wenn der Schaden durch den Therapeuten, nicht durch die Akupunktur an sich verursacht wird. Dies ist gewöhnlich dann der Fall, wenn ein Patient keine besser geeignete Therapie erhält, weil der Therapeut eine falsche Diagnose gestellt hat oder glaubte, Akupunktur sei effektiver, als sie es in diesem Fall tatsächlich ist. Oder er kannte die Evidenzlage nicht, dass Akupunktur weniger effektiv ist als andere Therapien.

Zusammenfassung

Akupunktur ist im Allgemeinen in geübten Händen sicher, wie die Evidenz aus mehreren prospektiven Untersuchungen zeigt. Eine der Stärken der Akupunktur ist ihre Sicherheit, verglichen mit anderen Therapien.

Akupunktur birgt jedoch einige Risiken in sich und kann die Quelle eines „indirekten" Risikos sein, wenn sie anstelle einer anderen, effektiveren Therapie eingesetzt wird. Die Raten unerwünschter Ereignisse variieren je nach Therapeut. Jeder trägt Verantwortung dafür, eine sichere Praxis zu entwickeln und zu bewahren. Die häufigsten milden unerwünschten Ereignisse nach der Akupunkturbehandlung sind Blutungen, Schmerzen bei der Nadelung und eine Symptomverschlimmerung, gefolgt von Schwäche und Müdigkeit (was die Fahrtüchtigkeit beeinträchtigen kann). Signifikante Ereignisse sind seltener; hierzu zählen Hautinfektionen, eine Schädigung der peripheren Nerven, eine Verschlimmerung von Asthma und Krampfanfälle. Schwerwiegende Ereignisse sind sehr selten. Manche Nebenwirkungen sind unvermeidbar. Insgesamt ist das Risiko für unerwünschte Ereignisse aufgrund von Akupunktur „vernachlässigbar".

IV Praktische Aspekte

IV

KAPITEL

14 Vorbereitung auf die Behandlung

Einführung

Akupunktur ist in mancherlei Hinsicht eine unkomplizierte Sache, bei der ein paar Nadeln eingestochen werden. Aber damit die Therapie sicher und wirkungsvoll ist, sind Vorbereitungen notwendig. Besonders für Anfänger ist es wichtig, gute Gewohnheiten und Routinen festzulegen, bevor sie zu praktizieren beginnen. Sicherheit und Effektivität müssen in Fleisch und Blut übergehen, wenn man Patienten behandelt.

Akupunkteure sollten nicht nur sicherstellen, dass sie das beste Training erhalten und an Weiterbildungen teilnehmen, sondern auch die Standards anwenden, die von allen Gesundheitsfachkräften erwartet werden:

Sie sollten sich stets auf angemessene Weise verhalten, wie es von ihrem Berufsverband oder der aufsichtführenden Behörde vorgeschrieben ist.

Ein Aspekt der guten Patientenversorgung besteht darin, dass alle Therapeuten, die an der Versorgung des Patienten beteiligt sind, angemessen untereinander kommunizieren. Akupunkteure, die selbstständig tätig sind, sollten aus medizinischen und ethischen Gründen möglichst dafür Sorge tragen (mit Erlaubnis des Patienten), dass der Hausarzt des Patienten über die Akupunkturbehandlung informiert wird.

Therapeuten müssen eine realistische und ehrliche Vorstellung davon haben, was Akupunktur erreichen kann. Behauptungen, dass Akupunktur alles und jeden behandeln kann, sind falsch, täuschen den Patienten und bringen die Therapie in Misskredit. Akupunktur ist eine Therapie mit Erfolgen und Misserfolgen, wie die meisten Therapien.

In diesem Kapitel werden die Denkroutinen beschrieben, die einer sicheren und effektiven Akupunkturausübung zugrunde liegen, bis zu dem Moment, wo die Nadeln eingeführt werden. Die Therapie selbst wird in ➤ Kap. 15 besprochen. Dieses Kapitel kann und soll nicht die Grundlage für die formellen Richtlinien zur Bereitstellung von Serviceleistungen sein. Leser, die entsprechende Richtlinien entwickeln müssen, können ein Beispiel, das für die Palliativversorgung verfasst wurde, als Basis heranziehen (Filshie und Hester 2006).

Für die Akupunktur geeignete Patienten

Wir empfehlen nicht, Minderjährige zu behandeln, zumindest nicht, bevor man umfassende Erfahrungen im Umgang mit Kindern und Nadeln gesammelt hat, da über viele unerwünschte Ereignisse berichtet wurde (Vohra et al. 2011).

Alle Patienten, die Akupunktur in Erwägung ziehen, sollten auf mögliche Kontraindikationen und besondere Vorsichtsmaßnahmen geprüft werden.

Kontraindikationen

Der Patient muss gewillt sein, Akupunktur zu erhalten. Es gibt zwei Hauptgründe, warum dies nicht der Fall sein mag:

- Nadelphobie.
- Persönliche Überzeugungen: Gelegentlich glauben Patienten, dass Akupunktur unerwünschte spirituelle Einflüsse haben kann, da sie mit Vorstellungen von Energie und Meridianen verknüpft ist, und lehnen Akupunktur aus diesem Grund ab. Es ist verlockend, aber nicht ratsam, diese Einstellungen durch Verwendung von Ausdrücken wie „trockenes Nadeln" (dry needling) zu umgehen. Wir ziehen es vor, „Akupunktur beim Namen zu nennen" und dem Patienten die Entscheidung zu überlassen.

Ein winziger Bevölkerungsanteil reagiert auf eine invasive medizinische Technik unter Umständen mit Konvulsionen; der Mechanismus ist unklar, könnte aber mit einer plötzlichen starken vagalen Stimulierung des Herzens zu tun haben. Die Bedeutung dieser Reaktion liegt darin, dass sie nicht unbedingt durch eine Therapie, bei der der Patient in liegender Position behandelt wird, vermieden werden kann. Dies sollte nicht verwechselt werden mit der leichten anoxischen Konvulsion, die auftreten kann, wenn ein Patient ohnmächtig wird und nicht sofort flach hingelegt werden kann. Wenn bei einem Patienten, der zwecks Akupunktur vorstellig wird, in der Vorgeschichte unerklärliche Konvulsionen aufgetreten sind, sollte auf eine Akupunkturtherapie verzichtet werden. Diese Reaktion kann auch erstmals bei einer Akupunkturtherapie auftreten. In diesem Fall sollten solche Ereignisse als unvermeidbar betrachtet werden.

Patienten, bei denen spontan Hämatome auftreten, sollten nicht behandelt werden, bis ihre Blutgerinnung überprüft wurde und im Normbereich liegt.

Die Kontraindikationen für eine Akupunkturtherapie sind im folgenden Kasten zusammengestellt.

!

Kontraindikationen für Akupunktur

Absolute Kontraindikationen für Akupunktur
- Patient ist nicht gewillt.
- Spontane Blutungen oder Hämatome (bis weitere Abklärung erfolgt ist).

Absolute Kontraindikationen für eine spezielle Technik
- Herzklappenfehler: Dauernadeln vermeiden.
- Demand-Schrittmacher oder intrakardialer Defibrillator: Elektroakupunktur über dem Thorax vermeiden.

Relative Kontraindikationen
- Starke Blutungstendenz, beispielsweise Therapie mit Antikoagulanzien, Thrombozytopenie.
- Psychisch gestörte Patienten (es kann zu unvorhersagbaren Reaktionen kommen).
- Beeinträchtigung des Immunsystems.
- Krampfanfälle in der Vorgeschichte, die durch ein invasives medizinisches Verfahren ausgelöst wurden.
- Ausgeprägte Reaktion auf Akupunktur in der Vorgeschichte.

Absolute Kontraindikationen für spezielle Techniken

Dauernadeln sind eine potenzielle Quelle für Bakteriämien, die ein vorgeschädigtes Herz befallen und eine subakute bakterielle Endokarditis hervorrufen können. (Hohes Risiko: frühere Endokarditis, frühere Herzoperation, u. a. Klappenprothese und angeborener Herzklappenfehler, wie etwa Marfan-Syndrom; niedriges Risiko: rheumatische Herzkrankheit, kalzifizierte Aortenklappe und undichte Mitralklappe.)

Eine elektrische Stimulation kann möglicherweise den Sensor eines Herzschrittmachers oder intrakardialen Defibrillators beeinflussen.

Relative Kontraindikationen: Risiko-Nutzen-Abwägung

Falls ein Patient eine „relative" Kontraindikation für Akupunktur aufweist, liegt es in der Verantwortung des Therapeuten, so mit dem Patienten zu arbeiten, dass Nutzen und Therapierisiken ausgewogen sind. Wenn man beispielsweise mit einem Patienten konfrontiert ist, der unter Antikoagulanzien Blutungsstörungen zeigt, wird man vielleicht keine tiefe Nadelung zur Therapie von Spondylitis ankylosans anwenden. Der erwartbare Nutzen ist gering, und bei tiefer Nadelung besteht ein signifikantes Risiko, eine Hämorrhagie hervorzurufen. Andererseits könnte man zur Therapie von Spannungskopfschmerzen oberflächliche Nadelung anwenden, da sie sicher ist und wirkungsvoll sein könnte. Man soll zwar die Ansichten des Patienten berücksichtigen, aber sich nicht vom Patienten überreden lassen, eine Therapie zu verabreichen, wenn man selbst überzeugt davon ist, dass sie kontraindiziert ist.

Besondere Vorsichtsmaßnahmen

In diesem Abschnitt geht es um Vorsichtsmaßnahmen, die aufgrund des Zustands des Patienten vorausbestimmt werden können (➤ Kasten). Es kommen noch weitere Vorsichtsmaßnahmen hinzu, die aufgrund lokaler Gegebenheiten am jeweiligen Punkt notwendig sind (➤ Kap. 15).

!

Fälle, in denen besondere Vorsichtsmaßnahmen bei der Anwendung von Akupunktur notwendig sind
- Blutungsneigung (s. u.)
- Epilepsie: den Patienten nicht unbeaufsichtigt lassen.
- Immunsuppression aufgrund einer Erkrankung oder medikamentöser Therapie: besonderes Augenmerk auf Hygiene.
- Schwangerschaft (s. u.).

- Patienten ohne eindeutige Diagnose: Akupunktur kann u. U. Symptome einer ernsten Erkrankung, z. B. eines Krebsleidens, verdecken und die Diagnose verzögern.
- Von der Norm abweichende Körperstruktur: erhöhtes Traumarisiko, besonders bei Untergewicht.
- Patienten, die nach der Akupunkturtherapie Autofahren müssen: leichte Behandlung, danach ruhen lassen und beobachten; den Patienten anweisen, bei Müdigkeit anzuhalten.
- Stark auf Akupunktur reagierende Patienten (s. u.).
- Patienten mit peripherer Neuropathie: betroffene Areale vermeiden.

Patienten mit Blutungsneigung

Eine Blutungsneigung aufgrund von Hämophilie, Thrombozytopenie oder aufgrund der Einnahme von Antikoagulanzien ist eine „relative Kontraindikation". Sollte man sich entscheiden, den Patienten zu behandeln, müssen besondere Vorsichtsmaßnahmen getroffen werden. Die Nadelung von Patienten mit stark erniedrigter Thrombozytenzahl ist wohl kaum zu rechtfertigen, Akupunktur kann jedoch bei Patienten mit einer moderaten Blutungsstörung eine nützliche Alternative sein (➤ Kasten).

FALLBERICHT

Eine 39-jährige Patientin entwickelte in ihrer zweiten Schwangerschaft eine Thrombozytopenie. Sie hatte einen Kaiserschnitt unter Vollnarkose, da eine Spinal- und Epiduralanästhesie wegen ihrer Thrombozytenzahl von 82×10^9/l kontraindiziert war. In der postoperativen Phase erbrachten Standardanalgetika keine ausreichende Schmerzlinderung, aber Akupunktur hatte eine schnelle, nützliche Wirkung, ohne übermäßige Blutungen zu verursachen (Oomman et al. 2005).

Bei Patienten mit Blutungsneigung sollte Akupunktur mit besonderer Vorsicht durchgeführt werden:
- Feine Nadeln in Betracht ziehen, eventuell mit elektrischer Stimulation bei weniger empfindlichen Patienten.
- Tiefe oder kräftige Nadelung in den umschlossenen Faszienkompartimenten der Unterschenkel und Unterarme aufgrund des potenziellen Risikos für das Auftreten eines Kompartimentsyndroms vermeiden.
- Bei der Nadelung in Gelenknähe besonders vorsichtig sein (erhöhtes Risiko für Hämarthrose).
- Nach dem Entfernen der Nadeln festen Druck auf die Punkte ausüben.

Schwangerschaft

Viele Akupunkturlehrer raten ihren Schülern, Akupunktur im ersten Trimester der Schwangerschaft vorsichtig, wenn überhaupt, anzuwenden, da es „zu einem spontanen Abort kommen kann". Aber selbst in der Spätschwangerschaft gibt es kaum Belege dafür, dass Akupunktur Wehen auslösen kann. In China wird Akupunktur häufig zur Therapie vieler Erkrankungen im ersten Schwangerschaftstrimester angewendet, ohne dass besondere Vorsichtsmaßnahmen ergriffen werden. Im Westen ist ihre Anwendung in der Frühschwangerschaft zur Therapie von Übelkeit ebenfalls fest etabliert.

Akupunkteure, die Rechtsstreitigkeiten befürchten, werden argumentieren: „Selbst wenn man keinen Abort verursacht hat, wird man doch vielleicht beschuldigt, wenn er wenige Tage nach der Akupunkturbehandlung eintritt". Das ist Defensivmedizin, die häufig nicht zu einer guten Therapie führt. Es gibt gute Belege aus großen Beobachtungsstudien und 15 kontrollierten Studien, dass der Ausgang einer Schwangerschaft (sowohl der Schwangerschaftsverlauf als auch die Gesundheit des Kindes) nicht durch Akupunktur beeinflusst werden (Carr 2015b). Wir empfehlen Folgendes:
- Akupunktur kann während der gesamten Schwangerschaft angewendet werden.
- Risiken und Nutzen der Therapie müssen wie gewohnt gegeneinander abgewogen werden.
- Im ersten Trimester ist es vermutlich ratsam, auf starke Stimulationstechniken zu verzichten.

Stark reagierende Patienten

Manche Patienten reagieren heftig auf die Akupunktur. Bei normal starker Therapie verspüren sie mit höherer Wahrscheinlichkeit als normal

- eine Verschlimmerung ihrer Symptome,
- Müdigkeit direkt nach der Therapie,
- Unwohlsein nach der Therapie, manchmal bis hin zu einem grippeartigen Syndrom, das zwei oder drei Tage anhält.

Ca. 5 bis 10 % aller Patienten in der Primärversorgung erleben eine Reaktion auf eine Therapiedosis, die auf die anderen 90 bis 95 % keine unerwünschte Wirkung hat, wobei die Rate bei Krebspatienten höher liegt.

Es ist schwierig, die Empfindlichkeit eines Patienten im Voraus zu bestimmen. Felix Mann (1992) beobachtete, dass starke Reaktionen mit höherer Wahrscheinlichkeit bei Künstlertypen und Menschen mit stark karitativer Einstellung auftreten. Manchmal gibt ein Patient den Hinweis, dass eine frühere physikalische Behandlung – beispielsweise Massage oder Manipulation – eine unangenehme Reaktion hervorrief. In diesem Fall nimmt man am besten an, dass dies auch bei Akupunktur der Fall sein wird.

Glücklicherweise sprechen stark reagierende Patienten in der Regel auch gut auf die Therapie an. Diese Patienten erleben eine starke therapeutische Wirkung, sodass eine leichte Therapie angewendet werden kann. Bei den empfindsamsten Patienten kann schon eine Nadelung von 30 Sekunden ausreichen.

Auch Kinder reagieren im Allgemeinen stark, weshalb die Nadel nach wenigen Sekunden entfernt werden sollte. Im Unterschied zu Erwachsenen bedeutet dies aber nicht, dass alle Kinder auch gut auf die Therapie ansprechen.

Krebspatienten

Akupunktur kann zur Linderung der Symptome bei Krebspatienten sehr hilfreich sein, aber aus vielen Gründen sind besondere Vorsichtsmaßnahmen erforderlich. Einer der Gründe ist die Tatsache, dass diese Patienten häufig signifikante Nebenwirkungen ihrer Therapie und sogar Multiorganerkrankungen aufweisen. Es besteht das Risiko, Symptome zu überdecken. Es sollte immer daran gedacht werden, dass ein Patient, der nicht auf die übliche Weise auf die Therapie anspricht, vielleicht eine erhöhte Tumorlast aufweist. Eine ausführlichere Erörterung dieser Fragen liegt für alle vor, die diese Patienten behandeln möchten (Filshie 2001).

Ängstliche Patienten

Akupunktur dürfte bei Patienten, die während der Behandlung angstfrei sind, wirkungsvoller sein, und zwar aufgrund der Effekte einer erhöhten CCK-Freisetzung (➤ Kap. 9). Bei der Vorbereitung der Behandlung sollte auf die Fragen und Ängste der Patienten eingegangen werden.

Information und Einwilligung nach Aufklärung

Patienten müssen angemessene Informationen über den Nutzen und die Risiken der Akupunktur erhalten, damit sie in vollem Umfang informiert sind und auf dieser Grundlage eine Therapieentscheidung treffen können. Die Schwierigkeit liegt darin zu wissen, was man unter „angemessener" Information versteht, aber Folgendes sollte enthalten sein:

- Realistische Informationen über den möglichen erwartbaren Nutzen der Akupunktur.
- Informationen über die bekannten Risiken von Akupunktur, die für diesen Fall relevant sind.
- Ggf. andere verfügbare Therapien für diese Erkrankung.

Offensichtlich ist es wichtig, den Spagat zu halten zwischen Verschleierung von realen und relevanten Risiken und übereifriger Auflistung jedes unerwünschten Ereignisses, das jemals im Zusammenhang mit Akupunktur aufgetreten ist. Dies könnte Patienten davon abschrecken, eine Therapie zu verwenden, die ihnen gut tun würde.

Alle Informationen über Risiken müssen in klarer Sprache verfasst und für den einzelnen Patienten verständlich sein. Der Therapeut sollte beurteilen (und idealerweise begründen), ob der einzelne Patient die benötigten und erwünschten Informationen erhalten hat. Den Patienten sollten auch Informationen über die Risiken und den Nutzen anderer verfügbarer Therapien angeboten werden. Es wäre unethisch, Akupunktur bei einer Erkrankung zu empfehlen, für die ihre Wirksamkeit nicht bewiesen ist, wenn eine andere Therapie bekanntermaßen wirkungsvoll ist. Patienten müssen darüber informiert sein und dann ihre eigene Entscheidung treffen.

Normalerweise reicht eine mündliche Einwilligung aus. Manche Krankenhausträger oder andere Arbeitgeber, die Akupunkteure beschäftigen, bestehen auf schriftlichen Informationen und manchmal auf unterzeichneten Einverständniserklärungen. Das hier abgedruckte Patientenmerkblatt (➤ Kasten, siehe auch Kopiervorlage im Anhang @ @ *Liebe Frau Landwehr-Heldt, sollte es doch keine Kopiervorlage im Anhang geben, entfällt dieser Zusatz*) wurde einvernehmlich von mehreren Akupunkturberufsorganisationen entwickelt. Es enthält einen optionalen Freiraum für die Einwilligung des Patienten, aber eine Unterschrift ist juristisch gesprochen weniger wichtig als die Zufriedenheit der Patienten, dass sie ausreichend informiert wurden, um eine Entscheidung treffen zu können.

!

Patienteninformationsblatt und Einwilligungserklärung

Bitte lesen Sie diese Informationen sorgfältig durch und fragen Sie Ihren Therapeuten, wenn Sie etwas nicht verstanden haben.

Was ist Akupunktur?
Akupunktur ist eine Therapieform, bei der feine Nadeln in spezifische Punkte am Körper eingeführt werden.

Ist Akupunktur sicher?
- Akupunktur ist im Allgemeinen sehr sicher. Schwere Nebenwirkungen sind sehr selten – sie kommen in weniger als einem Fall pro 10 000 Therapien vor.
- In dieser Praxis werden sterile Einwegnadeln verwendet.

Hat Akupunktur Nebenwirkungen?
Bitte berücksichtigen Sie Folgendes:
- Nach der Therapie kann bei einigen wenigen Patienten Müdigkeit auftreten. Wenn Sie davon betroffen sind, sollten Sie nicht Autofahren.
- Geringfügige Blutungen oder Hämatome treten nach der Akupunktur bei ca. 3 % der Behandlungen auf.
- Schmerzen während der Behandlung treten bei ca. 1 % der Behandlungen auf.
- Symptome können sich (bei weniger als 3 % der Patienten) nach der Therapie verschlimmern. Sie sollten Ihren Therapeuten davon unterrichten, aber in der Regel ist dies ein gutes Zeichen.
- Bei bestimmten Patienten kann eine Ohnmacht auftreten, besonders bei der ersten Therapie.

Wenn zusätzlich bestimmte, auf Ihren Fall zutreffende Risiken bestehen, wird Ihr Therapeut dies mit Ihnen besprechen.

Gibt es etwas, was Ihr Therapeut wissen muss?
Abgesehen von den üblichen medizinischen Details ist es wichtig, dass Sie Ihren Therapeuten über Folgendes informieren:
- wenn Sie früher einmal einen Anfall, Ohnmacht oder Schwindelattacken erlitten haben,
- wenn Sie einen Herzschrittmacher oder andere elektronische Implantate in sich tragen,
- wenn Sie eine Blutungsstörung haben,
- wenn Sie Antikoagulanzien oder andere Medikamente einnehmen,
- wenn Sie geschädigte Herzklappen oder andere Infektionsrisiken aufweisen.

Einwilligungserklärung
Hiermit bestätige ich, dass ich die obigen Informationen gelesen und verstanden habe. Ich willige in eine Behandlung mit Akupunktur ein. Die Therapie kann ich jederzeit verweigern.

Unterschrift

Vollständiger Name in Druckbuchstaben

Datum

Tatsächlich wird davon ausgegangen, dass Patienten ihre Zustimmung **zur Untersuchung** erteilt haben, wenn sie ihre Kleidung ablegen oder sich auf den Behandlungstisch legen, nachdem sie die angemessenen Informationen erhalten haben. Man könnte annehmen, dass diese Zustimmung auch die Behandlung mit einschließt, aber man sollte sich der Tatsache bewusst sein, dass womöglich aus folgenden Gründen eine weitere Zustimmung erforderlich ist:

- Patienten sind vielleicht damit einverstanden, sich untersuchen zu lassen, aber möchten sich das Recht vorbehalten, nach der Untersuchung über die Behandlung zu entscheiden.
- Der Therapeut kann vielleicht nicht den möglichen Nutzen der Therapie vorhersagen, bevor er den Patienten untersucht hat. In diesem Fall sollte er diese Informationen danach zur Verfügung stellen.

Außerdem sollte es mit dem Patienten besprochen werden, wenn der Therapeut bisher manuelle Akupunktur verwendet hat und nun Elektroakupunktur einsetzen möchte, falls von Elektroakupunktur im Erstgespräch nicht ausdrücklich die Rede war.

Für die Akupunktur geeignete Erkrankungen

Akupunktur wird am häufigsten bei verschiedenen muskuloskelettalen Problemen eingesetzt (➤ Tab. 14.1). Myofasziale Triggerpunktschmerzen scheinen am schnellsten und besten auf Akupunktur anzusprechen, gefolgt von anderen langsam heilenden Weichgewebeverletzungen und Arthrose. Unter Akupunkteuren herrscht keine Einigkeit darüber, welche Erkrankungen am besten auf die Therapie ansprechen, weil sie ihre Meinungen auf der Grundlage von Einzelfällen bestimmter Patienten bilden, an die sie sich erinnern, weil diese gut oder schlecht auf die Therapie reagierten. Außerdem kann es sein, dass ein Therapeut ein besonderes Interesse an einer Erkrankung hat, was sein Können verbessert, seine Herangehensweise beeinflussen und Erwartungen wecken kann.

Akupunktur korrigiert keine strukturellen Veränderungen, wie die Degeneration von Gelenkoberflächen bei Arthrose, auch wenn sie zu einer Symptomlinderung und Reduzierung der Entzündung beitragen kann. Diese Tatsache ist vielleicht für den Therapeuten selbstverständlich, sollte aber auch dem Patienten klargemacht werden, der vielleicht das, was Freunde ihm erzählt haben, missverstanden hat und in dem Glauben zur Akupunkturtherapie gekommen ist, dass beispielsweise seine arthritischen Gelenke geheilt werden können.

Womöglich deutet die Vorgeschichte des Patienten darauf hin, dass die Symptome durch eine zugrunde liegende Pathologie oder durch myofasziale Triggerpunkte (MTrPs) bedingt sein könnten, die die Erkrankung imitieren. Es kann schwierig sein, klinische Gewissheit zu erlangen, da MTrPs in beiden Fällen vorhanden sein können. Patienten sprechen besser auf Akupunktur an, wenn die Symptome hauptsächlich durch Triggerpunkte verursacht sind. Beispielsweise ist es weniger wahrscheinlich, dass Dysmenorrhö aufgrund von Endometriose durch Akupunktur gebessert werden kann, aber ähnliche Symptome aufgrund von Triggerpunkten in der Bauchwand dürften besser auf Akupunktur ansprechen.

Nozizeptive Schmerzen sprechen verlässlicher an als neuropathische Schmerzen oder Schmerzen unbekannter Ursache. Akupunktur sollte bei diesen Erkrankungen als eine Art Therapieversuch betrachtet werden.

14

Tab. 14.1 Die häufigsten Erkrankungen in der Akupunkturpraxis und eine Einschätzung der Wahrscheinlichkeit einer hilfreichen klinischen Reaktion

Reaktion wahrscheinlich	Reaktion möglich: milde Fälle oder begrenzte Anzahl	Reaktion unwahrscheinlich: seltene oder idiosynkratische Fälle
Muskuloskelettale Erkrankungen		
• Triggerpunkt-Schmerz (myofaszial) • Arthrose (v. a. Knie, Knöchel, Akromioklavikulargelenk, Halswirbelsäule) • Epicondylitis lateralis und medialis • Nackenschmerzen[a] • Unilaterale Rückenschmerzen • Andere Knie-, Waden- und Fußschmerzen; Morton-Metatarsalgie	• Fibromyalgie • Postlaminektomie-Syndrom • Schulterschmerzen	Erkrankungsprozess, bei inflammatorischen Arthropathien, u. a. Spondylitis ankylosans
Andere Schmerzerkrankungen		
• Spannungskopfschmerzen • Atypische Gesichtsschmerzen • Zahnschmerzen ohne ersichtliche behandelbare dentale Ursache • Nicht-kardiale Thoraxschmerzen • Trochanterische Bursitis	• Chronische ausgedehnte unspezifische Rückenschmerzen[a] • Schmerzhafte diabetische Neuropathie, andere schmerzhafte periphere Neuropathien	• Tinnitus • Motorische Spasmen nach Schlaganfall • Epilepsie • Symptome der Multiplen Sklerose • Morbus Parkinson
Neurologische Erkrankungen		
Migräne	• Schmerzen im Wirbelsäulenbereich, die mit Nervenwurzeleinklemmung bzw. Impingement zusammenhängen • Neuropathische Schmerzen oder Schmerzen aufgrund von echten Neuromen • Komplexes regionales Schmerzsyndrom • Ischämischer Schmerz • Phantomschmerzen • Morbus Raynaud • Neurogene Schmerzen (z. B. Trigeminusneuralgie) • Zentraler („Thalamus"-) Schmerz	–
Baucherkrankungen		
• Dysmenorrhö • Reizdarmsyndrom mit Schmerzen als Hauptsymptom	• Symptome von Colitis ulcerosa oder Morbus Crohn, Reizdarmsyndrom mit gestörter Darmfunktion als Hauptsymptom • Harninkontinenz	• Blasenauslassobstruktion • Generalisierte oder systemische Hauterkrankungen (z. B. Psoriasis)
Schmerzlose Erkrankungen		
• Übelkeit • Heuschnupfen, allergische Rhinitis • Xerostomie, trockene Augen • Menopausale Hitzewallungen • Reversible lokale Hauterkrankungen	–	–

[a] Bei Symptomen und Zeichen einer neurologischen Beteiligung ist eine Reaktion weniger wahrscheinlich.
Diese Tabelle basiert auf klinischer Erfahrung, Fallserien und Evidenz aus randomisierten kontrollierten Studien und beinhaltet daher den möglichen Nutzen von Erwartungseffekten, die mit Akupunktur zusammenhängen.

Wie viele andere Therapien wirkt Akupunktur am besten in leichteren Fällen und im Frühstadium, bevor sich das Krankheitsmuster vollständig eingewurzelt und mit psychischen Veränderungen verkompliziert hat.

Wenn die Erwartungen von Patient und Therapeut positiv sind, ist der Erfolg wahrscheinlicher – auch wenn Akupunktur bei Patienten, die anscheinend sehr niedrige Erwartungen an ihren Nutzen haben, sicherlich ebenfalls wirksam sein kann. Im Hinblick darauf, welche Erwartungen der Therapeut an die Akupunktur hat, ist es wichtig, realistisch zu sein und sicherzugehen, dass Patienten, die unrealistische Erwartungen hegen, vorsichtig aufgeklärt werden, ohne dass sich ihre Hoffnungen total zerschlagen.

Akupunktur-Zubehör

Standardnadeln

Akupunkturnadeln bestehen aus einem Schaft und einem Griff. Der Schaft ist meist aus Edelstahl, manchmal mit einer Silikonschicht, die Griffe sind aus Metall oder Plastik (➤ Farbtafel 1 im Anhang). Die verschiedenen Nadelmerkmale sind in ➤ Tab. 14.2 aufgeführt.

Es gab Berichte, dass Silikonfragmente vom Oberflächenbelag abbrechen und (theoretisch) Fremdkörperreaktionen auslösen können, aber dies ist ein Risiko, das bei allen silikonbeschichteten hypodermischen Nadeln und chirurgischen Instrumenten besteht, nicht nur bei Akupunkturnadeln.

Nadeln variieren bezüglich der Qualität. Schlecht hergestellte Nadeln können lose Metallfragmente aufweisen, die sich ablösen können, oder gekrümmte Spitzen haben (Xie et al. 2014).

Die Nadelspitze läuft nicht einfach auf einen spitzen Punkt zu wie ein Bleistift, sondern weist ein abgerundetes Profil auf (traditionell wie ein Tannenzapfen, ➤ Abb. 14.1). Dies soll weniger traumatisch sein, da die Gewebefasern auseinandergeschoben werden, statt sie zu durchschneiden. Dennoch kann es zu einer Schädigung der Blutgefäße, Nerven und anderer Strukturen kommen, wenn die Nadel oder der Patient sich bewegt. Die moderne Nadel wird nach einem hohen Standard hergestellt, aber gelegentlich ist die Spitze stumpf oder gekrümmt, oder die Nadel haftet nicht fest am Schaft an. Solche Nadeln sollten sofort, wenn das Problem entdeckt wurde, aussortiert werden.

Die typischen Durchmesser und Längen (des exponierten Teils des Schafts ohne Griff) von gängigen Akupunkturnadeln sind in ➤ Tab. 14.3 aufgeführt.

Es sollten stets Einwegnadeln verwendet werden.

Tab. 14.2 Varianten bei der Nadelfertigung

Teil	Varianten	Vorteile/Nachteile
Schaft (Edelstahl)	Unpoliert	Standard: wird vom Gewebe „ergriffen", um *De Qi* hervorzurufen
	Poliert	Für den Patienten angenehmer, aber weniger „Griff" auf das Gewebe, sodass das Auslösen des *De Qi* schwieriger sein kann
Griff	Gewundenes Metall (Stahl, Kupfer)	Leicht zu manipulieren
	Massives Metall	Weniger leicht zu manipulieren
	Plastik	Leicht[a], aber nicht leitfähig

[a] In manchen Positionen fällt eine oberflächlich aufliegende Nadel eher heraus, wenn der Griff aus schwerem Stahl besteht. In diesem Fall kann ein leichter Plastikgriff von Vorteil sein.

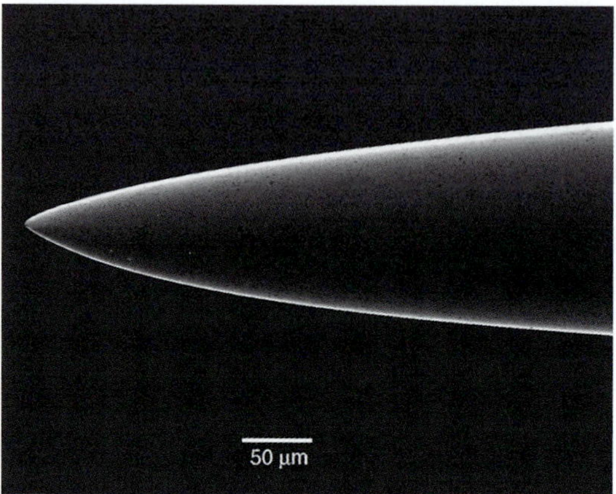

Abb. 14.1 Elektronenmikroskopische Aufnahme einer Akupunkturnadelspitze (Tannenzapfenform) *(mit freundlicher Genehmigung von Dr. Roy Moate, Plymouth Electron Microscopy Centre, Universität Plymouth).*

Tab. 14.3 Unterschiedliche Größenordnungen von gängigen Akupunkturnadeln

	Bereich	Standard	Besondere Zwecke
Durchmesser	0,12–0,35 mm	0,25 oder 0,30 mm	Längere Nadeln sollten zwecks höherer Festigkeit dicker sein (i. d. R. 0,30 oder 0,35 mm)
Länge	7–125 mm	25 oder 40 mm	Längere Nadeln bis 75 mm werden bei tiefen Punkten verwendet (z. B. in den Gesäßmuskeln) Kürzere Nadeln (15 mm) werden in Gesicht und am Ohr verwendet

Führungsröhrchen

Traditionell wurden die Nadeln direkt durch eine geschickte schnelle Drehbewegung eingeführt. Heutzutage gibt es für die meisten Nadeln Führungsröhrchen aus Plastik, die für Anfänger zu empfehlen sind. Die Nadel ist ca. 2 mm länger als das Röhrchen, sodass sie durch die Haut eingeführt werden kann, indem man auf das Ende tippt. Einzelnadeln werden meist mit einem Keil oder einem Stopfen im Führungsröhrchen gehalten. Nach dem Lösen der Nadel kippt man das Führungsröhrchen, sodass der Griff zum Vorschein kommt. Man hält den Griff zwischen Finger und Daumen, damit die Nadel nicht herausfallen kann.

Andere Nadeltypen

Manchmal werden Dauernadeln verwendet, damit die Wirkung der Therapie zwischen den Praxisbesuchen anhält. Dabei müssen spezielle Kontraindikationen und Vorsichtsmaßnahmen beachtet werden, die in ➤ Kap. 17 besprochen werden. Die häufigste Form der Dauernadel sieht wie eine winzige Reißzwecke aus, die einen 2 mm langen Vorsprung hat (➤ Farbtafel 9 im Anhang). Sie werden mit unterschiedlichem Durchmesser hergestellt und weisen manchmal ein integriertes selbstklebendes Pflaster auf (➤ Abb. 14.2). Dauernadeln werden manchmal auch für Ohrakupunktur angewendet (sie können dann als „Druckstecker" bezeichnet werden). Die potenziellen Gefahren werden in ➤ Kap. 17 besprochen. Sie können auch an anderen Stellen verwendet werden und müssen fest mit einem selbstklebenden Pflaster fixiert werden (➤ Farbtafel 10 im Anhang).

Ohrakupressur kann angewendet werden, indem man Edelstahlkugeln oder Samen der Vaccaria-Pflanze verwendet (Letzteres ist die traditionellere Methode, ➤ Farbtafel 11 im Anhang`).

Elektroakupunktur-Zubehör

Einige Therapeuten benutzen zwar in ihrer ganzen beruflichen Laufbahn niemals Elektroakupunktur (EA) und ihre Patienten sind vermutlich mit den Ergebnissen zufrieden, aber die meisten Therapeuten stellen bald fest, dass sie EA verwenden möchten, besonders bei Patienten mit chronischen Schmerzen.

Die Auswahl des EA-Zubehörs ist nicht so einfach. Es gibt kostengünstige Stimulatoren, die manchmal wirkungsvoll sind, aber Geräte, die wirklich flexibel und zuverlässig genug sind, kosten mehrere hundert Euro. Es lohnt sich, das beste Gerät zu kaufen, das man sich leisten kann. Im nachfolgenden Kasten sind einige der wichtigsten Kriterien für ein qualitativ hochwertiges Gerät aufgeführt. Einige der älteren Modelle, die noch im Handel sind, haben nicht die beschriebenen Leistungen und entsprechen eventuell nicht den gegenwärtigen Qualitätsstandards. In Europa werden die Standards durch die Internationale Elektrotechnische Kommission (IEC) festgelegt, aber bis jetzt gibt es keine spezifischen Standards für EA-Geräte. Ein Beispiel für ein derzeit erhältliches Gerät ist auf ➤ Farbtafel 2 im Anhang abgebildet. Es hat eine maximale Leistung von ca. 20 mA, die etwa ein Sechstel der maximalen transthorakalen elektrischen Ladung erzeugt, die von der Food and Drug Administration in den USA empfohlen wird (John Thompson, persönliche Mitteilung). Manche Arbeitgeber verlangen, dass alle neuen Geräte von der Technikabteilung oder ähnlichen Laboren im Krankenhaus überprüft werden.

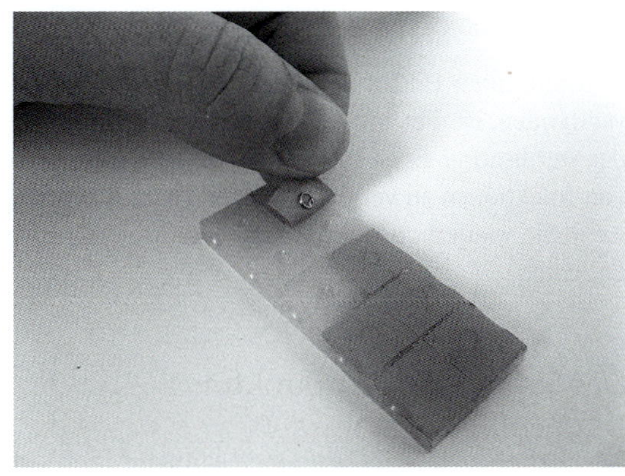

Abb. 14.2 Foto einer Dauernadel mit integriertem selbstklebendem Pflaster.

!

Empfohlene Merkmale eines optimalen Elektroakupunkturgeräts

- Niederspannungsbetrieb, vorzugsweise batteriebetrieben
- Hauptschalter an/aus
- Rechtecksignalausgänge mit Wellen alternierender Polarität
- Niedrige, mittlere und hohe Frequenzausgänge (z. B. 2–4 Hz, 10–15 Hz und 80–100 Hz), mit automatischer Umschaltvorrichtung
- Separate Intensitätsregulierung für die niedrigen und hohen Frequenzausgänge
- Mindestens drei Paar Ausgangsleitungen, jede mit eigener Intensitätskontrolle
- Anordnung jeder Intensitätskontrolle im Einklang mit ihrer Ausgangsbuchse zur leichten Identifizierbarkeit

Weiteres Zubehör

Bei der Behandlung von Patienten ist es von größter Wichtigkeit, folgende Dinge in greifbarer Nähe zu haben:
- Waschgelegenheit, um sich vor der Behandlung jedes Patienten die Hände zu waschen und zu trocknen (Alkoholgel ist eine akzeptable Alternative).
- Eine Behandlungsliege und Kissen, um den Patienten in der richtigen Position zu stützen.
- Wattetupfer, um nach dem Entfernen der Nadel auf den Punkt zu drücken.
- Sichere Abfallbehälter für gebrauchte Nadeln und Wattetupfer.
- Möglichkeiten zur Dokumentation.

Therapeuten, die einen separaten Nebenraum für Akupunktur benutzen, damit sich die Patienten während der Behandlung entspannen können, sollten eine Sprechanlage oder ein Rufsystem für den Patienten haben sowie eine Erinnerungfunktion, dass sich ein Patient im Behandlungszimmer befindet.

Resterilisation der Nadeln

In bestimmten Fällen, in denen es aus dem einen oder anderen Grund nicht möglich ist, Einmalnadeln zu verwenden, ist die einzige Methode, Akupunktur zu verabreichen, die Wiederverwendung von Nadeln nach der Sterilisation. Es ist eine vollständige Sterilisation nach Krankenhausnorm notwendig, um die Übertragung von Infektionen zu vermeiden, etwa Hepatitisviren unter den Patienten. Die Nadeln werden schnell stumpf, wenn sie wiederholt während des Sterilisationsvorgangs erhitzt werden. Dann sind sie schmerzhaft für den Patienten.

Das Setting für Akupunktur

Nachdem heutzutage Gesundheitskliniken und Krankenhäuser im Westen routinemäßig hohen Standards entsprechen, kann man leicht vergessen, wie wichtig das Behandlungssetting für eine sichere Praxis ist. In zwei in der Fachliteratur berichteten Fällen erhielten Patienten, die durch eine chronische Krankheit erheblich geschwächt waren, Akupunktur bei sich zu Hause und entwickelten eine Septikämie, die letztendlich zum Tod führte. Ihre Erkrankung deutet darauf hin, dass ihr Immunsystem geschwächt war, aber unhygienische Zustände trugen vermutlich zur Septikämie bei.

Das Setting für die Akupunkturausübung muss bestimmte Voraussetzungen erfüllen:

- Für eine angemessene Untersuchung: gutes Licht und gute Zugänglichkeit.
- Für eine angemessene Therapie: anatomische Kennzeichen müssen erkennbar sein (z. B. um die Oberflächenanatomie der Pleura zu bestimmen); Patienten müssen auf einer festen Oberfläche adäquat gestützt sein, sodass die Einstichtiefe kontrollierbar ist (dies ist manchmal zu Hause beim Patienten schwierig, was eine echte Gefahr darstellt).

Andere sicherheitsrelevante Aspekte des Settings sind ausreichend **Zeit,** um das Verfahren sorgfältig durchzuführen, sowie ausreichend **aktive Unterstützung** von anderem Personal und Kollegen.

Vorbereitung des Therapeuten

Die Vorbereitung besteht aus einer Checkliste von Punkten, die die Therapeuten im Geiste durchgehen sollten, bevor sie mit der Therapie beginnen, um sicherzustellen, dass sie

- über das Wissen und die Fähigkeiten – sowohl in der Medizin als auch in der Akupunktur – verfügen, um den Patienten sicher und angemessen zu behandeln,
- eine Diagnose gestellt (oder übermittelt bekommen) und einen Therapieplan aufgestellt haben,
- in Absprache mit dem Patienten festgestellt haben, dass der mögliche Nutzen der Akupunktur unter diesen besonderen Umständen die Risiken überwiegt,
- die möglichen Wirkungen von Akupunktur auf andere bestehende Erkrankungen bedacht haben,
- überprüft haben, dass das Setting und das Zubehör zufriedenstellend sind,
- die anatomischen Beziehungen aller Punkte kennen, die sie behandeln wollen,
- mit allen ggf. auftretenden unerwünschten Ereignissen umgehen können,
- eine Haftpflichtversicherung abgeschlossen haben.

Schließlich sollten Therapeuten auch sichergehen, dass ihre Hepatitis-B-Impfung aktuell ist, nicht nur, um sich selbst, sondern auch um ihre Patienten zu schützen. Eine kleine Häufung von Hepatitis-B-Infektionen wurde der Verbreitung durch einen Therapeuten zugeschrieben, dessen Antigen-Test positiv war. Dieses Virus ist in kleinsten Dosen hoch ansteckend.

Zusammenfassung

Dieses Kapitel ist das erste von dreien, die unbedingt gelesen werden sollten, bevor man Akupunktur in der klinischen Praxis anwendet. Es beschreibt und verzeichnet die Bedingungen, die gegeben sein müssen, um sich für die Anwendung der Akupunktur zu entscheiden.

Akupunktur ist absolut kontraindiziert, wenn der Patient eine Nadelphobie hat oder nicht nicht in die Behandlung einwilligt und wenn der Patient spontan Hämatome entwickelt, ohne dass seine Blutgerinnung überprüft wurde. Es gibt eine Reihe relativer Kontraindikationen. Spezielle Akupunkturtechniken sind ebenfalls in bestimmten Situationen kontraindiziert.

Bei bestimmten Patienten müssen spezielle Vorsichtsmaßnahmen ergriffen werden, etwa bei Patienten mit Blutungsstörungen, Epilepsie oder Immunsuppression. Während der Schwangerschaft (die aber keine Kontraindikation darstellt), bei Patienten ohne klare Diagnose, mit veränderter Anatomie und bei stark reagierenden Patienten sollte besondere Vorsicht walten. Patienten müssen eine informierte Einwilligung zur Therapie erteilen, die darauf basiert, dass sie auf ihre Bedürfnisse und Verständnisfähigkeiten zugeschnittene, angemessene Informationen erhalten haben. Eine Einwilligung ergibt sich im Allgemeinen aus der Tatsache, dass Patienten sich auf die Behandlung vorbereiten, aber unter bestimmten Umständen kann eine unterzeichnete Einwilligung erforderlich sein.

Akupunktur sollte für geeignete Erkrankungen verwendet werden. Nozizeptive Schmerzen sprechen meist besser auf die Therapie an als neurogene.

Akupunkteure sollten gewährleisten, dass sie über gute Akupunkturgrundlagen und anderes Zubehör und Einrichtungen sowie über ein angemessenes Setting verfügen.

KAPITEL

15 Effektive Nadeltechniken

Einführung

Beginnen Sie nicht an dieser Stelle mit der Lektüre dieses Buches! In diesem Kapitel werden die grundlegenden Nadeltechniken für eine effektive Praxis besprochen. Es wird davon ausgegangen, dass Sie ➢ Kap. 14 gelesen haben, die Kontrollen zur Vorbereitung abgeschlossen und die medizinische Herangehensweise an die Akupunktur verstanden haben. Außerdem ist es wichtig, ➢ Kap. 16 über Sicherheit zu lesen, bevor Sie mit der Praxis beginnen, da Sicherheit von gleicher Wichtigkeit ist wie Effektivität.

Mittlerweile wird der Leser mit unseren Empfehlungen bezüglich der „Standarddosis“ der Therapie zwecks Aktivierung der unterschiedlichen Mechanismen vertraut sein. In diesem Kapitel wird eine Standardtechnik ausführlicher besprochen, sowie die Methoden, wie die Dosis an den individuellen Patienten angepasst werden kann. Diese Anpassung muss bei jedem Patienten individuell gemäß seinen Reaktionen vorgenommen werden. Gemeint sind sowohl die unmittelbare Reaktion auf die Nadelstimulation als auch die Wirkungen, die die Patienten im Lauf der nächsten Stunden und Tage im Hinblick auf ihre Symptome und ihr Allgemeinbefinden verspüren. In diesem Kapitel geht es darum, die Dosis der Akupunktur korrekt zu bestimmen, auch wenn der beste Lehrmeister Ihre eigene durchdachte klinische Praxis ist.

Die Methoden zur Modifizierung der Akupunkturdosis (Therapiestärke) basieren hauptsächlich auf klinischer Erfahrung statt systematischer Forschung. Wie der Leser erwarten wird, berücksichtigen wir nicht all die feineren Therapievariationen, die in Büchern über traditionelle Chinesische Medizin beschrieben werden, sondern besprechen das, was wir nach heutigem Wissensstand für sinnvoll halten. Beispielsweise findet man keine Einzelheiten darüber, ob man die Nadel im oder gegen den Uhrzeigersinn rotieren soll, wohl aber eine Erörterung der Stimulationsstärke.

Akupunkturdosis

Eine effektive Therapie mit Akupunktur bedeutet, den oder die Punkte für die jeweilige Erkrankung eines bestimmten Patienten auszuwählen und sie dann mit einer Dosis zu nadeln, mit der die richtige Antwort erzielt wird, ohne unerwünschte Reaktionen zu verursachen. Unsere allgemeine Empfehlung für empfindliche Patienten lautet, mit einer Standardtherapie zu beginnen, selbst wenn man vorausahnt, dass mehr Nadeln mit stärkerer Stimulation und längerer Verweildauer nötig sein werden. Es ist besser, allmählich die Dosis zu erhöhen, sobald man weiß, wie der Patient reagiert. Die Therapievariablen sind in ➤ Tab. 15.1 aufgeführt.

Tab. 15.1 Faktoren, die die Stärke der sensorischen Stimulation und die Dosis einer Akupunkturbehandlung beeinflussen

Therapievariable	Bereich
Punktetyp	Myofasziale Triggerpunkte (MTrPs) sind „stark wirksam“, wenn sie sehr aktiv (schmerzhaft) und für die vorliegende Beschwerde relevant sind; ansonsten sind die klassischen Hauptpunkte wie Di 4 am stärksten, gefolgt von anderen klassischen Punkten; lokale, nicht-traditionelle Punkte sind am schwächsten
Anzahl der Punkte	Bei minimaler Therapie wird nur ein Punkt genadelt; eine übliche Therapie umfasst zwischen vier und zehn Punkten
Nadeltyp	Nadeln mit großem Durchmesser können eine stärkere Wirkung aufweisen; eine hochpolierte Oberfläche reduziert die Wirkung
Zahl der Nadeleinstiche	Jeder Einstich zählt einzeln
Einstichtiefe	Erhöhung der Stärke von der oberflächlichen zur muskulären und dann weiter zur periostealen Schicht
Nadelstimulation	Erhöhung von Null auf einmal manuell, mehrmals manuell bis hin zu elektrischer Stimulation
Ausgelöste Reaktionen	Stärke des *De Qi*, twitch response des Muskels oder Muskelkontraktion mit Elektroakupunktur
Nadelverweildauer	Längere Verweildauer gilt allgemein als stärker, bis zu einem Maximum von ca. 30 Minuten
Therapiehäufigkeit	Meist ein- oder zweimal wöchentlich, ggf. bis zu fünfmal pro Woche
Gesamtzahl der Behandlungssitzungen	Typische Behandlungszyklen dauern ca. sechs Sitzungen, manchmal sind langfristige intermittierende „Auffrischbehandlungen“ notwendig, um die Linderungswirkung zu erhalten

Zur Reduzierung der Therapiedosis gibt es folgende einfache Methoden:

- Verwendung von dünneren Nadeln
- Verwendung von weniger Nadeln
- Oberflächliches Einführen der Nadeln
- Reduzierung der Menge der Nadelstimulation
- Reduzierung der Nadelverweildauer

Akupunktur: Basistechnik

Manuelle Standardakupunktur, d. h. die Einführung einer Nadel ins Gewebe, in der Regel verbunden mit einer Form von Stimulation, ist die am häufigsten verwendete Akupunkturform weltweit. Das Ziel besteht darin, eine adäquate Stimulation auf sicherste und am wenigsten schmerzhafte Weise zu erzeugen. Der Vorgang lässt sich in fünf Phasen beschreiben:

1. Einstechen der Nadel durch die Haut
2. Vorschieben der Nadel bis zur erforderlichen Tiefe, meist in senkrechter Richtung
3. Manipulation der Nadel, wenn erforderlich und angemessen (unter Berücksichtigung des Patienten und seiner Erkrankung)
4. Belassen der Nadel in situ, wenn erforderlich
5. Entfernen der Nadel

Ohne Vorbereitung (➤ Kap. 14) und ohne Berücksichtigung der Sicherheit (➤ Kap. 16), u. a. die Positionierung des Patienten und das anatomische Wissen des Therapeuten, sollte keine Nadel gesetzt werden.

Einstechen

Das Einstechen sollte schnell und schmerzlos geschehen; man verwendet das mit einer Nadel versehene Führungsröhrchen und tippt beherzt auf den Nadelgriff (➤ Abb. 15.1). Man unterrichtet den Patienten, dass er das Antippen spüren, aber vermutlich nichts Stechendes bemerken wird – auch wenn dies gelegentlich vorkommen kann, besonders wenn die Haut heiß und schwitzig ist. Wenn ein stechender Schmerz auftritt, hat die Nadel einen Nerv oder eine reich innervierte Gefäßwand oder eine Faszienschicht getroffen. In diesem Fall versucht man zuerst, die Nadel zu justieren, indem man sie entweder tiefer oder zur Oberfläche hin bewegt, aber wenn der Schmerz sich nicht beruhigt, entfernt man die Nadel. Hält der Schmerz noch weiter an, nachdem die Nadel entfernt wurde, ist eine der besten Methoden zur Schmerzstillung, die Nadel schnell an einer Stelle in der Nähe wieder einzuführen. Dadurch wird meist der Schmerz gestoppt, aber der Therapeut muss sich in dem, was er tut, sicher fühlen.

Man sollte sich angewöhnen, die Anzahl der eingeführten Nadeln (*und* ihrer Führungsröhrchen) zu zählen, möglichst zweimal, und diese Zahl in geordneter Form zu dokumentieren, sodass man später kontrollieren kann, ob alle Nadeln entfernt wurden – auch hier sollte man wieder zweimal zählen, um menschliches Versagen auszuschließen.

Vorschieben

Sobald die Nadel eingestochen wurde, befindet sie sich im subkutanen Gewebe. Wenn sie nicht gestützt wird, kippt sie zur Seite. Dort kann sie zur „oberflächlichen" Nadelung belassen werden. Aber um das *De Qi* auszulösen oder einen Triggerpunkt zu deaktiveren, muss man tiefer eindringen. Die meisten Akupunkturpunkte liegen über einem Muskel, einige wenige über lockerem Bindegewebe (z. B. Bl 60 und Ni 3, genau anterior der Achillessehne). Daher wird die Nadel in der Regel in die Muskelschicht vorgeschoben. Wenn sie durch die Faszien geht, kann man einen leichten Widerstand spüren.

Meist wird die Nadel senkrecht zur Haut vorgeschoben; wichtige Ausnahmen sind die Nadelung über dem Rippenraum und dem Sternum (➤ Kap. 16).

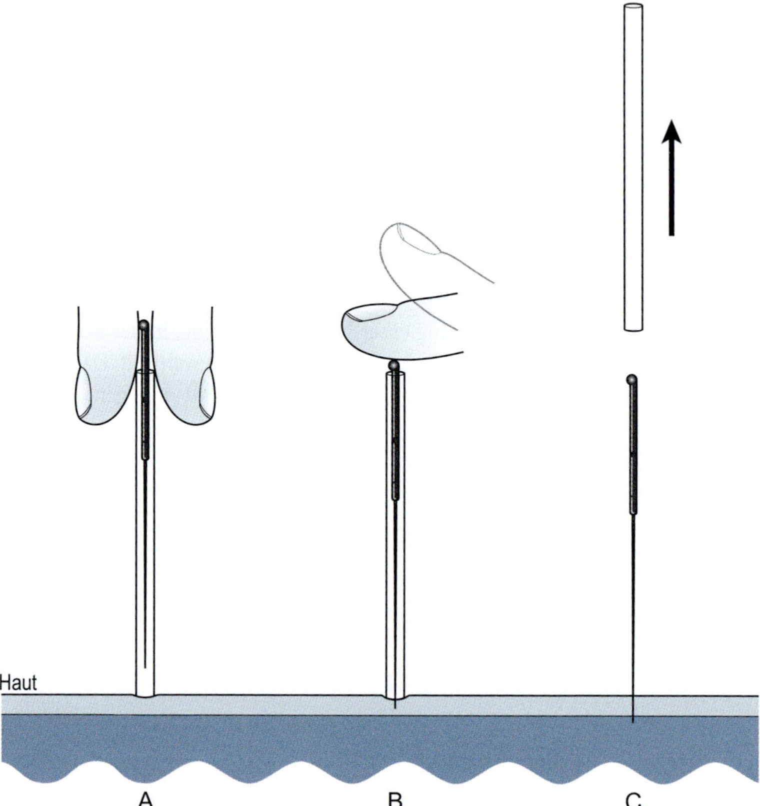

Abb. 15.1 Einstechen: Die Nadel kann sicher im Führungsröhrchen gehalten werden, wenn man sie etwas zurückzieht (A); ein geschicktes Antippen mit der Fingerspitze führt die Nadel subkutan ein (B); das Führungsröhrchen kann dann vorsichtig abgehoben werden (C).

Manipulation

Die Nadel kann mit Hilfe zweier Techniken manipuliert werden (➤ Abb. 4.1):

- „Heben und Senken": wiederholte vertikale Bewegungen (ca. 1–2 cm, „Spatzenpicken").
- Rotation: schnelles Drehen in wechselnde Richtungen mit Zeigefinger und Daumen in einem Winkel von ca. 90°.

Man wendet diese Techniken an, bis der Patient *De Qi* spürt. Ungefähr gleichzeitig ergreift das Gewebe die Nadel. Die Komponenten des *De Qi* sind in ➤ Kap. 4 beschrieben. Die meisten Therapeuten sagen ihren Patienten nicht genau, was zu erwarten ist, um ihre Beschreibung der Empfindungen nicht zu beeinflussen.

Die individuelle Nadelreaktion ist recht unterschiedlich, auch wenn wir nicht wissen, warum dies so ist. Bei manchen Patienten ist es schwierig oder sogar unmöglich, *De Qi* zu erreichen. Wenn man bei einem Patienten *De Qi* nicht auslösen kann, obwohl es aus Sicht des Therapeuten notwendig wäre, sticht man die Nadel einige Millimeter entfernt erneut ein und versucht es noch einmal. Aber mehr als zwei oder ggf. drei Einstichversuche an einer Stelle sind zu viel für den Patienten.

Die Technik zur Deaktivierung von MTrPs ist etwas anders und wird im Abschnitt über „Nadelung myofaszialer Triggerpunkte" weiter unten beschrieben.

Wenn die Manipulation für den Patienten unangenehm schmerzhaft oder kontraproduktiv wird, hört man damit auf.

Man beachte, dass manche Therapeuten die Nadeln gar nicht manipulieren, nachdem sie sie auf die gewünschte Tiefe eingeführt haben (auch einer der Verfasser!).

Belassen

In der Akupunkturtherapie gibt es eine lange Tradition, die Patienten mit ihren Nadeln in situ ca. 20 Minuten ruhen zu lassen („Belassen der Nadel“, „Nadelretention“). Dies stimmt mit dem Zeitraum überein, den β-Endorphin-Konzentrationen im Liquor cerebrospinalis benötigen, um ihre Maximalwerte zu erreichen. Die Nadeln werden in der Regel über diese Zeitspanne belassen, um segmentale, extrasegmentale und zentrale Effekte zu erzielen. Gute Reaktionen können aber auch schon bereits nach 10 Minuten auftreten. Die Therapie von MTrPs muss nicht in die Länge gezogen werden, und klinisch scheinen viele Fälle, bei denen andere empfindliche Punkte als Triggerpunkte vorliegen, schon auf eine mehrminütige Nadelung zu reagieren, vielleicht über den Axon-Reflex (➤ Kap. 5). Patienten können innerhalb von ca. 10 Minuten zu einer Tiefenentspannung gelangen, aber 20- bis 30-minütiges Liegen führt mit noch höherer Wahrscheinlich zur Entspannung oder Beruhigung, wenn man die Möglichkeiten dafür hat.

Entfernen

In der Regel kann jede Nadel einfach herausgezogen werden. Viele Therapeuten drücken dann kurz mit einem Wattetupfer auf den Punkt (nicht mit dem Finger – es könnten Infektionen wie Hepatitis übertragen werden), um ggf. kleinste Blutungen zum Stillstand zu bringen. Manchmal biegen sich Nadeln durch die Muskelkontraktion, die durch Elektroakupunktur (EA) oder durch eine Bewegung des Patienten ausgelöst werden kann. Verbogene Nadeln müssen besonders vorsichtig herausgezogen werden. Sehr selten bricht eine Nadel versehentlich ab. Wenn dadurch lebenswichtige Strukturen (z. B. Pleura, Rückenmark, Auge) geschädigt werden, ist dies unter Umständen ein chirurgischer Notfall. Die Nadel muss dann auf jeden Fall mit Unterstützung bildgebender Verfahren entfernt werden, es sei denn, die Spitze ist für das bloße Auge sichtbar, wenn sie im Weichgewebe verborgen ist.

Schließlich kontrolliert man, ob alle Nadeln entfernt und sicher in einen speziellen Abfallbehälter (Sicherheitsbehälter) gegeben wurden.

Auch die Führungsröhrchen sollten abgezählt werden, da Patienten oder Reinigungskräfte mit dieser Vorrichtung vielleicht nicht vertraut sind und sie als gefährlich erachten.

Die eingeführten Nadeln zweimal zählen; die herausgenommenen Nadeln zweimal zählen.

Akupunktur: Varianten der Basistechnik

Nadelung myofaszialer Triggerpunkte

Wenn der myofasziale Triggerpunkt (MTrP) akut empfindlich und der Schmerz intensiv ist (Kennzeichen eines hoch aktiven MTrP), sollte man vorsichtig nadeln.

Im Normalfall fixiert man den MTrP mit einem Finger an jeder Seite oder im Verlauf des Strangs und schiebt die Nadel bis zum MTrP vor. Dabei hält man die Augen offen und die Finger bereit, um einen „twitch response“ (Zuckungsreaktion) zu erkennen. Es konnte gezeigt werden, dass dies ein Indikator für eine gute Reaktion ist, ebenso wie die Reproduktion des vom Patienten gefühlten Schmerzes (Hong et al. 1997). Oftmals findet man den MTrP nicht gleich beim ersten Mal, oder in einem Muskel sind mehrere MTrPs vorhanden. In beiden Fällen ist es notwendig, die Nadel noch einmal in einem etwas anderen Winkel vorzuschieben und den Muskel fächerartig zu erkunden (➤ Abb. 15.2). Man sollte es aber vermeiden, die Nadel ganz aus dem Körper herauszuziehen, damit sie nicht noch einmal durch die Haut eingestochen werden muss. Wenn keine Zuckungen mehr erzeugt werden können, entfernt man die Nadel und drückt auf das Areal, um Blutungen im Muskel zu vermeiden, da dies Nachbehandlungsschmerz verursacht.

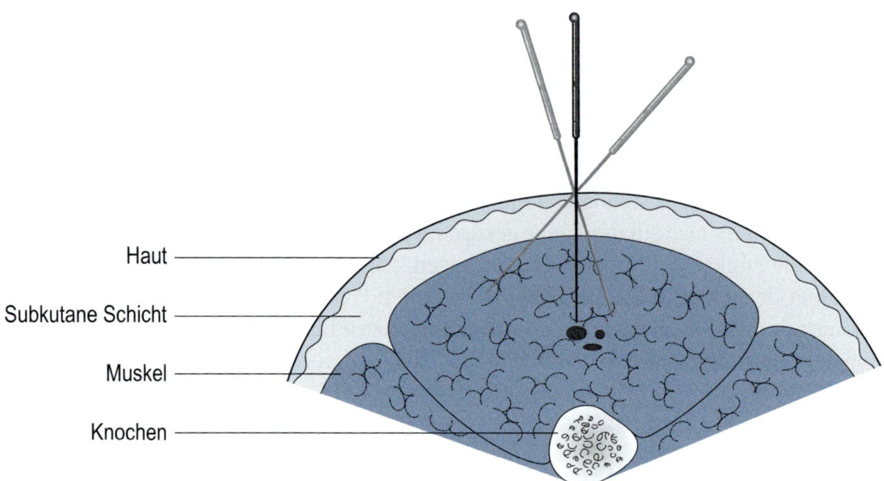

Abb. 15.2 Fächerartiges Vorgehen mit einer Nadel, um alle Bestandteile eines myofaszialen Triggerpunkts zu eliminieren. Die Nadel wird nur bis zur subkutanen Schicht herausgezogen, sodass sie nicht noch einmal durch die Haut gestochen werden muss.

Es sollte eine Nadel ausgewählt werden, die lang genug ist, um den MTrP zu erreichen. Beispielsweise kann der M. piriformis nicht mit der 30 mm langen Standardnadel erreicht werden, dafür benötigt man eine Länge von mindestens 70 mm.

Oberflächliche Nadelung

In Japan werden Nadeln – besonders für nicht-schmerzhafte Erkrankungen – in der Regel subkutan in die Punkte eingeführt, ohne Stimulation. Diese Technik wird auch von vielen Therapeuten im Westen verwendet und als „minimale" oder „oberflächliche" Akupunktur bezeichnet (Baldry 1993, Mann 1992). In Japan werden die Nadeln ca. 20 Minuten in situ belassen, aber im Westen behaupten Therapeuten, die die oberflächliche Akupunktur anwenden, dass bereits eine halbe Minute ausreichen kann, um Therapiewirkungen zu erzielen. Baldry beschrieb dies als nützliche Methode zur Deaktivierung von Triggerpunkten.

Periosteales Picken und starke Stimulation

Im Westen hat sich als Gegensatz zur oberflächlichen Nadelung eine starke Therapie entwickelt, die als „periosteales Picken" bezeichnet wird. Hierbei wird ein Punkt ausgewählt, wo der Knochen innerhalb der Nadelreichweite liegt (meist in der Gelenkumgebung, z. B. der Schienbeinkopf distal vom anteromedialen Aspekt der Kniegelenklinie). Die Lokalisation sollte gemäß ihren segmentalen Effekten ausgewählt werden (➤ Tab. 19.7). Dann wird die Nadelspitze vorgeschoben, bis sie das Periost erreicht, das einige Male angetippt wird, bevor man die Nadel entfernt. Man sollte unbedingt darauf achten, nicht mehr als einige Berührungen einzusetzen, da das periosteale Picken starke Reaktionen hervorrufen kann, vor allem bei jüngeren Patienten. Wir raten Therapeuten, erst einmal Geschicklichkeit im Umgang mit Nadeln in unterschiedlichen Geweben zu erlangen, bevor sie das periosteale Picken ausprobieren.

Eine weitere starke Form der Stimulation ist das tiefe schmerzhafte Nadeln, das zur Aktivierung der absteigenden Hemmung (➤ Kap. 9) eingesetzt wird. Gängige Punkte sind Ma 37 (bei Schulterschmerzen) und Le 3 (bei Kopfschmerzen). Diese Technik ist eine Steigerung der normalen Manipulation einer tief sitzenden Nadel. Die Nadel muss sich im Muskel befinden und so kräftig hin und her gedreht werden, wie der Patient es aushalten kann – der selbstverständlich vorgewarnt wurde.

Elektroakupunktur

Ursprünge

Elektroakupunktur (EA) hat sich in ihrer modernen Form in China seit den 1950er Jahren entwickelt, besonders für den Einsatz bei chirurgischen Eingriffen. Als Akupunktur erstmals zur Analgesie verwendet wurde, mussten die Anästhesisten die Nadeln während des gesamten Eingriffs manuell rotieren. Deshalb wurde das EA-Gerät entwickelt, um sie von dieser Aufgabe zu befreien. Obwohl die EA-Analgesie anfänglich verbreitet in China eingesetzt wurde und im Westen auf großes Interesse stieß, bildete sich erst später ein deutlicheres Bild ihres wahren Nutzens heraus. EA-Analgesie kann hilfreich sein, um den Bedarf an intra- und postoperativen Analgetika zu reduzieren, bringt aber allein keine verlässliche Reaktion hervor. Manche Patienten erreichen einen beträchtlichen Anstieg ihrer Schmerzschwelle, andere gar keinen.

Ob man die Elektroakupunktur in der Praxis verwendet, ist eine persönliche Entscheidung. Manche Therapeuten behaupten, dass Elektroakupunktur gegen den Geist einer „natürlichen“ Therapie verstoße und dass sie alle gewünschten Ergebnisse allein mit manueller Nadelung erzielen können. Andere Akupunkteure halten die Elektroakupunktur für nützlich, besonders bei Patienten mit chronischen nozizeptiven Schmerzen, die nicht auf eine oder zwei Behandlungen mit manueller Nadelung angesprochen haben, sowie zur zentralen Stimulation (➤ Abb. 15.3). Außerdem wird Elektroakupunktur unterstützend bei chirurgischer Analgesie und der Therapie von Suchterkrankungen eingesetzt.

Mechanismen

Grob gesprochen, setzen unterschiedliche Frequenzen der Elektroakupunktur unterschiedliche Opioidpeptide frei. Einen Großteil unseres Wissens über dieses Thema verdanken wir Ji-Sheng Han, der beobachtete, dass Akupunkteure die Art und Weise variieren, wie sie die Nadeln mit kreisenden oder senkenden Bewegungen in manchmal hoher, manchmal niedriger Geschwindigkeit stimulieren. Han wählte die Frequenzen von 2 Hz und 100 Hz, um die Extreme darzustellen (Han 2004). Heutzutage bezeichnen wir tendenziell 1 bis 15 Hz als niedrige Frequenz, was möglicherweise das Äquivalent zum Muskeltraining darstellt, und 80 Hz oder mehr als hochfrequente Stimulation, ähnlich derjenigen, die bei TENS zum Einsatz kommt. Besonders zur Regulierung des autonomen Systems ist eine Kombination aus niedrigen und mittleren Frequenzausgängen (z. B. 2–4 Hz, 10–15 Hz) vermutlich am besten.

Han und Kollegen zeigten, dass eine 2-Hz-Stimulation durch Freisetzung von β-Endorphin, Enkephalin und Orphanin und deren Effekt auf die μ-Rezeptoren eine Analgesie auslöst, und dass eine hochfrequente Stimulation Dynorphin freisetzt, das die Kappa-Rezeptoren stimuliert (➤ Tab. 9.1). Elektroakupunktur in einer Frequenz von 10 bis 15 Hz löst eine eingeschränkte Freisetzung von Enkephalin und β-Endorphin aus und könnte der optimale Frequenzbereich für die autonome Modulation sein (Stener-Victorin et al. 2003). In einem umfassenden Review ihrer Untersuchungsergebnisse schlägt Han vor, dass der größte kurzfristige analgetische Effekt durch eine Kombination aus 2 Hz und 100 Hz erreicht wird (Han 2004). Klinische Studien an Schmerzpatienten ergaben, dass der Effekt von 2 Hz länger anhält als der von 100 Hz (Thomas et al. 1995).

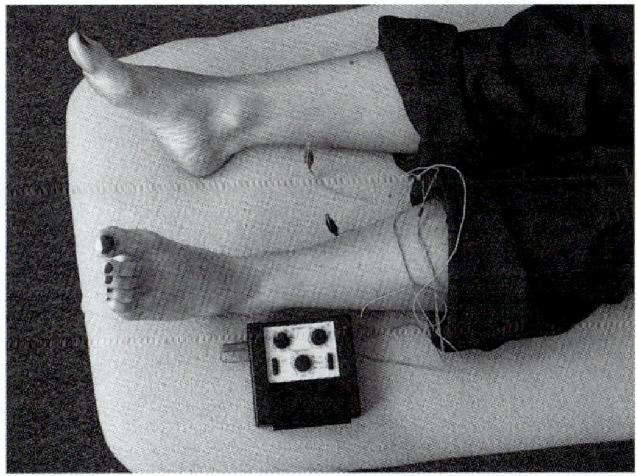

Abb. 15.3 Elektroakupunktur, die über ein an Mi 6 befestigtes Kabelpaar an beiden Beinen erfolgt.

Die klinischen Wirkungen von Akupunktur bei der Schmerzlinderung und autonomen Modulation hängen vermutlich von der Aktivierung tiefer Aβ-Fasern und Aδ/Typ III-Fasern aus dem Muskel ab (Andersson und Lundeberg 1995).

Anwendung und Sicherheit

Elektroakupunktur sollte nicht eingesetzt werden, wenn der Patient Angst vor der elektrischen Stimulation hat. In den USA ist es nicht erlaubt, Nadeln über dem Kopf oder Hals miteinander zu verbinden. In Arealen sensorischer Denervierung sollte man keine Elektroakupunktur anwenden. In dem frei zugänglichen Artikel von Cummings (2011) wird die sichere Anwendung von Elektroakupunktur ausführlich besprochen.

Wenn man Elektroakupunktur einsetzen möchte, muss man die Platzierung der Nadeln so planen, dass Nadelpaare durch Leitungspaare aus dem Gerät miteinander verbunden werden können. Bei der Festlegung der Tiefe und des Stichwinkels der Nadeln sollte man im Blick haben, dass sie das Gewicht des Verbindungskabels tragen müssen. Außerdem ist die Wirkung der Muskelkontraktion zu berücksichtigen, die an verschiedenen Körperstellen und bei unterschiedlichen Positionen variieren kann.

All dies erfordert größere Sorgfalt und die Berücksichtigung von Faktoren beim Patienten (z. B. Vorhandensein eines implantierten Kardioverter-Defribillators [ICD]) und von Faktoren bezüglich der Lokalisation (z. B. Kehlkopfmuskeln oder Sinus caroticus) und setzt ein größeres anatomisches Wissens voraus als die manuelle Akupunktur (Cummings 2011).

Die meisten Geräte bieten drei oder vier Kabelpaare an, die gleichzeitig miteinander verbunden werden können. Es ist nicht leicht, in einem Buch umfassende Empfehlungen über die praktischen Aspekte zu geben – dafür gibt es Kurse über Elektroakupunktur. Zur Therapie von Schmerzarealen können die Nadeln über der Schmerzstelle miteinander verbunden werden, um sie mit Elektrizität „durchströmen" zu lassen. Wenn man einen MTrP behandelt, wird ein Verbindungskabel an der Nadel am Punkt befestigt und sein Partner an einer neutralen Nadel an einer anderen Stelle.

Ein kluger Therapeut prüft nochmals, ob das Gerät ausgeschaltet ist, bevor er die Verbindungskabel an den Nadeln befestigt, erhöht dann allmählich die Stärke der Therapie und kontrolliert dabei, was der Patient fühlt. Wenn sich eine Nadel in der Nähe eines motorischen Nervs befindet, kann die Muskelkontraktion ganz plötzlich bei einem nur leichten Anstieg der Stromstärke beginnen. In diesem Fall sollte die Nadel neu positioniert werden. Die beiden Parameter, die kontrolliert werden, sind die Frequenz und die Intensität:

- **Frequenz:** Diese reicht normalerweise von 2 bis 80 bzw. 100 Hz. Am gängigsten sind Dreisekunden-Perioden, die zwischen 2–4 Hz und 80–100 Hz alternieren. Dieses Muster ist so konzipiert, dass eine Adaptation der Nerven verhindert und die Vielfalt der freigesetzten Neurotransmitter maximiert wird. Laborstudien deuten darauf hin, dass mittlere Frequenzen (10–15 Hz) optimal für die autonome Modulation geeignet sind, sodass manche Therapeuten 2–4 Hz in Kombination mit 10–15 Hz verwenden.
- **Intensität:**Die Stärke des elektrischen Stroms liegt in der Regel zwischen 0,5 und 20 mA, meist jedoch unter 6 mA. Man erhöht die Intensität langsam bei Null beginnend, zunächst bis der Patient den Strom bemerkt und dann weiter, bis entweder eine Muskelzuckung auftritt oder die Intensität so stark wird, dass der Patient es noch gut aushalten kann. Wenn zwei alternierende Frequenzen verwendet werden, kann es sein, dass der Patient die eine Frequenz spürt, die andere aber nicht. Hier ist es besonders nützlich, wenn das Gerät eine separate Steuerung der Intensität für jede Frequenz ermöglicht.

Die Therapie dauert in der Regel 20 bis 30 Minuten. Die Reaktion kann nach den ersten paar Minuten abflauen. In diesem Fall muss die Intensität wieder erhöht werden. Manche Patienten sind vielleicht bereit und in der Lage, die Intensität selbst zu regulieren. Gelegentlich wird die Intensität plötzlich stark – meist weil sich der Patient bewegt hat und so vermutlich die Nadel näher an den Nerv rückt. Der Patient muss über diese Möglichkeit informiert und angewiesen werden, dass dann die Intensität so schnell wie möglich reduziert werden muss. ➤ Abb. 15.4 zeigt Elektroakupunktur zur Therapie von Facettengelenkschmerzen.

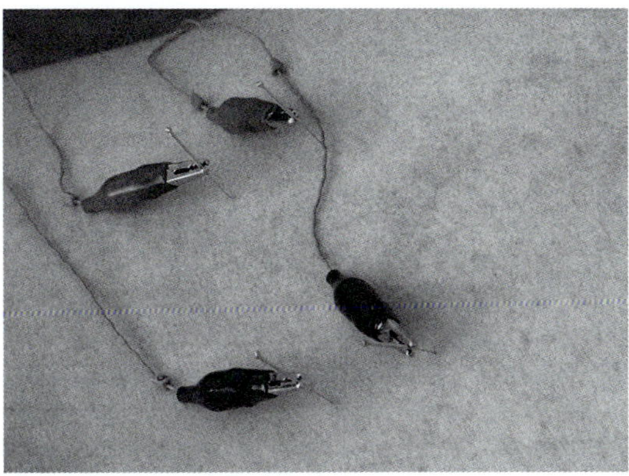

Abb. 15.4 Elektroakupunktur zur Therapie von Facettengelenkschmerzen.

Offensichtlich kann Elektroakupunktur, die über dem Thorax angewendet wird, die Funktion implantierter medizinischer Geräte wie zum Beispiel eines ICD beeinflussen (Cummings 2011). Es ist unter Umständen akzeptabel, Elektroakupunktur beispielsweise nur an den Gliedmaßen zu applizieren, aber es ist ratsam, vorher den Kardiologen des Patienten zu konsultieren. Auch wenn kein Implantat vorliegt, ist es vernünftig, Elektroakupunktur nicht über dem Thorax anzuwenden, da ein kleines, aber unbekanntes Risiko dafür besteht, dass das Erregungsleitungssystem des Herzens beeinflusst wird. Berechnungen zeigen, dass Elektroakupunktur eine elektrische Ladung am Herzen erzeugt, die nur ein Zehntel des von der FDA empfohlenen Maximums beträgt. Aber die Faktoren, die die Intensität des elektrischen Feldes kontrollieren – Stromtyp, Hautdicke, Nadeltyp und Einstichtiefe – sind noch nicht bekannt, weshalb Vorsicht anzuraten ist.

Stellen Sie keine elektrische Verbindung zwischen Nadeln über dem Thorax her (auf der Thoraxwand oder von Arm zu Arm).

Elektroakupunktur sollte auch bei Patienten mit Epilepsie vorsichtig angewendet werden, da die sensorische Stimulation sehr selten mit einem Anfall assoziiert ist. Die Nadeln sollten dort platziert werden, wo sie im Fall eines Anfalls wenig Schaden anrichten. Epilepsie-Patienten, an denen Elektroakupunktur durchgeführt wird, sollten nicht allein gelassen werden.

Es gibt Berichte, dass Elektroakupunktur am Schädel Angina pectoris hervorgerufen hat. Die Symptome traten bei wiederholter Therapie erneut auf. Aber bisher ist noch kein Mechanismus bekannt, der diese Beobachtung erklären könnte.

Moxibustion

Es ist erwähnenswert, dass dünn myelinisierte Nervenfasern auch Thermorezeptoren bedienen, die auf Wärme reagieren (nicht auf schmerzhafte Hitze, die C-Fasern aktiviert). Die alte Therapie der **Moxibustion,** bei der durch Abbrennen eines getrockneten Blatts **(Moxa)** auf der Haut Hitze appliziert wird, gilt häufig als Teil der Akupunktur. Es könnte aber riskant sein, Moxa zu verwenden, weil es einige toxische Partikel freisetzt. Wenn Hitze benötigt wird, können stattdessen Infrarotlampen verwendet werden.

Sensibilität des einzelnen Patienten

Patienten reagieren unterschiedlich auf Akupunktur. Manche verspüren leicht Gefühle von Müdigkeit oder Unwohlsein oder eine Verschlimmerung von Symptomen, wie wir bereits im Abschnitt über stark reagierende Patienten in ➤ Kap. 14 besprochen haben.

Es gibt keine sichere Methode, vorherzusagen, welcher Patient stark reagieren wird. Deshalb ist ein Therapieversuch bei allen Patienten die vernünftigste Herangehensweise. Bei der ersten Behandlung sollte man nicht zu stark stimulieren und erst, wenn keine Reaktion erfolgt, die Stärke nachfolgender Behandlungen erhöhen. Als generelle Richtlinie ist es in der Regel sicher, mit nicht mehr als vier oder fünf Nadeln zu beginnen, die einmal stimuliert und nicht länger als 10 Minuten in situ belassen werden.

Einige wenige Patienten reagieren selbst auf diese vorsichtige Therapie stark. Dann ist es sinnvoll, mit ihnen die Therapieoptionen zu besprechen: entweder beim nächsten Mal eine leichtere Therapie zu verabreichen (evtl. eine absolute Minimaltherapie mit einer sehr dünnen Nadel, die nur 30 Sekunden in situ belassen wird) oder die Therapie abzubrechen.

Organisation des Behandlungszyklus

Akupunktur wird häufig als Behandlungszyklus verabreicht, in dessen Verlauf sich ihre Effekte akkumulieren. Relativ akute muskuloskelettale Erkrankungen, z. B. MTrPs und andere Weichgewebeverletzungen, die nach ca. sechs Wochen nicht abgeheilt sind, sprechen jedoch möglicherweise schon auf nur eine oder zwei Behandlungen an.

Die zweite und nachfolgende Behandlungen werden durch die Reaktion auf die vorhergehenden Sitzungen geleitet. Am häufigsten wird der Patient einen gewissen Nutzen bemerkt haben, der aber vermutlich nicht anhielt. In diesem Fall wiederholt man die Behandlung mit einer leicht erhöhten Dosis, um einen kumulativen Nutzen für tiefere und länger anhaltende Wirkungen zu erzielen.

Bei den meisten Erkrankungen sollten Patienten und Therapeuten sich auf einen Zyklus von sechs bis acht Behandlungen einstellen – weniger, wenn die Symptome erst seit Kurzem bestehen und auf ein Areal beschränkt sind, aber mehr bei chronischen oder umfassenden Erkrankungen. Bei einer Pathologie wie etwa Arthritis muss die Therapie vermutlich mit „Auffrisch"-Behandlungen in sich vergrößernden Abständen (anfänglich monatlich, dann weniger häufig) weitergeführt werden.

Es gibt ein wachsendes Interesse an Selbstakupunktur bei langfristigen Erkrankungen, darunter bei Patienten, die dazu in der Lage sind und geeignete Erkrankungen aufweisen. Therapeuten sollten Erfahrungen gesammelt haben, bevor sie es in Betracht ziehen, ihr Wissen an ihre Patienten weiterzugeben.

Selbstverständlich sprechen nicht alle Patienten auf Akupunktur an. Wenn sich bei der ersten Behandlung keine Reaktion einstellt, sollte man die Anamnese und körperliche Untersuchung überprüfen, dann die Therapiestärke erhöhen. Wenn es immer noch nicht zu einer Reaktion kommt, lohnt es sich, den Therapieansatz angemessen zu modifizieren, indem man z. B. extrasegmentale oder zentrale Punkte hinzufügt oder Elektroakupunktur einsetzt. Gibt es nach den ersten vier Behandlungen keine Anzeichen für eine Reaktion, werden die meisten Therapeuten die Akupunktur abbrechen, auch wenn einige behaupten, dass manche Patienten erst nach sechs Behandlungen Reaktionen zu zeigen beginnen.

Bei der Behandlung eines Krebspatienten, der plötzlich nicht mehr auf eine Therapie anspricht, die zuvor wirkungsvoll war, ist die Möglichkeit in Betracht zu ziehen, dass dies ein Zeichen einer erhöhten Tumorlast oder eines Rezidivs ist.

Zusammenfassung

In diesem Kapitel wird die Basisakupunkturtechnik beschrieben und die Art und Weise, wie man diese Technik modifizieren kann, um die Therapiedosis je nach den Bedürfnissen des individuellen Patienten zu erhöhen oder zu verringern. Das Ziel besteht darin, eine ausreichende Dosis zu verabreichen, um eine Antwort zu erzielen, die aber nicht so stark sein sollte, dass eine unerwünschte Reaktion ausgelöst wird. Die Dosis kann auf verschiedene Weise auf die individuellen klinischen Umstände zugeschnitten werden, u. a. durch Typ und Anzahl der Akupunkturpunkte, Nadeltyp und -anzahl, Einstichtiefe, Stärke der Stimulation und Behandlungsdauer.

Darüber hinaus kann die Standardnadeltechnik zwecks Deaktivierung myofaszialer Triggerpunkte, oberflächlicher (minimaler) Nadelung und periostealen Pickens abgewandelt werden. Elektroakupunktur wird hauptsächlich zur zentralen Stimulation und zur Behandlung chronischer Schmerzen und anderer Erkrankungen verwendet. Ein Behandlungszyklus umfasst typischerweise drei bis acht Sitzungen.

KAPITEL

16 Sicheres Nadeln

Einführung

Man muss wohl kaum die Wichtigkeit der Sicherheit betonen, die ein integraler Teil der Akupunkturausübung werden sollte. Dieses Kapitel sollte in Verbindung mit der Auflistung aller Kontraindikationen und Vorsichtsmaßnahmen in ➢ Kap. 14 (Vorbereitung auf die Behandlung) gelesen werden. Es werden Empfehlungen über spezielle Regeln und Techniken gegeben, die dazu entwickelt wurden, die häufigsten in der Literatur berichteten unerwünschten Ereignisse zu vermeiden.

Behandlung von Patienten im Liegen

Die abschließende Vorbereitung vor der Nadelung von Patienten besteht darin, sie korrekt zu positionieren. Idealerweise sollten sie sich zumindest bei der ersten Behandlung hinlegen, damit sie nicht in Ohnmacht fallen. Ohnmachtsanfälle können ernste Konsequenzen haben (u. a. Krampfanfälle), außerdem unterbrechen sie die Therapie und verunsichern die Patienten. Gelegentlich kann es unmöglich sein, Zugang zu den benötigten Punkten, beispielsweise auf Nacken und Schultern, zu erhalten, wenn der Patient auf dem Rücken liegt. In diesen Fällen können Patienten vorsichtig genadelt werden, während sie auf dem Behandlungstisch sitzen, sodass sie sofort flach hingelegt werden können, falls sie in Ohnmacht fallen. Man sollte das Gesicht auf Blässe oder Schwitzen und den Puls auf Bradykardie kontrollieren. Wenn der Patient hingelegt werden muss, sind alle Nadeln sofort zu entfernen.

Man sollte Patienten behandeln, während sie liegen, zumindest bei der ersten Behandlung.

Ausstattung und Organisation

Handhabung der Nadeln

In den meisten Fällen werden Nadeln einmal verwendet und dann in einem speziellen Abfallbehälter entsorgt. Bei kurzer Nadelung (z. B. bei der Therapie von MTrPs) kann man die Nadel noch einmal einführen, auch wenn man im Auge behalten sollte, dass sie schnell stumpf und schmerzhafter wird, wenn sie durch die Haut und die faszialen Schichten geht. Falls ein Führungsröhrchen benutzt wird, muss die Nadel dort wieder hineingegeben werden – mit dem Griff (nicht mit der Spitze) zuerst, um eine Nadelstichverletzung zu vermeiden (➤ Abb. 16.1).

Als allgemeiner Grundsatz gilt: Eine Nadel sollte in ihrer (ungeöffneten) Originalverpackung sein; in der Hand des Therapeuten im Führungsröhrchen, wobei das scharfe Ende auf den Patienten zeigt; in einem geeigneten Punkt am Patienten (während der Therapie); oder im Abfallbehälter. Nadeln sollten nicht unbeaufsichtigt außerhalb der Packung irgendwo herumliegen. Die bei einem Patienten benutzten Nadeln sollten nicht zwischen den Behandlungssitzungen aufbewahrt werden, da die geringe Kostenersparnis nicht das Risiko von Kreuzinfektionen rechtfertigt, das mit falscher Handhabung verbunden ist. Die gleichen Führungsröhrchen sollten nicht bei unterschiedlichen Patienten benutzt werden, wiederum aufgrund des geringen Risikos von Kreuzinfektionen. Deshalb sollte man sie nach jedem Patientenkontakt entsorgen.

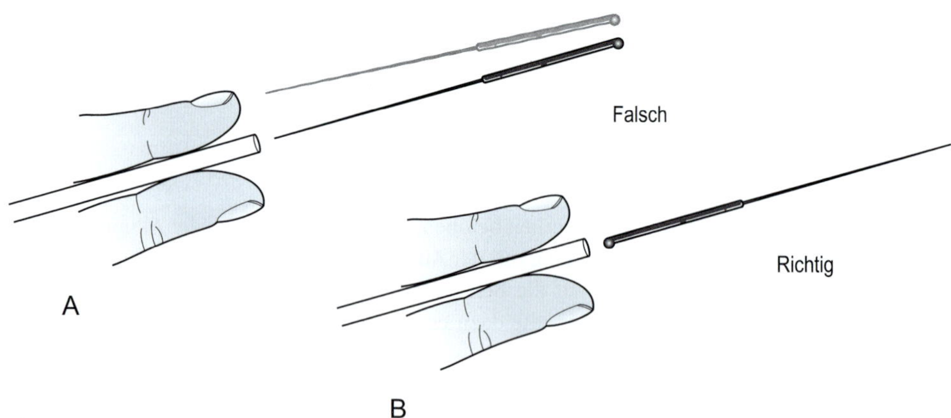

Abb. 16.1 Risiko einer Nadelstichverletzung bei der erneuten Einführung der Nadel ins Führungsröhrchen (A); immer den Griff zuerst einführen (B).

Vergessene Patienten

Ein weiteres Ereignis, das peinlicherweise häufig vorkommt, ist, dass ein Patient, der in einem Nebenraum behandelt wird, vergessen wird. Es ist leicht nachzuvollziehen, wie dies passieren kann: Ein Arzt, beispielsweise in der Primärversorgung, unterhält eine geschäftige Praxis und platziert einen Patienten im Nebenraum, um mehr Zeit für die Akupunkturtherapie zu haben. Der Arzt wird zu einem dringenden Hausbesuch gerufen, und der Patient wird vergessen.

Wenn der Patient in einem Nebenraum behandelt wird, sollte ein System installiert werden, mit dem der Patient um Hilfe rufen kann. Es ist auch sinnvoll, ein Erinnerungssystem in der Hauptpraxis einzurichten, das anzeigt, dass der Nebenraum mit einem Akupunkturpatienten belegt ist.

Reduzierung des Traumarisikos

Ein ernstes Trauma wird in der Regel dadurch verursacht, dass eine Nadel entweder an der falschen Stelle oder aber an der richtigen Stelle, allerdings zu tief eingestochen wird. Beides ist vermeidbar. Die folgenden Abschnitte sind nach der gefährdeten Körperstruktur angeordnet. Dieses Kapitel erhebt nicht den Anspruch auf Vollständigkeit. Beispielsweise werden nicht alle mit den gesamten Akupunkturpunkten verknüpften Risiken besprochen, sondern nur die Risiken von den Punkten, die vermutlich von Anfängern benutzt werden. Es wird davon ausgegangen, dass der Leser über Grundkenntnisse der Anatomie verfügt. Dem Leser sei auch empfohlen, die drei genannten Artikel von Peuker und Cummings sorgfältig zu studieren, in denen Einzelheiten der Anatomie des Menschen speziell im Hinblick auf Akupunkteure besprochen werden (Peuker und Cummings 2003a, 2003b, 2003c). Letzten Endes liegt die Verantwortung für eine sichere Praxis beim Therapeuten.

Blutgefäße

In der Haut reduziert man das Blutungsrisiko, indem man vermeidet, in sichtbare Venen zu nadeln, und auf ein schnelles, sauberes Einführen und Entfernen der Nadel achtet. Blutungen stoppt man schnell auf normalem Wege, indem man einen sauberen Tupfer oder ein Papiertuch auf die Stelle drückt und ggf. den betroffenen Teil anhebt. Hämatome können unangenehm und unansehnlich sein, besonders am Hals und im Gesicht. Deshalb sollte man einen Tupfer bereithalten, um ihn nach dem Entfernen der Nadel ggf. auf den Blutfleck zu drücken. Man sollte bis zu zwei Minuten lang auf eine blutende Stelle drücken, damit sich kein Hämatom bildet.

Es ist wichtig, das Nadeln größerer Blutgefäße zu vermeiden, besonders am Ellenbogen und in der Kniekehle, und zwar nicht nur wegen des Blutungsrisikos. Schwere Blutungen sind in der Tat selten, da die Nadel ein sauberes Loch erzeugt, vorausgesetzt, dass die Gliedmaße sich nicht zu stark bewegt hat, während sich die Nadeln in der Position befanden (z. B. kann Elektroakupunktur zu Zuckungen führen). Blutungen können in der Regel leicht durch Drücken gestillt werden. Aber gelegentlich wurde über eine Arterienschädigung durch Nadeln berichtet, die zu traumatischen Aneurysmen geführt hat. Akupunktur an Bl 54/40 in der Kniekehle bewirkte ein Aneurysma in der Kniekehlenarterie, das zu anhaltenden Symptomen einer Claudicatio intermittens geführt hat. Auch über ein retroperitoneales Hämatom wurde berichtet, das infolge einer Blutung aus Nierenarterienaneurysmen auftrat. Dieses wurde durch die tiefe lumbale Nadelung gegen Rückenschmerzen verursacht, in einem anderen Fall wurde die Aorta direkt genadelt. Selbstverständlich wären all diese Vorkommnisse vermeidbar gewesen.

> Vor der Nadelung in der Nähe einer oberflächlichen Arterie sollte man immer die Position der Arterie identifizieren, indem man den Puls tastet.

Auch über eine tiefe Venenthrombose an der Stelle, wo der Patient mit Akupunktur behandelt wurde, wurde berichtet. Dies ist offensichtlich schwer zu vermeiden, auch wenn weniger mobile Patienten aufgefordert werden sollten, sich nach der Therapie aktiv zu bewegen.

Die Wirbelsäulenarterie ist bei der Nadelung von Gb 20 gefährdet (Punktlokalisationen ➤ Kap. 19) und möglicherweise von Bl 10 bei Patienten mit schlankem Hals, bei denen der Abstand von der Haut weniger als die üblichen 4 bis 6 cm beträgt. An Gb 20 sollte die Nadel bei diesen Patienten nicht tiefer als 3 cm gestochen und nach oben in Richtung der Hinterhauptbasis und des kontralateralen Auges abgewinkelt werden.

Herz

Die Blutgefäße auf der Herzoberfläche befinden sich innerhalb der Reichweite einer Standardakupunkturnadel. Wenn diese Gefäße penetriert werden, kann es zu Einblutungen in den Perikardraum kommen, wo sich der Druck schnell aufbaut – dies nennt man „Herztamponade", die häufig einen letalen Ausgang hat. Es wurde über Fälle, ja sogar einen Todesfall aufgrund einer Tamponade nach Akupunktur berichtet. Therapeuten müssen sehr genau wissen, bei welchen Nadeln das Risiko besteht, das Herz zu berühren:

- Zwischen den Rippen über der vorderen Brustwand
- Durch das Foramen sternale (angeborene Anomalie)

Etwa 5 bis 8 Prozent der Bevölkerung weisen eine angeborene Anomalie auf, das **Foramen sternale**. Es entsteht, wenn die beiden Seiten des Sternums nach der Ossifikation nicht ganz verbunden sind (➤ Farbtafel 12 im Anhang). In der Regel tritt dies im 4. Interkostalraum auf, wo der Akupunkturpunkt Ren 17 lokalisiert ist. Bei Vorliegen eines Foramen befindet sich das Herz bei schlanken Patienten nur etwa 15–25 mm unterhalb der Hautoberfläche, innerhalb der Reichweite einer Standardakupunkturnadel (Messungen von Elmar Peuker). Bei einer schlanken Frau, die infolge einer Herztamponade starb, wurde post mortem der Abstand von der Haut bis zur posterioren Oberfläche des Sternums gemessen – er betrug zwischen 13 und 19 mm. Eine Foramen-Anomalie ist nicht auf normalen Röntgenaufnahmen des Thorax sichtbar, nur im CT. Auch durch Palpation kann es nicht zuverlässig festgestellt werden. Daher muss Ren 17 immer entweder oberflächlich oder schräg mit einem maximalen Winkel von 30° zum Sternum genadelt werden.

Zwar wurde über eine Tamponade aufgrund einer Nadel zwischen den Rippen berichtet, aber Therapeuten sollten auf gar keinen Fall zwischen den Rippen nadeln, und zwar wegen des viel häufigeren Risikos eines Pneumothorax.

Periphere Nerven

Sehr selten werden durch die Nadelung lokale Symptome erzeugt – in der Regel Taubheitsgefühl oder eine motorische Schwäche, gelegentlich Schmerzen –, die über mehrere Wochen anhalten können. Die Ursache liegt vermutlich in einer Neurapraxie. Es ist unklar, warum dies in manchen Fällen geschieht, und scheint ein unvermeidbares Risiko zu sein. Am häufigsten tritt es wohl an Di 4 auf.

Eine Stelle, wo die Nadelverletzung Nervenfunktionen beeinträchtigen kann, ist der N. fibularis communis in der Nähe von Gb 34, wo es zu einem Fallfuß kommen kann. Manchmal wird bei der Behandlung des M. piriformis bzw. von Gb 30 oder Bl 54 direkt der Ischiasnerv genadelt, was zu einem stechenden, schießenden Schmerz führt. Ein Funktionsverlust ist allerdings selten. Der N. medianus kann leicht durch eine tiefe Nadel an Pe 6 erreicht werden. In all diesen Fällen sollte die Nadel sofort vom Nerv zurückgezogen und der Patient beruhigt werden. Es ist davon auszugehen, dass Akupunkturnadeln recht häufig Nerven durchdringen, aber nur selten Schaden anrichten.

Rückenmark und Hirnstamm

Rückenmark und Spinalnervenwurzeln sind bei tiefer Nadelung der paravertebralen Blasen- und *Huatuojiaji*-Punkte gefährdet. Diese Punkte sollten daher in mediokaudaler Richtung (d. h. zur Mittellinie und in Richtung der Füße) genadelt werden. Bei Menschen mit normalem Körperbau liegt das Rückenmark etwa

25 bis 45 mm unter der Hautoberfläche in der thorakalen Region und etwa 55 mm tief im Bereich der Lendenwirbelsäule, wo das Rückenmark in die Cauda equina übergeht. Auf der Mittellinie (Lenkergefäß-Punkte) kann eine Nadel, die in kraniale Richtung abgewinkelt ist, zwischen die sich überlappenden Dornfortsätze hindurchgehen. Deshalb sollten Nadeln kaudal ausgerichtet sein. In der fernöstlichen Fachliteratur wurde gelegentlich über Rückenmarksläsionen berichtet. Diese Verletzungen verursachen fokale neurologische Zeichen oder eine Paraplegie.

Direkt unterhalb des Hinterhaupts sind Hirnstamm und Cerebellum für Verletzungen während der Nadelung anfällig. Auch wenn es eine Tradition tiefer Nadelung in diesem Bereich geben mag, raten wir dringend, nicht tief zu nadeln und die Nadel nach oben (kranial, zur Hinterhauptbasis hin) auszurichten, wenn die Mittellinie (Lenkergefäß-Punkte) genadelt wird. An Gb 20 nadelt man nach oben und medial in Richtung des gegenüberliegenden Auges.

Pleuren

Die Pleuren überziehen die Lungen, bieten aber nur minimalen Schutz gegen eine Nadelpenetration. Ein Pneumothorax ist das häufigste (potenziell) ernste Ereignis, über das im Zusammenhang mit Akupunktur berichtet wurde. Bei gesunden Menschen ist die Brustwand ca. 20 bis 40 mm dick, aber während der Nadelung kommt es leicht zu einer Kompression des Weichgewebes, sodass eine Nadeltiefe von 10 bis 15 mm als Maximum gilt, wenn die Pleura an der Stelle nicht durch eine Rippe oder die Skapula geschützt wird. Ein Pneumothorax ist ein besonderes Risiko bei Kachexie oder dünner Brustwand, was bei Patienten, die wegen einer chronischen Atemwegserkrankung eine Akupunkturtherapie wünschen, wahrscheinlich sein dürfte. In diesen Fällen sollte die Nadel nicht weiter als unmittelbar subkutan eingeführt werden. Paradoxerweise ist ein Pneumothorax aber auch bei adipösen Patienten ein Risiko, da es schwierig ist, die Dicke des Gewebes einzuschätzen.

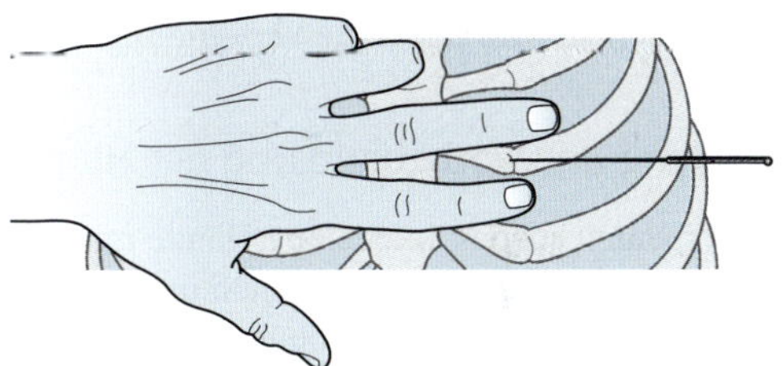

Abb. 16.2 Technik der sicheren Nadelung über den Rippen. Der Triggerpunkt wird zwischen den Fingern fixiert, die über den Interkostalräumen liegen.

Ein Pneumothorax kann überall im Bereich der Oberflächenanatomie der Lunge durch Nadelung hervorgerufen werden, besonders aber in der Fossa supraclavicularis zwischen den Rippen und medial zur oberen Skapula.

Wenn man über den Rippen nadelt, muss das Risiko auf einem von drei Wegen minimiert werden (➤ Abb. 16.2):

- Man fixiert die Haut (und den Trigger- oder Akupunkturpunkt) zwischen den Fingern, wobei die Finger im Interkostalraum an jeder Seite der Rippe platziert werden. Man nadelt direkt über der Rippe.
- Man verwendet nur die oberflächliche Nadelung.
- Man führt die Nadel schräg, tangential zum Rippenraum, ein.

Der Punkt Gb 21 wird häufig genadelt. Um die Pleura zu umgehen, ist eine spezielle Nadeltechnik erforderlich, die in ➤ Abb. 16.3 dargestellt ist.

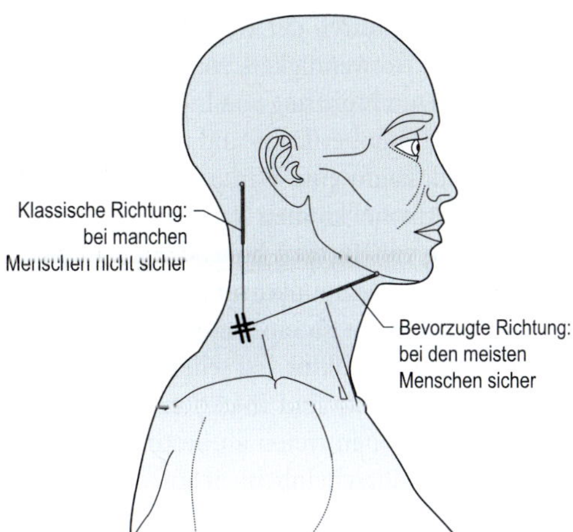

Abb. 16.3 Sicherer und gefährlicher Nadelungsansatz an Gb 21.

Worauf man ebenfalls im Hinblick auf einen Pneumothorax hinweisen sollte, ist die Schwierigkeit der Diagnosestellung: Ein Pneumothorax kann sich erst einige Zeit (bis zu zwei Tagen) nach der Verletzung zeigen. Bei allen Patienten, die innerhalb von zwei Tagen nach der

Akupunkturbehandlung über Schmerzen, Husten oder Kurzatmigkeit klagen, ist von einem Pneumothorax auszugehen. Es sollte sofort eine Röntgenuntersuchung erfolgen, um die Diagnose zu stellen und die angezeigte Behandlung einzuleiten. Gelegentlich wurde über einen Spannungspneumothorax nach Akupunktur berichtet. In diesem Fall ist eine Notfallbehandlung im Krankenhaus unausweichlich. In diesem Buch werden zwar diese ernsten Verläufe beschrieben, es ist jedoch durchaus möglich, dass in seltenen Fällen ein Pneumothorax nach Akupunktur auftritt, der symptomlos verläuft und spontan heilt.

Bauchorgane

Man darf niemals direkt durch die Bauchwand nadeln, da es sonst leicht zu einer Peritonitis kommen kann. Berichte über eine Penetration der Bauchorgane sind selten, wobei allerdings kürzlich ein Fall beschrieben wurde, wo tiefe Nadelung in der Oberbauchregion eine aortoduodenale Fistel hervorrief, die zum Tod des Patienten führte. Als Richtlinie für eine sichere Nadeltiefe gilt, dass die Bauchwand bei normalgewichtigen Erwachsenen ca. 20 bis 40 mm dick ist. Bei Dehnung wird sie dünner, noch dünner bei Kompression während der Nadeleinführung.

Reduzierung des Infektionsrisikos

Es gibt hauptsächlich zwei Möglichkeiten, wie sich Patienten durch Akupunktur infizieren können: Bakterienkontamination, die von der Haut des Patienten oder des Therapeuten ausgeht, sowie über die Blutbahn übertragene Virusinfektionen durch Nadeln, die mit Blut verunreinigt sind. Die Ausbreitung von Infektionen unter den Patienten wird durch die Verwendung von Einwegnadeln ausgeschlossen.

Hygiene und Vorbehandlung der Haut

Therapeuten sollten immer ihre Hände mit Wasser und Seife oder Alkoholgel reinigen, bevor sie einen Patienten mit Akupunktur behandeln und bevor sie zum nächsten Patienten gehen. Dies beruhigt die Patienten und reduziert das sehr seltene Risiko, dass die Hände mit Methicillin-resistentem *Staphylococcus aureus* oder Hepatitis B-Virus des vorigen Patienten kontaminiert sind. Alkoholgel ist nur dann ein wirksamer Ersatz für Wasser und Seife, wenn die Hände nicht sichtbar verschmutzt sind, da Alkohol organische Materie nicht durchdringt. Therapeuten sollten ggf. bei ihnen vorhandene Wunden oder Hautläsionen mit wasserdichtem Pflaster zukleben, bevor sie Patienten behandeln.

Vor dem Einführen der Nadel sollte man kontrollieren, ob die Haut des Patienten klinisch sauber ist. Es besteht keine Notwendigkeit, routinemäßig vor der Akupunktur Alkoholtupfer zu verwenden, genauso wenig wie vor der Durchführung von Injektionen (Hoffman 2001). Alkoholtupfer beseitigen nicht zuverlässig Bakterien auf der Hautoberfläche und haben auf Bakterien, die tief in den Drüsen, Follikeln und Krypten der Haut situiert sind, kaum eine Wirkung. Ohnehin weist die Hautflora im Allgemeinen eine niedrige Pathogenität auf. Durch Alkohol können Nadeleinstiche schmerzhafter werden. Langzeiterfahrungen mit Injektionen ohne Verwendung von Tupfern haben kein signifikantes Infektionsrisiko ergeben. Die Zahl der Bakterien, die auf der Spitze einer Akupunkturnadel inokuliert sein dürften, liegt nach Berechnungen weit unter dem, was bei gesunden Patienten für eine Infektion erforderlich ist (Hoffman 2001). Dies erklärt vermutlich, warum Infektionen nach Akupunktur viel seltener auftreten, als man erwarten könnte.

Aber gelegentlich sind Infektionsfälle aufgetreten, die von Zellulitis bis hin zu nekrotisierender Fasziitis reichen. Infektionen treten an bestimmten Stellen und bei schwachen oder immungeschwächten Patienten mit höherer Wahrscheinlichkeit auf.

Lange Nadeln stellen ein besonderes Problem dar, da der Schaft gestützt werden muss, wenn die Nadel vorgeschoben wird. Man sollte deshalb den Schaft mit einem sterilen Tupfer halten oder mit einem kürzeren Führungsröhrchen (einem neuen, das noch nicht bei anderen Patienten verwendet wurde) stützen.

Im Behandlungszimmer sollte ein hoher Sauberkeitsstandard eingehalten werden. Beispielsweise sollte ausgetretenes Blut sofort beseitigt werden. Alle nicht-scharfen kontaminierten Gegenstände sollten in einem Müllbeutel für medizinische Abfälle entsorgt werden.

Anfällige Stellen und anfällige Patienten

Besondere Aufmerksamkeit gilt bestimmten Körperstellen und bestimmten Patienten.
Zu den besonders **infektionsanfälligen Stellen** zählen:

- Der Ohrknorpel (die Nadel senkrecht einstechen, um eine übermäßige Schädigung des Knorpels zu vermeiden).
- Der mediale Unterschenkel, wo sich Krampfadern entwickeln können.
- Eine Gliedmaße mit (einer Anfälligkeit für) Lymphödem nach einer Krebserkrankung– die Nadelung dieser Gliedmaße sollte vermieden werden.
- Eine untere Extremität mit sichtbarem Gravitationsödem.
- Alle Bereiche, wo die Blutversorgung eingeschränkt ist, beispielsweise durch periphere arterielle Erkrankungen.
- Andere Stellen, wo eine Infektion besonders verheerend wäre, etwa Gelenkspalten (darunter auch ggf. Gelenksergüsse), Frakturstellen und die Hirnhaut.
- Wo ein Fremdkörper (etwa eine Gelenkprothese) vorhanden ist.

Zu den besonders **infektionsgefährdeten Patienten** zählen:

- Immungeschwächte Patienten, etwa durch Erkrankungen wie AIDS oder in der Folge einer Immunsuppressions- oder Krebstherapie.
- Körperlich geschwächte Patienten, beispielsweise aufgrund einer chronischen Erkrankung.

Es wurde von einem Patienten mit Diabetes mellitus berichtet, der ein erhöhtes Infektionsrisiko durch Akupunktur aufwies, aber dies scheint ein Einzelfall zu sein. Abgesehen von erhöhter Wachsamkeit sind bei Diabetes-Patienten keine besonderen Vorkehrungen notwendig.

Sehr selten wurde allerdings über ernste Infektionen bei zuvor gesunden Patienten ohne offensichtliche Risikofaktoren berichtet: Dies müssen wir als unerklärliches Ereignis einstufen. Die meisten opportunistischen Infektionen mit Akupunktur sind durch die *Staphylococcus*-Gruppe verursacht. *Clostridia*-Spezies wurden aus Abszessen in der Halswirbelsäule und der temporomandibulären Region kultiviert. *Mycobacteria*-Spezies sind überraschend häufige Ursachen für Hautinfektionen.

Bakterielle Endokarditis

Mehrere Fälle einer subakuten bakteriellen Endokarditis wurden auf Akupunktur zurückgeführt. In einigen Fällen waren die Herzklappen nach einem chirurgischen Eingriff oder in Folge von rheumatischem Fieber bereits geschädigt. Manche Fälle traten nach der Verwendung von Dauernadeln auf, die ein bekanntes Risiko darstellen, aber andere ereigneten sich nach normalen Körperakupunkturbehandlungen, was schwieriger zu erklären ist. Die genauen Umstände der Akupunkturbehandlung sind in diesen Fällen nicht bekannt, da sie von Mitarbeitern berichtet wurden, die mit der Therapie nicht befasst waren. Im Hinblick auf Körperakupunkturbehandlungen bei Patienten mit Herzklappen-Anomalien werden zurzeit keine besonderen Vorkehrungen empfohlen.

Bei Patienten mit Herzklappenerkrankungen (u.a. künstliche Herzklappe) oder Endokarditis in der Vorgeschichte sind Dauernadeln kontraindiziert.

Reduzierung von über die Blutbahn übertragenen Infektionen

In der Vergangenheit gab es viele Fälle, bei denen das Hepatitis B-Virus von einem Patienten auf einen anderen übertragen wurde, und zwar durch Akupunkturnadeln, die ohne korrekte Sterilisation wiederverwendet wurden. Ein Bericht betonte die mangelhaften Sterilisationsverfahren in manchen Praxen (Walsh 2001). Epidemiologische Studien haben eine Korrelation zwischen der Anwendung von Akupunktur und Hepatitis-Infektionen in manchen Ländern aufgezeigt.

Fallberichte über Hepatitis C-Infektionen, die Akupunktur zugeschrieben werden, sind uns nicht bekannt. Es besteht jedoch die Möglichkeit, dass Patienten infiziert wurden, aber symptomfrei bleiben (Walsh 2001).

Man sollte bei der Akupunktur stets Einwegnadeln verwenden.

Ebenso finden sich vier Berichte über die Ausbreitung von HIV über Akupunkturnadeln, auch wenn diese Fälle alle „wahrscheinlich“ und nicht „sicher“ sind (White 2004). Die Übertragung von vCJD (variante Creutzfeld-Jakob-Krankheit) über Akupunkturnadeln ist unwahrscheinlich, weil die Infektionsstellen (Lymphknoten, Tonsillen, Milz und Rückenmark) nicht genadelt werden. Aber auch die entfernte Möglichkeit der Übertragung dieser Krankheit und die Tatsache, dass das verantwortliche Prion nicht durch Autoklavieren abgetötet wird, ist ein weiteres schlagkräftiges Argument gegen die Wiederverwendung von Nadeln.

Fachliche Weiterentwicklung

Wenn etwas schiefgeht, sollte man sich dem stellen und es offen mit dem Patienten besprechen. Niemandem ist damit gedient, wenn unerwünschte Ereignisse vertuscht werden. Man sollte einen wissenschaftlichen Bericht schreiben, wenn es ernst oder neuartig ist, sodass Kollegen daraus lernen können, und im Licht dieser Erfahrung die Praxisabläufe modifizieren. Man sollte in der Fachliteratur auf neue Berichte über unerwünschte Ereignisse achten, die mit Akupunktur in Zusammenhang stehen, sodass man ggf. empfohlene Veränderungen in die eigene Praxis integrieren kann.

Zusammenfassung

Sicherheit sollte ein integraler Teil der Akupunkturpraxis sein. Patienten sollten normalerweise im Liegen behandelt werden. Einwegnadeln sind obligatorisch. Bei Patienten, die zur Entspannung in einem Nebenraum platziert werden, besteht das Risiko, dass sie vergessen werden – es müssen Vorkehrungen zur Vermeidung dieser Situation getroffen werden.

Organverletzungen müssen vermieden werden; Blutgefäße, Herz, peripheres und zentrales Nervengewebe, Pleuren und Bauchorgane sind besonders gefährdet.

Therapeuten müssen sorgfältig darauf achten, vermeidbare Infektionen zu verhindern und ihre Hände vor der Therapie zu waschen. Normalerweise ist die strengste aseptische Technik nicht notwendig. Am Ohrknorpel, bei postoperativen Lymphödemen, Gravitationsödemen am Bein, an Stellen mit eingeschränkter Blutversorgung und in der Nähe von Prothesen ist besondere Vorsicht geboten, um Infektionen zu vermeiden. Auch immungeschwächte oder schwache Patienten sind gefährdet. Bei Patienten mit einer Herzschädigung besteht beim Einsatz von Dauernadeln das Risiko einer Endokarditis. Therapeuten sollten sich des Risikos einer Übertragung von Infektionen über die Blutbahn bewusst sein und Maßnahmen zu deren Vermeidung ergreifen.

KAPITEL

17 Weitere Akupunkturtechniken

Einführung

Unter der Rubrik „Akupunktur und verwandte Techniken" haben sich mehrere Therapiemethoden herausgebildet, darunter Methoden zur Dauerstimulation, verschiedene Stimulationsformen, verschiedene Therapiemodelle (Mikrosysteme) und Methoden zur Elektrodiagnostik.

Die Tatsache, dass eine Technik oder ein Gerät beworben und verkauft wird – oder dass es in diesem Buch vorkommt –, bedeutet nicht unbedingt, dass dies als effektiver Therapieansatz bewertet wurde – meist ist dies nicht der Fall. Im Lauf der Akupunkturgeschichte haben innovative Therapeuten neue Ideen entwickelt, vermutlich aus einer Vielzahl von Motiven heraus, darunter persönliches Ansehen und geschäftlicher Erfolg. Man sollte sich immer wieder daran erinnern, dass eine neuartige und ungewöhnliche Technik in den Händen eines engagierten Therapeuten starke Erwartungswirkungen haben kann. Wir unterstützen keine Werbung für irgendeine neuartige Technik als effektive Therapie, solange sie keiner korrekten Bewertung unterzogen wurde.

Eine unserer Intentionen, warum wir diese Techniken in diesem Einführungsbuch besprechen, besteht darin, einen kurzen Überblick mit neutraler, sogar leicht skeptischer Haltung zu geben, sodass Anfänger davor gewarnt werden, große Summen für Apparate auszugeben, die jedem Kranken Heilung versprechen, aber dieses Versprechen dann nicht einlösen können.

Zwei Techniken haben jedoch einen gewissen Wert: Dauernadeln für anhaltende Stimulation und Ohrakupunktur als spezielle Form der Nervenstimulation.

Anhaltende Stimulation durch Dauernadeln

Eine traditionelle Akupunkturtechnik, die besonders bei der Therapie von Patienten mit chronischen Schmerzen zur Anwendung kommt, ist die Erhöhung der Stimulationsstärke durch Einführung von Dauernadeln, die zwischen den Therapiesitzungen den Punkt weiter stimulieren. Heutzutage sieht der häufigste Typ von Dauernadeln wie der Umriss einer Reißzwecke (Reißnagel) aus (➤ Farbtafel 9 im Anhang). Man bezeichnet sie auch als „Dauernadel vom Reißzwecktyp", besonders wenn sie im Ohr verwendet werden. Es sind verschiedene Größen verfügbar, aber die Dauernadel mit einer Nadellänge von 2 mm wird am häufigsten verwendet. Dauernadeln werden mit oder ohne selbstklebendes Pflaster angeboten. Andere Methoden zur Dauerstimulation der Ohrmuschel werden weiter unten besprochen.

Von historischem Interesse ist die *umebari*-Technik aus Japan, die ein berüchtigtes Beispiel für Dauerstimulation darstellt: Spezielle, feine Nadeln wurden eingeführt, dann wurde der Griffteil abgeschnitten und die Stelle mit dem Finger massiert, um die Nadel ins Gewebe zu treiben. Sie blieb dort für immer. Diese *umebari*-Nadeln werden manchmal viele Jahre später zufällig bei einer Röntgenuntersuchung entdeckt, oder sie wandern im Körper umher und schädigen entferntes Gewebe – es gibt Berichte über Nieren- und Rückenmarksschädigungen. Die japanischen Akupunktur-Berufsorganisationen haben das Verfahren im Jahr 1976 verboten.

Sicherheit von Dauernadeln

Hauptsächlich gibt es drei Bedenken hinsichtlich der Sicherheit von Dauernadeln:

1. Sie können lokale Infektionen verursachen, besonders am Ohr.
2. Sie können eine Bakteriämie hervorrufen, die bei anfälligen Patienten zu einer Endokarditis führen kann (➤ Kap. 13).
3. Wenn sie herausfallen, sind sie ein Risiko für eine Nadelstichverletzung und dadurch für eine durch das Blut übertragene Infektion. Viele Patienten wissen nicht, dass sie Träger des Hepatitis B- oder C-Virus sind. Deshalb kann eine herausgefallene Dauernadel ein signifikantes Risiko für die Gesundheit der Bevölkerung darstellen, das unkontrollierbar ist.

Aufgrund dieser Bedenken empfiehlt der britische Berufsverband (British Medical Acupuncture Society) nicht die Verwendung von Dauernadeln, wenn sie nicht auf eine Weise verwendet werden, die mit Sicherheit ungefährlich ist. Zuerst muss man überprüfen, ob der Patient nicht an einer Herzklappenerkrankung leidet oder anderweitig ein erhöhtes Risiko für eine Bakteriämie aufweist (z. B. aufgrund eines stark geschwächten Allgemeinzustands oder eingeschränkter Immunität); zweitens muss man sichergehen, dass der Patient nicht

Träger des Hepatitis B- oder C-Virus ist bzw. dass die Nadeln nicht herausfallen können. Für die Praxis bedeutet dies:

- Man sollte sicherstellen, dass die Haut vor dem Einführen der Nadel sauber ist.
- Man sollte die Nadel mit einem großen, sicheren Pflaster bedecken, zum Beispiel mit einem durchsichtigen Wundpflaster (➤ Farbtafel 10 im Anhang).
- Man sollte den Patienten ausführlich über die Gründe informieren, warum die Nadeln nicht verloren gehen dürfen.

Alle Einzelheiten und Informationsblätter finden sich in einem Review-Artikel (Filshie et al. 2005). Mittel wie Perlen und Samenkörner, die eher eine Dauerakupressur als Dauerakupunktur bieten, dürften viel sicherer, aber auch weniger wirksam sein (s. u. „Methoden zur Dauerstimulation").

Ohrakupunktur

Die Ohrakupunktur stellt eine bestimmte Unterabteilung der Akupunktur dar. Ihre Theorie und Praxis sowie die notwendigen Vorsichtsmaßnahmen unterscheiden sich so weit von der Körperakupunktur, dass es gerechtfertigt ist, sie in einem eigenen Abschnitt zu besprechen. Allerdings kann hier aus Platzgründen nur ein Teil des gesamten Themas berührt werden.

Hintergrund und Konzepte

Der französische Arzt und Akupunkteur Paul Nogier entdeckte, dass lokale Naturheiler chronische Rückenschmerzen behandelten, indem sie ein bestimmtes Ohrareal kauterisierten. Als eines Tages die Sonne über dem Ohr eines Patienten schien und Schatten warf, bemerkte er, dass der Knorpel in diesem Bereich aus einer regelmäßigen Reihe von Knoten bestand, die ihn an die Sakralwirbelsäule erinnerte. Er begann, die Ohren all seiner Patienten zu untersuchen und auf eine Korrelation zwischen Flecken, Rötungen oder Empfindlichkeit und der Erkrankung des Patienten zu achten. Schließlich entwickelte er den Gedanken, dass der ganze Körper auf dem Ohr repräsentiert ist. Dieser Gedanke wurde bald von den Chinesen, Akupunkteuren auf der ganzen Welt und sogar der Weltgesundheitsorganisation (WHO) übernommen.

Die Autoren dieses Buches sind von diesen Zusammenhängen nicht überzeugt und fühlen sich an das Märchen von des Kaisers neuen Kleidern erinnert. Er beauftragte seine Schneider, ihm ein perfektes Kleid anzufertigen, aber das war ihnen nicht möglich. Statt dies zuzugeben, überreichten sie ihm unsichtbare Kleidung und sagten ihm, diese sei aus einem besonderen Tuch angefertigt, das allen dummen Menschen unsichtbar erscheine. Der Kaiser, der so auf sein Ansehen bedacht war, wie es ihm an gesundem Menschenverstand mangelte, glaubte ihnen. Auch seine Ratgeber sagten, dass sie von den Beschreibungen der wunderschönen Muster und filigranen Webart überzeugt seien, die die Schneider abgaben. Sie hatten nämlich Angst davor, als dumm abgestempelt zu werden, wenn sie die Kleider nicht sähen. Der Kaiser trug die (nicht existierenden) Kleider in der Öffentlichkeit, und alle machten bei der Scharade mit, aus Furcht, als dumm zu gelten. Es bedurfte der Unschuld eines kleinen Jungen, um zu verkünden: „Aber er hat ja gar nichts an."

In den Karten der Ursprungsversion wird der Körper auf dem Kopf stehend gezeigt, wie ein umgedrehter Fetus. Der Kopf entspricht dem Ohrläppchen, der äußere Gehörgang der Nabelschnur. Nogier lokalisierte die inneren Organe – Lunge, Herz, Magen usw. – im Cavum conchae, weil es in der Regel vom sensorischen Ast des Vagusnervs innerviert wird. Aber mit wachsender Erfahrung stellte Nogier fest, dass dieses Muster nicht immer seine Befunde bei Patienten erklärte, weshalb er alternative Karten erstellte, auf denen der Körper entweder aufrecht stehend oder liegend, mit Vordersicht der Wirbelsäule, gezeigt wurde. Diese alternativen Karten konnten bei Patienten verwendet werden, deren Ohren nicht dem ersten Muster entsprachen. Beispiele für diese Karten sind in ➤ Abb. 17.1 dargestellt; der Leser kann seine eigenen Schlussfolgerungen über die Verlässlichkeit dieser Methode ziehen.

17

Medizinische Ohrakupunktur

Auch wenn die Vorstellung, dass der Körper auf dem Ohr repräsentiert ist, keine physiologische Grundlage hat, und Versuche, somatotopische Repräsentationen zu validieren, nicht überzeugend waren, heißt dies nicht, dass Akupunktur am Ohr wertlos sei. Die klinische Erfahrung legt nahe, dass die Stimulation des Ohrs nützliche klinische Wirkungen hervorbringen kann, selbst in Fällen, die nicht auf die Standard-Körperakupunktur angesprochen haben. Die Ohrmuschel wird durch mehrere Nerven stark innerviert (➤ Abb. 17.2), weshalb sie potenziell eine gute Stelle ist, um das zentrale Nervensystem auf direkte, aber eher allgemeine Weise zu stimulieren.

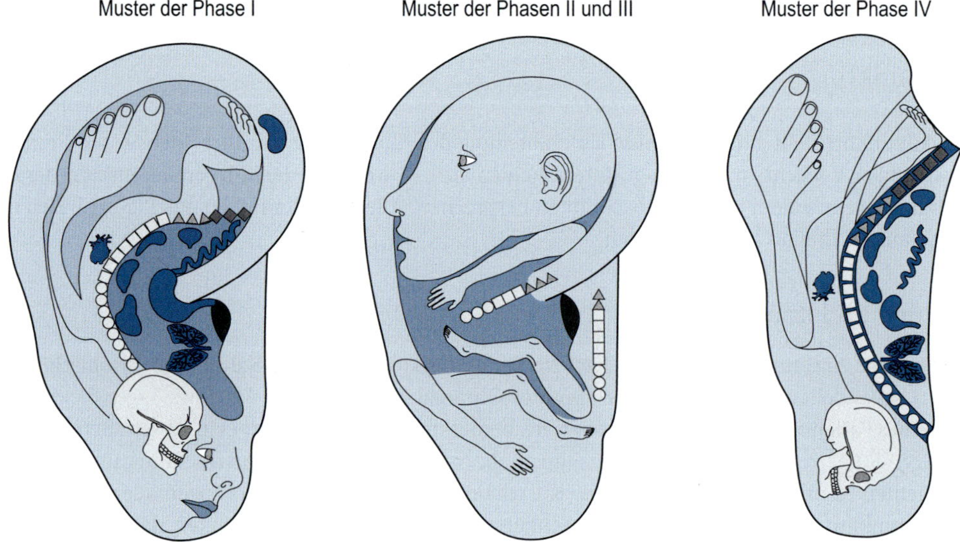

Abb. 17.1 Unterschiedliche Muster für angebliche somatische Repräsentationen auf dem Ohr gemäß Nogier *(Abdruck mit freundlicher Genehmigung aus Olson T. Auriculotherapy Manual. Churchill Livingstone, 2003. S. 73).*

Therapie

Es gibt mehrere Methoden, wie Ohrakupunkteure Ohrpunkte zur Nadelung auswählen: auf der Grundlage der angeblichen Korrelationen, die in den publizierten Karten gezeigt werden (s. o.), oder weil sie empfindlich sind, oder weil sie Hautveränderungen, besonders Rötungen, aufweisen; oder weil sie eine niedrige elektrische Impedanz (elektrischen Hautwiderstand) haben. Wir können keine Methode nachdrücklich empfehlen.

Nogier pflegte die Nadel bis zum Knorpel einzuführen und sie zu rotieren, bis der Patient ein Brennen verspürte. Dies ist aufgrund des Verletzungsrisikos am Knorpel und nachfolgender Infektionen nicht ratsam. Nadelstimulationen sollten sanft durchgeführt werden. Elektrische Stimulation kann angewendet werden (allerdings bei Epilepsie-Patienten mit Vorsicht), aber der Strom sollte nicht von einer Kopfseite zur anderen verbunden werden.

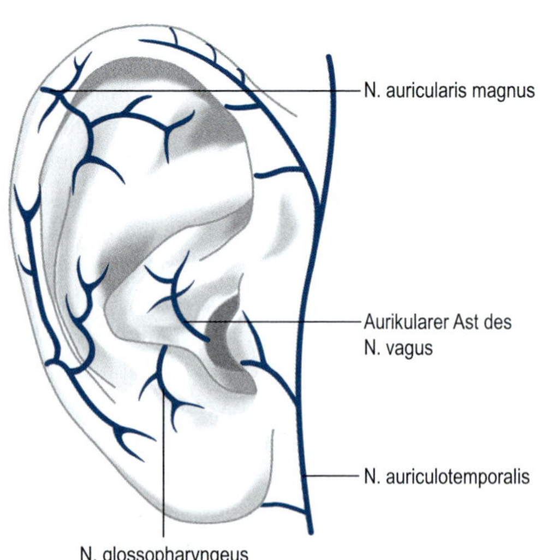

Abb. 17.2 Innervation der Ohrmuschel.

Sichere Nadelung des Ohrs

Zu den besonderen Sicherheitsvorkehrungen bei der Ohrakupunktur zählen:

- Besonders vorsichtig sein, um Infektionen im Ohr zu vermeiden, da diese – einmal vorhanden – schwer behandelbar sind und zu Deformationen des Knorpels führen können.
- Die Nadeln senkrecht und oberflächlich einführen, um eine Schädigung des Knorpels zu vermeiden.
- Bei Patienten mit Herzklappenerkrankung keine Dauernadeln verwenden.

Methoden zur Dauerstimulation des Ohrs

Dauernadeln vom Reißzwecktyp, die in der Ohrmuschel gesetzt werden, werden entweder zur Therapie chronischer Schmerzen oder zur Raucherentwöhnung eingesetzt (s. u.). Bei Dauernadeln ist es schwierig, sie sicher in der Ohrmuschel zu befestigen, was bedeutet, dass sie ein hohes potenzielles Risiko für die Verbreitung von durch Blut übertragbaren Viren darstellen. Moderne Versionen (z. B. ➤ Farbtafel 9 im Anhang) sind akzeptabel, da die Nadel in einen Plastiksockel eingebettet ist, an dem das selbstklebende Pflaster fest anhaftet.

Es ist wichtig, Patienten mit Dauernadeln wegen des hohen Risikos für lokale Infektionen regelmäßig zu kontrollieren. Dauernadeln sind für Bakterien eine Eintrittspforte, um unter die Haut zu wandern, und der Ohrknorpel weist eine schlechte Blutversorgung auf.

Ein anderer Nadeltyp wurde eigens für das Ohr entwickelt. Er weist ein mit einem Widerhaken versehenes Ende auf, wodurch er leichter in der Haut verbleibt; dies scheint aber unnötig traumatisch zu sein, weshalb wir hier keine Abbildung davon zur Verfügung stellen. Diese Nadel ist außerdem magnetisch und soll stimuliert werden, indem man einen anderen Magneten dagegenhält.

Aus diesen Gründen werden manchmal Druckobjekte verwendet, wie Vaccaria-Samen (➤ Farbtafel 11 im Anhang) und spezielle kleine Kugeln aus Edelstahl, die durch einen Klebestreifen in situ gehalten werden. Unserer Erfahrung nach sind selbst diese nicht ganz ohne Risiko für lokale Infektionen. Außerdem kommt es in sehr seltenen Fällen vor, dass sie sich tief einlagern und von einem Hautläppchen bedeckt werden. Dadurch wird das Entfernen der Objekte schwierig. Ein weiteres Problem ist, dass Ohrakupressur weniger effektiv zu sein scheint als Akupunktur.

NADA-Technik

Eine spezielle Technik der Ohrakupunktur ist zurzeit in den USA und in Europa weitverbreitet und wird dort zur Therapie von Opioid- und Kokainabhängigkeit verwendet (Brumbaugh 1993). Sie entstand, als ein Anästhesist in Hongkong, Professor Wen, Elektroakupunktur zwecks chirurgischer Analgesie an Ohrpunkten bei Patienten verwendete, die zufälligerweise opioidabhängig waren. Er stellte fest, dass sie in der postoperativen Phase kaum Entzugssymptome verspürten (Wen und Cheung 1973). Mit der Zeit verbreitete sich die Therapie in den USA und wurde zu dem, was heutzutage als „NADA"-Technik bekannt ist („NADA" = National Acupuncture Detoxification Association). Elektroakupunktur über den Kopf hinweg wurde in den USA nicht befürwortet, weshalb eine manuelle Technik verwendet wurde. Konventionelle Akupunkturnadeln werden an fünf Punkten in beiden Ohren appliziert (➤ Abb. 17.3), während der Patient bis zu 45 Minuten in einer ruhigen, entspannten Umgebung sitzt, meist zusammen in einer Gruppe mit anderen Suchtkranken. Die Therapie wird ambulant ohne vorherige Terminvergabe angeboten. Ehemalige Suchtkranke werden ausgebildet, um die Therapie anzuwenden. Dadurch werden die Personalkosten niedrig gehalten.

Michael Smith, der diese Methode eingeführt hat, verdeutlichte stets den Stellenwert dieser Therapie (Brumbaugh 1993). Er ist der Auffassung, dass der Hauptnutzen der Ohrakupunktur bei der Entgiftung darin besteht, Suchtkranke durch eine Therapie zu gewinnen, die sie bei der Entspannung unterstützt. Auf diese Weise fassen sie Vertrauen zu den Mitarbeitern der Gesundheitseinrichtung und sind eher dazu bereit, sich für die verschiedenen Angebote anzumelden, die ihnen dabei helfen, sich mit den Problemen ihrer Abhängigkeit zu befassen. Smith betonte, dass die NADA-Therapie allein nicht ausreichend sein dürfte, um abstinent zu werden. Diese Ansicht wurde durch die Mehrheit der Evidenz aus klinischen Studien unterstützt.

Raucherentwöhnung

Ohrakupunktur wird außerdem häufig eingesetzt, um Rauchern dabei zu helfen, mit dem Rauchen aufzuhören. Üblicherweise werden die Ohrpunkte Lunge und *Shenmen* (➤ Abb. 17.3) verwendet. Obwohl die Evidenz darauf hindeutet, dass Akupunktur an der richtigen Stelle nicht besser ist als Akupunktur an der falschen, ist Akupunktur irgendwo (im Ohr) deutlich besser, als gar nichts zu tun, um dem Patienten zu helfen. Die Wirkung dürfte nicht punktspezifisch sein.

Einige Studien haben Dauernadeln vom Reißzwecktyp oder Akupressurvorrichtungen verwendet (s. o.). Die Vorrichtung wird am ersten Tag der Abstinenz angebracht, und die Raucher werden angewiesen, die Vorrichtung immer dann mit ihrem Finger zu drücken, wenn sie Craving verspüren. Die gegenwärtige Evidenz legt nahe, dass es sich hierbei um die Akupunkturform handelt, die am meisten bei der Raucherentwöhnung hilft. Es gibt einige Belege dafür, dass dieser Stimulus die Freisetzung von Dopamin beeinflusst. Ob dies der tatsächliche Wirkmechanismus ist oder ob Akupunktur einfach eine Ablenkung darstellt, spielt jedoch kaum eine Rolle, solange sie dabei hilft, solch ein wichtiges Ziel wie die Raucherentwöhnung zu erreichen.

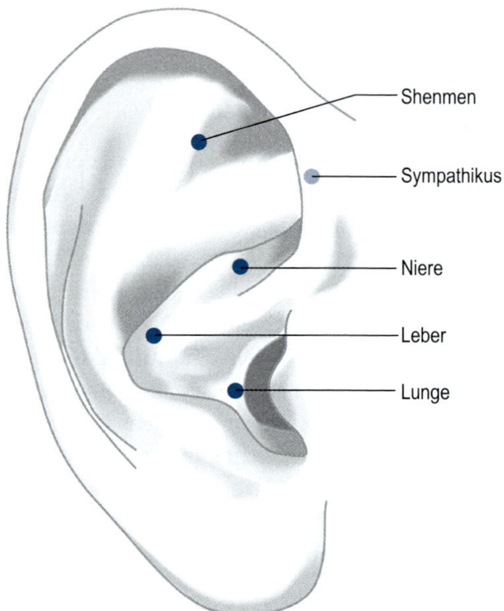

Abb. 17.3 Punkte, die bei der NADA-Methode der Ohrakupunktur eingesetzt werden (Punkt Sympathikus ist in dieser Ansicht verborgen, er befindet sich an der Innenseite der Helix).

17

Andere Stimulationstechniken

Akupressur

Bei der Akupressur wird der Körper – meist an Akupunkturpunkten – mit dem Druck von Fingern, Ellenbogen oder speziellen Vorrichtungen stimuliert. Aus China, Indien, Korea und Japan stammen unterschiedliche Methoden, die besondere Namen haben, zum Beispiel „Shiatsu". Traditionell wurden harte Holzstäbchen verwendet, um richtigen Druck auszuüben! Manche Therapeuten halten Akupressur für eine eigenständige Therapie, die von der Akupunktur getrennt ist, auch wenn sie häufig traditionelle chinesische Diagnose- und Therapiemethoden einsetzen. Es wird recht starker Druck ausgeübt, sodass sich die Patienten hinterher ggf. ramponiert fühlen.

Anhaltende Akupressur kann zur Dauerstimulation verwendet werden, als sicherere Alternative zu Dauernadeln (siehe oben). Bei der traditionellen Methode werden Samenkörner von Vaccaria an Ohrpunkten festgeklebt (➤ Farbtafel 11 im Anhang). Vermutlich wurden diese Samenkörner ausgewählt, weil sie die richtige Größe haben.

Nachdem gezeigt wurde, dass Akupressur an Pe 6 Übelkeit – speziell in der Schwangerschaft – reduzieren kann, sind seit Neuestem spezielle elastische Handgelenksmanschetten mit einer Druckkuppel erhältlich

(➢ Abb. 17.4). Sie werden auch bei Seekrankheit angeboten. Ähnliche Handgelenksmanschetten sind auf dem Markt, die He 7 stimulieren, mit dem Ziel, Schlafstörungen zu behandeln. Für diese Behauptung gibt es jedoch keinen Beleg.

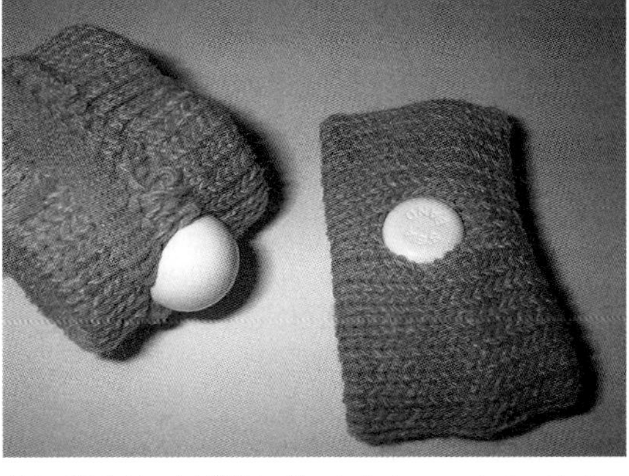

Abb. 17.4 Handelsübliche Handgelenksmanschette, mit der Druck auf Pe 6 ausgeübt werden soll.

Moxibustion

Moxibustion ist eine traditionelle Therapie, die dazu dient, entweder die Nadel oder die Haut selbst zu erwärmen. Moxa ist ein watteartiges Material, das aus den Blättern von *Artemisia vulgaris* hergestellt wird und fortwährend schwelt, statt sich zu entflammen. Moxa wird in folgenden Formen angeboten:

- Als loses „Zündmaterial", das um die Nadelgriffe gepresst oder in kleine **Kegel** gerollt wird, die auf der Haut verbrannt werden, und zwar entweder direkt oder auf einer Ingwerscheibe.
- Zu einer Moxa-**Zigarre** gerollt; das glühende Ende wird in die Nähe des Akupunkturpunkts gehalten, mit oder ohne Nadel in situ.

Wir empfehlen die Anwendung von Moxa nicht. Das Risiko einer Hautverbrennung ist signifikant hoch, Moxa erzeugt einen durchdringenden, unangenehmen Geruch und setzt potenziell schädliche Partikel frei. Traditionell wurde in China das Moxa so lange auf der Haut gelassen, bis es von selbst ausbrannte. Dadurch wurde eine Brandblase (Verbrennung 3. Grades, „full thickness") und permanente Narbenbildung hervorgerufen. Als eine Art moderne Version von Moxa werden **Infrarot-Lampen** verwendet, um das Areal in der Nadelumgebung zu wärmen. Diese Methode ist in der heutigen TCM-Praxis sehr verbreitet.

17

Pflaumenblütennadel

Eine Pflaumenblütennadel besteht aus einer Anzahl kurzer Nadeln, die mit einem langen, flexiblen Plastikgriff fest zusammengehalten werden. Dieser Nadeltyp wurde in der Vergangenheit als lokale Therapie eingesetzt, um ein Areal wiederholt zu stimulieren und dadurch ein Erythem oder Blutungen hervorzurufen. Bei der ursprünglichen Pflaumenblütennadel war eine adäquate Sterilisation unmöglich, heutzutage sind Einwegversionen erhältlich.

Laser-„Akupunktur"

Es wurde gezeigt, dass Low-Level-Laser (d. h. Laser unterhalb der Intensität, die zum Erhitzen von Gewebe notwendig ist) physiologische Effekte haben und inbesondere die Heilung von Hautulzera fördern. Das Licht wird direkt von den Zellen absorbiert, aber es gibt keine Belege dafür, dass Laserstrahlen Nervenendigungen stimulieren. Akupunkteure begannen sich in der anfänglichen AIDS-Panik in den 1980er Jahren für Laser zu interessieren, in der Hoffnung, dass sie einen effektiven Ersatz für Akupunkturnadeln bieten würden. Was ebenfalls zu ihrer damaligen Popularität beitrug, waren ihre beträchtlich sinkenden Anschaffungskosten. Es kamen leichte und günstige Laserkristalle auf den Markt, die Licht einer einzigen Wellenlänge erzeugten und bald die ursprünglichen schweren Lasergeneratoren ersetzten.

Einige frühe Studien schienen zu zeigen, dass Laser-Therapie eventuell systemische Effekte hat. Daraus entwickelte sich der Gedanke, dass Akupunkturpunkte durch Laser stimuliert werden könnten. Es wurde gezeigt, dass Laser-Akupunktur Nervenleitungen hemmen kann. Daran gibt es allerdings theoretische Zweifel. Der rote Laser, der erwiesenermaßen physiologische Effekte hat, durchdringt die Haut lediglich einige Millimeter tief, da er vom Hämoglobin absorbiert wird. Die Energie, die das Gewebe erreicht, genügt vermutlich nicht, um die Nervenendigungen adäquat zu stimulieren. Infrarot-Laser können tiefer eindringen, aber es gibt keine klaren Belege dafür, dass diese Wellenlänge nützliche physiologische Effekte hat.

Die optimale Dosis (Wellenlänge, Leistung und Dauer) der Laser-Therapie, die an Akupunkturpunkten verwendet werden sollte, ist unter Therapeuten noch umstritten, aber die Evidenz zeigt deutlich, dass eine Dosis von mindestens 0,5 J pro Punkt und eine Leistung von 10 mW oder mehr notwendig sind, um klinische Effekte zu erzielen. Doppelblindstudien, die diese Parameter verwendeten, haben positive Ergebnisse gezeigt. Das abschließende Urteil, ob Laser bei Erkrankungen wie Kopf- und Nackenschmerzen wirksam sein kann, steht noch aus. Wir schlagen vor, dass Therapeuten auf sicherere Erkenntnisse und Handlungsempfehlungen warten sollten, bevor sie in ein Laser-Gerät als Alternative zu Nadeln investieren.

Transkutane elektrische Nervenstimulation

In Darstellungen der Akupunktur wird gelegentlich auch die transkutane elektrische Nervenstimulation (TENS) erwähnt. Bei der TENS wirkt elektrischer Strom über Kohlenstoff-Gummielektroden auf den Körper ein. Ursprünglich wurde eine hohe Frequenz verwendet (ca. 100 Hz oder mehr), mit einer gerade ausreichenden Intensität, um ein leichtes Kribbeln hervorzurufen. Später wurde die „akupunkturartige TENS“ entwickelt, die viel niedrigere Frequenzen (ca. 2 Hz) mit einer ausreichend starken Intensität verwendet, um Muskelkontraktionen zu erzeugen.

Tatsächlich unterscheidet sich selbst „akupunkturartige TENS“ von der in diesem Buch dargestellten Akupunktur. TENS wurde aus der theoretischen Überlegung heraus entwickelt, dass eine Stimulation von Aβ-Fasern die Schmerzübertragung hemmt, während sich Akupunktur durch klinische Tradition herausgebildet hat. TENS wird zur Therapie von Schmerzen angewendet, Akupunktur behandelt hingegen auch andere Symptome. TENS hat eine direkte Wirkung, die kurzfristig ist und wiederholt bzw. kontinuierlich angewendet werden muss, wohingegen Akupunktur länger anhaltende Wirkungen zu haben scheint.

Gold- und Silbernadeln

Manche Hersteller bieten weiterhin aus Gold oder Silber hergestellte Nadeln an, die angeblich die Energie des Patienten „stimulieren“ bzw. „ausleiten“. Aber diese Interpretation ist vermutlich die Folge einer Fehlübersetzung aus dem Chinesischen. Aus Gold oder Silber hergestellte Nadeln sind heutzutage schlechterdings überflüssig, da sie autoklaviert werden müssen und schnell stumpf und beim Einstechen schmerzhaft werden.

Andere Akupunktur-Mikrosysteme

Abgesehen von der Ohrakupunktur wurden mehrere andere Systeme verbreitet, die das Konzept der somatotopischen Repräsentation verwenden, d. h. die Idee, dass der Körper irgendwo in Miniaturform (Homunkulus) abgebildet sei. Das Einstechen von Nadeln an der richtigen Stelle soll eine Wirkung auf den entfernten Körperteil haben. In manchen Fällen wird das System auch für die Diagnose genutzt. Die Grundlage dieser Mikrosysteme ist eigentlich eine Verzerrung von Sheringtons ursprünglichem Konzept des Homunkulus im Gehirn. Er zeigte, dass der Körper über somatotopisch verbreitete Nervenverbindungen auf einem Teil des zerebralen Cortex repräsentiert ist.

Neue Schädelakupunktur nach Yamamoto

In Japan entwickelte Toshikatsu Yamamoto einen über den Schläfen lokalisierten Homunkulus. Dies war ein Zufallsbefund: Er setzte Akupunktur zur Therapie verschiedener Ausfälle bei Schlaganfall-Patienten ein, stellte fest, dass er Zeit verschwendete, wenn er darauf wartete, dass sich Patienten für die Körperakupunktur entkleideten, und kam auf den Gedanken, sie darum zu bitten, einfach nur ihren Hut abzulegen. In einer vollen Praxis spart dieses einfache Vorgehen viel Zeit. Schädelakupunktur wurde bereits in manchen Teilen Chinas bei Schlaganfall-Patienten eingesetzt. Meist wird dabei eine lange Nadel subkutan über dem betroffenen Bereich durchgefädelt. Yamamoto entwickelte den Gedanken, dass verschiedene Punkte auf dem Schädel unterschiedliche Organe repräsentieren, anklingend an Nogiers Ohrkarten (s. o.). Er erweiterte die Anwendung von YNSA (Yamamoto Neue Schädelakupunktur) auf andere Erkrankungen, aber die Therapie ist noch weitgehend ungeprüft.

Koreanische Handakupunktur

Die koreanische Handakupunktur wurde im Jahr 1971 entwickelt. Sie geht von einem etwas anderen Gedanken aus: Hier wird angenommen, dass jeder Meridian, unter Einschluss der konventionellen Akupunkturpunkte, auf den Händen repräsentiert sei. Eine Behandlung der Hände allein soll ausreichend sein.

Interpretation

Zusammengefasst scheint die Möglichkeit zu bestehen, dass Mikrosysteme einfach als Ausdruck der Tatsache interpretiert werden können, dass eine Nadeltherapie (fast) überall nützliche zentrale Effekte hervorrufen kann, von denen einige spezifisch, andere unspezifisch sind. Diese Effekte beruhen auf der Stimulation von Nervenendigungen, und das Ohr und die Hand sind reichlich mit Nerven durchzogen. Wir haben Vorbehalte gegenüber den hier beschriebenen Mikrosystem-Konzepten und glauben nicht, dass die Behauptungen hinsichtlich der somatotopischen Repräsentation (d. h. dass der ganze Körper in einem eingegrenzten Areal repräsentiert ist) ausreichend in kontrollierten Studien überprüft wurden.

Elektrodiagnostische Techniken

Diese Techniken sind von der zuvor beschriebenen Elektroakupunktur-Therapie abzugrenzen, die keinen Anspruch darauf erhebt, Patienten zu diagnostizieren.

Elektroakupunktur nach Voll

Reinhold Voll war ein Elektroingenieur, der später Biologie studierte und auf das Konzept der Akupunkturpunkte stieß. Während er ihre elektrischen Eigenschaften untersuchte, entwickelte er einen Apparat, mit dem er einen veränderten Hautwiderstand bei Sensordruck messen konnte. Der Apparat besteht im Wesentlichen aus einer Wheatstone-Brücke, aber angeblich enthält er noch Extrafunktionen und -sensitivitäten. In den marktüblichen Apparaten ist der Schaltkreis mit Gummi versiegelt, um eine Überprüfung zu verhindern. Der EAV-Apparat hat zu vielen Kopien und „Weiterentwicklungen“ animiert, die mit Zusatzfunktionen ausgestattet sind und weitere Ansprüche geltend machen. Die Hersteller des Apparats behaupten, dass damit die elektrische Leistung von Akupunkturpunkten gemessen werden könne. Dies könne dazu dienen, den grundlegenden Zustand der individuellen Körperorgane festzustellen. Soweit den Autoren dieses Buches bekannt ist, fiel die einzige rigorose Untersuchung dieses Apparats (bei der getestet wurde, wie verlässlich es Allergien feststellen kann) klar negativ aus (Lewith et al. 2001).

Ryodoraku

Yosio Nakatani behauptete um 1950 in Japan, dass es eine Linie erhöhter elektrischer Leitfähigkeit in der Haut auf Meridianen gebe, die mit erkrankten Organen zusammenhänge. Eine Messung aller Punkte, meist der Endpunkte an Fingern und Zehen, soll angeblich eine Diagnose der autonomen Störung liefern, die der Erkrankung zugrunde liegt. Eine elektrische Stimulation an diesen Punkten wird mit dem Ziel verabreicht, die Störung zu korrigieren.

Zusammenfassung

Es ist ratsam, eine vorsichtige Haltung gegenüber neuartigen Therapien einzunehmen, bis sie richtig evaluiert wurden.

Eine anhaltende Stimulation mit Dauernadeln kann die Wirksamkeit von Akupunktur bei chronischen Schmerzen erhöhen. Es können Dauernadeln vom Reißzwecktyp verwendet werden. Dauernadeln sollten mit Vorsicht eingesetzt werden, da sie ein signifikantes Infektionsrisiko sind (z. B. lokale Sepsis, Bakteriämie und über die Blutbahn übertragbare Infektionen auf andere Menschen, wenn die Nadeln herausfallen).

Die Ohrakupunktur wurde in Frankreich entwickelt. Ursprünglich beruhte sie auf dem Prinzip, dass der Körper (umgedreht) auf dem Ohr repräsentiert sei. Für diesen Gedanken gibt es keinen bekannten Mechanismus; aber das Ohr ist stark innerviert und daher vermutlich eine gute Stelle, um das Zentralnervensystem zu stimulieren. Die NADA-Technik ist eine verbreitete Therapie bei Suchterkrankungen. Dauerstimulation mit Dauernadeln vom Reißzwecktyp wird zur Raucherentwöhnung eingesetzt. Zu weiteren mit der Akupunktur verknüpften Stimulationstechniken zählen die Akupressur (z. B. Handgelenksmanschetten zur Therapie von Übelkeit), Moxibustion (mit begrenzten Einsatzmöglichkeiten in der heutigen Praxis), Laser-„Akupunktur" und die transkutane elektrische Nervenstimulation (TENS). Da diese Therapien keine Nadelung erfordern, weisen sie nur eine periphere Verbindung zur Akupunktur auf.

WEITERFÜHRENDE LITERATUR

Baxter G D, McDonough S M. Laser acupuncture. In: Filshie J, White A, Cummings M (Hrsg.). Medical Acupuncture: A Western Scientific Approach, 2. A. Edinburg: Churchill Livingstone, 2016. S. 269–277. *Eine realistische Beschreibung der behaupteten Physiologie der Laser-Akupunkturtherapie, mit evidenzbasierter Erörterung der Dosierung und Anwendung der Laser-Akupunktur bei verschiedenen Indikationen, zusammen mit der verfügbaren Evidenz.*

Johnson M I, Thompson J W. Transcutaneous electrical nerve stimulation (TENS). In: Filshie J, White A, Cummings M. Medical Acupuncture: A Western Scientific Approach, 2. A. Edinburg: Churchill Livingstone, 2016. S. 234–268. *Eine detaillierte Darstellung von TENS, in der der historische Hintergrund, die Prinzipien, Therapiepläne und die optimale Technik sowie die Forschung hinsichtlich ihrer klinischen Wirksamkeit und Mechanismen berücksichtigt werden.*

Usichenko T, Anders E E. Auricular acupuncture. Filshie J, White A, Cummings M . Medical Acupuncture: A Western Scientific Approach, 2. A. Edinburg: Churchill Livingstone, 2016. S. 144–166. *Eine praktische und evidenzbasierte Darstellung der Ohrakupunktur, die ihre Geschichte und ihre Mechanismen sowie Anwendungen bei vielen Erkrankungen umfasst, u. a. Angst und Schmerzen (besonders im Zusammenhang mit chirurgischen Eingriffen) sowie Suchterkrankungen und Schlafstörungen.*

V

Therapie-Leitfaden

KAPITEL

18 Therapeutische Richtlinien

Einführung

Dieses Kapitel sollte nicht isoliert betrachtet werden, sondern im Zusammenhang mit der speziellen, in diesem Buch beschriebenen Herangehensweise an Akupunktur. Der Leser sollte hier nicht nach Therapieformeln suchen. In der Akupunktur gibt es keine „standardisierte" Therapie, Formel oder Verschreibung, ebensowenig wie es eine standardisierte Methode zur Therapie eines Atemwegsinfekts gibt – alles hängt vom speziellen Patienten und seinem jeweiligen Zustand ab. In den vorigen Kapiteln wurden die Prinzipien der Akupunktur beschrieben; dieses Kapitel bietet einige Richtlinien, die den Therapeuten in die richtige Richtung lenken. In ➤ Kap. 19 ist Material zum Nachschlagen zusammengestellt, das diese Richtlinien in die Praxis umsetzt. Aber es ist immer noch Sache des Akupunkteurs, den konkreten Patienten und seinen individuellen Fall zu betrachten und dann den gesunden Menschenverstand und klinische Beurteilung anzuwenden, um die bestmögliche Therapie zu konzipieren. Dies ist die Kunst der Medizin und auch der Akupunktur.

In diesem Kapitel werden Richtlinien aufgestellt, wie man die Prinzipien aus den vorangegangenen Kapiteln auf häufige Erkrankungen anwenden kann. Dies basiert wie immer darauf, den für den jeweiligen Fall angemessenen Mechanismus auszuwählen. Manchmal ist die Ursache des medizinischen Problems aber vielleicht nicht ganz klar umrissen und man zieht womöglich bewusst in Erwägung, mehrere Mechanismen miteinander zu kombinieren. Beispielsweise könnte man einen Punkt auswählen, weil er einen lokalen Effekt auf das Gewebe sowie einen segmentalen analgetischen Effekt hat, oder man könnte einen Hauptpunkt verwenden, der sowohl absteigende Analgesie als auch zentralregulatorische Effekte abdeckt.

Die vorgestellten Richtlinien fokussieren sich hauptsächlich auf Schmerzen, insbesondere muskuloskelettale Schmerzen. Hierfür gibt es zwei Gründe: zum einen, weil Akupunktur am häufigsten bei Schmerzen zum Einsatz kommt, und zum anderen, weil unserer Erfahrung nach die Reaktion am besten vorhersagbar ist und die Mechanismen am besten bekannt sind.

Unsere Herangehensweise an Akupunktur gründet zwar auf dem derzeitigen Verständnis ihrer Mechanismen, aber sie lässt dennoch Raum für Intuition. Beispielsweise darf der Therapeut entscheiden, eine Nadel in empfindliches Muskelgewebe einzuführen, auch wenn es schwer fällt, die Lokalisation direkt mit dem klinischen Erscheinungsbild zu verknüpfen. Ein therapeutischer Versuch ist gerechtfertigt, solange der Patient sorgfältig beobachtet und der Versuch abgebrochen wird, wenn sich innerhalb eines annehmbaren Zeitraums keine Reaktion einstellt. Dies ist keine Entschuldigung für die Denkweise, dass Akupunktur einfach eine Art Kunst sei, die gänzlich auf Intuition beruhe – die grundsätzliche Herangehensweise an den Patienten sollte immer auf verstandesmäßigen Argumenten beruhen.

Schließlich sei der Leser nachdrücklich ermutigt, eigene neuartige klinische Beobachtungen oder solche, die nicht in das gegenwärtige Wissen hineinpassen, in der Akupunkturliteratur als Fallgeschichte zu veröffentlichen. Ein reichhaltiges Mosaik individueller Fallgeschichten ist ein fruchtbarer und herausfordernder Boden für die Entwicklung und Erweiterung unseres Verständnisses dieser alten Therapieform.

Zusammenfassung der allgemeinen therapeutischen Richtlinien

Punktauswahl

Nach der Anamnese und der körperlichen Untersuchung hat man sich vermutlich ein Urteil gebildet über die Ursache des Problems und über den therapeutischen Ansatz, den der Patient benötigt. In ➤ Tab. 18.1 sind Beispiele für Erkrankungen aufgelistet, für die die verschiedenen Mechanismen angewendet werden, sowie die Lokalisationen, die für eine Nadelung eventuell in Frage kommen.

Man sollte Punkte auswählen, die – wenn möglich – in mehr als eine Kategorie passen. Selbstverständlich ist man nicht darauf beschränkt, nur die klassischen Punkte zu nadeln. Man sollte jedoch nur Punkte auswählen, die sich in gesundem Gewebe befinden und eine intakte Nervenversorgung aufweisen.

Tab. 18.1 Beispiele für Erkrankungen und Punktlokalisationen für unterschiedliche Therapieansätze

Therapieansatz	Beispiel für eine Erkrankung	Punktlokalisation
Lokal	Lokale Haut- oder andere Weichgewebeerkrankung	Innerhalb eines Umkreises von ca. 25 mm der Erkrankungsstelle und in einem Abstand von ca. 20–50 mm
Myofaszialer Triggerpunkt (MTrP)	MTrP-Schmerz	Genau auf dem MTrP
Segmentale Analgesie (inkl. Long-Loop-Analgesie)	Gelenkschmerzen, andere nozizeptive Schmerzen	Im gleichen Segment oder in den angrenzenden Segmenten; paravertebrale Punkte bei Wirbelsäulenerkrankungen
Segmentale autonome Effekte	Blasen- oder Darmfunktionsstörungen	Bauchpunkte bei Bauchorganerkrankungen
Absteigende Analgesie (Fernwirkung)	Schulterschmerzen	Besondere Punkte (z. B. Ma 37 bei Schulterschmerzen)
Zentralregulatorisch	Schmerzen mit starker affektiver Komponente, schmerzlose Erkrankungen	Hauptpunkte, bilateral

Tab. 18.2 Zusammenfassung der Stimulationsmethoden bei unterschiedlichen Therapieansätzen

Therapieansatz	Stimulation
Lokale Analgesie	Subkutane Nadelung, leichte Stimulation
Myofaszialer Triggerpunkt	Präzise Nadelung, um lokale Zuckungsreaktionen zu erzielen, ggf. wiederholen, Nadelrichtung auffächern oder oberflächliche Nadelung; Elektroakupunktur (EA) kann bei chronischen MTrPs hilfreich sein
Segmental	Manuelle Stimulation, um *De Qi* auszulösen, ggf. Stimulation in ca. 5-Minuten-Intervallen wiederholen oder 10–20-minütige EA oder periosteales Picken
Absteigende Analgesie (Fernwirkung)	Starke manuelle Stimulation, um *De Qi* auszulösen; 10–30-minütige EA
Zentralregulatorisch	Sanfte manuelle Stimulation, um *De Qi* auszulösen, oder manchmal EA, den Patienten 20–40 Minuten entspannen lassen

Punktstimulation

Die Stimulation wird am Mechanismus ausgerichtet, der aktiviert werden soll, gemäß dem Patiententyp und der Reaktion des Patienten. Dies wird in ➤ Tab. 18.2 zusammengefasst.

Erhöhung der Therapiedosis

Normalerweise beginnt man mit einer leichten Unterdosierung und erhöht dann die Dosis durch

- Hinzufügen von mehr Punkten,
- längere und mehr als einmalige Manipulation der Nadeln,
- ggf. längere Nadelverweildauer (obwohl laut klinischen Beobachtungen die Dauer kaum einen Unterschied zu machen scheint),
- Hinzufügen von Elektroakupunktur (EA),
- Hinzufügen eines weiteren Therapieansatzes, etwa periosteales Picken oder Ohrakupunktur.

18

Richtlinien für muskuloskelettale Erkrankungen

Für alle folgenden Richtlinien gelten die üblichen, im gesamten Buch geäußerten Warnhinweise. Bei allen Patienten sollte eine medizinische Standarddiagnose gestellt werden, bevor man sich für Akupunktur entscheidet. Akupunktur kann vorübergehend die Symptome ernster zugrunde liegender Erkrankungen lindern und deshalb dazu führen, dass Patienten die eigentlich benötigte Therapie verspätet erhalten.

Myofaszialer Triggerpunkt-Schmerz

Wenn die Anamnese auf myofasziale Triggerpunkt-Schmerzen hindeutet – unilateraler Schmerz, der oftmals ohne offensichtliche Ursache fluktuiert – identifiziert man das Schmerzareal und vergleicht es mit den Abbildungen in ➤ Kap. 19. Mit dem Finger sucht man über den Muskelfasern nach dem MTrP, wie ausführlich in ➤ Kap. 6 beschrieben, und nadelt ihn wie in ➤ Kap. 15 besprochen. Man sollte auch versuchen herauszufinden, welche Aktivitäten den Schmerz provozieren, und den Patienten anweisen, diese Aktivitäten zu modifizieren oder sie ggf. ganz zu vermeiden.

Gelenksarthrose

- Man beginnt mit einem segmentalen Ansatz, indem man zwei bis vier Lokalpunkte anwendet, darunter mindestens einen traditionellen Punkt und vielleicht einen empfindlichen Punkt in der Nähe der Gelenklinie.
- Man erhöht die Dosis, indem man mehr lokale segmentale Punkte und Punkte zur absteigenden Analgesie verwendet – idealerweise wählt man traditionelle Punkte aus, die empfindlich und im Areal des übertragenen Schmerzes lokalisiert sind.
- Wenn man aktive MTrPs in den Muskeln findet, die auf das Gelenk einwirken, sollte man sie behandeln.
- Bei Patienten, die weniger empfindlich auf die Nadelung zu reagieren scheinen oder nicht so leicht *De Qi* verspüren, kann periosteales Picken angewendet werden, beispielsweise auf dem Trochanter major bei Hüftgelenksarthrose.
- Keine Nadeln in den Gelenkspalt einführen.
- Man sollte bei Patienten mit starker Gelenkzerstörung keine vollständige Schmerzbefreiung erwarten; dem Potenzial der Akupunktur sind Grenzen gesetzt, und in fortgeschrittenen Fällen kann Akupunktur eine Gelenkersatzoperation nicht ersetzen.

Es folgen einige Empfehlungen traditioneller Punkte, die bei einzelnen Gelenken verwendet werden können (Punktlokalisation ➤ Kap. 19).

- Handgelenk: Lu 7
- Daumengrundgelenk: Di 4, SJ 5
- Schulter: Di 15, Dü 11
- Hüfte: Gb 30, Gb 29; segmentaler Fernpunkt Gb 34
- Knie: vier Lokalpunkte (Ma 36, Ma 33, Mi 10, Mi 9), Fernpunkt absteigende Analgesie Le 3
- Knöchel: Mi 6, Bl 60, Ni 13, Le 3

Spinale oder paraspinale Schmerzen (Nacken, Thorax, unterer Rücken)

Zunächst ermittelt man durch Anamnese und Palpation die Hauptebene der Schmerzursache und stellt fest, ob sich diese in der Region der Wirbelsäule oder im paravertebralen Gewebe befindet.

Man sucht MTrPs, die Schmerz auf das Areal übertragen, besonders bei unilateralem Schmerz: Sie befinden sich am häufigsten im M. trapezius bei Nackenschmerzen, in den Mm. rhomboidei bei Thoraxschmerzen und im M. erector spinae, M. quadratus lumborum oder M. gluteus medius bei Schmerzen in der Lendenwirbelregion.

Bei Schmerzen im Wirbelsäulenbereich, die nicht durch MTrPs bedingt sind, verwendet man segmentale Punkte in der Umgebung des Schmerzareals, hauptsächlich Lenkergefäß-, *Huatuojiaji-* und Blasen-Punkte, zusammen mit Gallenblasen-Punkten im Nacken und an den Schultern.

Bei Bedarf verstärkt bzw. steigert man die Wirkung durch Hinzufügung von segmentalen Fernpunkten oder Punkten der absteigenden Analgesie, beispielsweise Bl 60.

Muskelkrämpfe bei Patienten mit Rückenschmerzen können oft schnell gelindert werden, indem man direkt über oder in die betroffenen Muskeln nadelt. Hierbei kommt es aber wahrscheinlich nur zu einer vorübergehenden Besserung, wenn eine Erkrankung wie Bandscheibenvorfall zugrunde liegt.

Weichgewebeerkrankungen

Epicondylitis lateralis

Man betrachtet dies zunächst als Symptom von MTrPs in den Streckmuskeln und im M. supinator und behandelt diese auf die übliche Weise. Wenn kein MTrP festzustellen ist oder die Therapiedosis erhöht werden soll, verwendet man Di 11, Di 10 und fügt Di 4 oder periosteales Picken hinzu.

Epicondylitis medialis

Auch hier sucht man nach MTrPs, aber in diesem Fall in der Nähe des Ursprungs der Flexorenmuskelgruppe und des M. pronator teres.

Schulterschmerzen

Wenn der Schmerz durch MTrPs aufgrund einer Muskelüberlastung bedingt ist, stehen die Chancen gut, den Schmerz erfolgreich mit Akupunktur zu behandeln. Die klassische „Frozen Shoulder" ist jedoch schwer zu therapieren: Die Schmerzphase kann evtl. verkürzt werden, aber es ist unklar, ob sich die Zeitspanne, in der der Bewegungsradius eingeschränkt ist, ebenfalls verkürzen lässt. Bei chronischen Schmerzen wird häufig Elektroakupunktur eingesetzt. Typische Punktpaare sind Di 15/Di 16 und SJ 14/Dü 11.

Tenosynovitis (z. B. Tendovaginitis de Quervain)

Man behandelt lokal empfindliche Punkte und Akupunkturpunkte, aber nicht die Sehnenscheide – eine direkte Nadelung von akut entzündetem Gewebe ist stets zu vermeiden.

Plantarfasziitis

Diese Erkrankung ist eventuell schwer mit Akupunktur zu behandeln, aber gelegentlich sind die Fußschmerzen durch einen MTrP im Caput mediale des M. gastrocnemius bedingt. In diesemFall kann man normalerweise den Schmerz des Patienten durch Drücken auf den TrP reproduzieren. Bei einer echten Plantarfasziitis versucht man es mit lokalen klassischen Punkten; die Nadelung der Plantarfaszie selbst ist schmerzhaft, und die Haut des Fersenpolsters ist dick und hart. Aber ggf. ist es möglich, in medialer Richtung direkt in den empfindlichen Punkt zu nadeln.

Bänder und Sehnen

Die Heilung nur langsam abklingender Weichgewebeverletzungen kann durch eine kurze Nadelung angeregt werden, häufig am empfindlichsten Punkt. Akupunktur kann eine einige Stunden andauernde Analgesie hervorrufen, deshalb sollte der Patient gewarnt werden, das Gewebe nicht zu überdehnen (beispielsweise durch Sport) und dadurch eine weitere Verletzung zu riskieren.

18

Nicht-kardiale Thoraxschmerzen

Wenn nicht-kardiale Thoraxschmerzen nicht durch eine gastrointestinale Erkrankung, Fibromyalgie oder lokale Rippenerkrankungen bedingt sind, liegt die Ursache wahrscheinlich in MTrPs. Man untersucht die Brustmuskeln auf MTrPs, hauptsächlich den M. pectoralis major zwischen dem Muskelansatz an der Rippe bis zum muskulotendinösen Übergang in der vorderen Axillarwand. Man sollte stets daran denken, dass die Lunge darunterliegt – man sollte in Gewebe nadeln, das mit Zangengriff gehalten wird, und die Nadel in Richtung der eigenen Fingerspitzen auf der anderen Seite eines Triggerpunkt-Strangs oder auf einer Rippe oder oberflächlich einführen (nur in die erste Muskelschicht).

Richtlinien für andere Schmerzerkrankungen

Spannungskopfschmerz

Nacken und Schultern werden auf relevante MTrPs untersucht, die am häufigsten in den Trapezmuskeln zu finden sind. Diese sowie die posterioren Halsmuskeln und die subokzipitalen Muskeln sollten systematisch untersucht werden. Darüber hinaus überträgt der M. sternocleidomastoideus Schmerzen auf die Schläfen- und Ohrregion. Manchmal ermöglicht die Anamnese der Schmerzlokalisation eine Diagnose, welcher spezielle Muskel den MTrP beherbergt (Abbildungen ➤ Kap. 19). Man untersucht den Hals im Sitzen, behandelt den Patienten aber im Liegen; man beachte, dass die MTrPs in der Haltemuskulatur im Liegen nicht so leicht zu finden sind.

> Häufig verwendete traditionelle Punkte bei Spannungskopfschmerzen sind Gb 20 und Gb 21.

Di 4 und Le 3 sind bei Spannungskopfschmerzen hilfreiche Punkte zur absteigenden Analgesie und können zentralregulatorische Effekte haben, die bei ausgeprägter Ängstlichkeit von Nutzen sein können. Di 4 kann ggf. als segmental betrachtet werden, da er das Myotom T1 stimuliert und die sympathische (efferente) Versorgung des Kopfes hauptsächlich aus dem T1-Segment stammt.

Migräne

Zur Therapie der Migräne gehört das Auffinden und Behandeln relevanter MTrPs in Nacken und Schultern und von Gb 20 und Gb 21 (wie bei Spannungskopfschmerzen), in Kombination mit einer stärkeren Betonung einiger Hauptpunkte für zentralregulatorische Effekte. Häufig verwendete klassische Punkte sind speziell Le 3 sowie Di 4. Le 3 wird wegen der traditionellen Meridian-Zusammenhänge verwendet (Le- und Gb-Meridiane sind ein *Yin-Yang*-Paar), aber vermutlich wirkt er über die heterotopische noxische Gegenstimulation (HNGS) intensiv auf Migräne, indem er am entgegengesetzten Ende des spinalen Inputs aus dem Kopf einen starken Stimulus erzeugt.

Atypischer Gesichtsschmerz

Der atypische Gesichtsschmerz kann durch undiagnostizierte MTrPs bedingt sein, weshalb man eingehend die Kaumuskeln sowie die für die Mimik zuständigen Muskeln untersuchen sollte. Dabei sollte man auch an primäre MTrPs im oberen Teil des M. trapezius denken. Ggf. sollte man in der Literatur nach detaillierten Informationen über die Schmerzübertragungsmuster einzelner Muskeln recherchieren.

Wenn keine MTrPs zu finden sind, sollte die Therapie auf klassische Akupunkturpunkte im Gesicht, zusammen mit Gb 20, ausgerichtet werden. Gb 20 gilt als segmentaler Punkt für den ganzen Kopf und das Gesicht, da er das Myomtom von C1 stimuliert und der Nucleus spinalis nervi trigemini über C1 im Rückenmark hinausgeht (möglicherweise bis zu C4, mit Sicherheit bis C2).

Fibromyalgie

Manche Patienten sprechen gut auf die Akupunkturtherapie an, sodass sie einen Versuch wert ist. Vorübergehende Verschlimmerungen durch Akupunktur scheinen bei Fibromyalgie-Patienten häufiger zu sein als bei anderen Erkrankungen, besonders durch die Nadelung empfindlicher Punkte im Muskel. Fibromyalgie gehört zu den Erkrankungen, bei denen Therapeuten bei der Behandlung von empfindlichen Punkten besonders vorsichtig vorgehen sollten (eine weitere Erkrankung ist das komplexe regionale Schmerzsyndrom).

Am besten verwendet man anfänglich eine sanfte Therapie an einigen Hauptpunkten an Händen und Füßen und ggf. einige Punkte in der Umgebung der Symptome, sofern sie nicht zu empfindlich sind. Manche Experten empfehlen eine Therapie von nur 30 Sekunden Dauer bei jeder Nadel. Wenn dies ausreicht, um eine Antwort in Gang zu setzen, kann dies gesteigert werden, indem man die Nadeln schrittweise länger in situ belässt. Wenn aber auf die erste Behandlung keine starke Reaktion erfolgt, ist es vermutlich am besten, Elektroakupunktur zu verwenden. Die vorliegende Evidenz lässt darauf schließen, dass dies am nutzbringendsten ist.

Patienten mit Fibromyalgie weisen oftmals ein oder zwei abgegrenzte Areale mit myofaszialen Schmerzen sowie generalisierte Weichgewebeschmerzen auf. Es ist anzunehmen, dass die Konzentration auf diesen myofaszialen Schmerz nicht nur den lokalisierten Schmerz verbessert, sondern auch eine allgemeine Verbesserung der Erkrankung bringt. Die Therapie sollte anfänglich vorsichtig ausgeführt werden, da die Patienten-Compliance sinkt, wenn das Schmerzgefühl nach der Nadelung zu stark ist. Es ist auch wichtig, viszerale Begleiterkrankungen zu behandeln, da eine diesbezügliche Verbesserung die mit der Fibromyalgie zusammenhängenden Symptome reduziert.

Schaufensterkrankheit

Man verwendet den traditionellen Punkt Bl 57 und die Hauptpunkte auf den Füßen sowie ggf. Triggerpunkte im M. gastrocnemius und M. soleus und segmentale Punkte auf der L2-Ebene. Eine Besserung des Zustands kann man vermutlich eher durch die Reduzierung sekundärer myofaszialer Schmerzen als durch eine verbesserte Blutzirkulation erreichen.

Man beachte, dass sich dieser Zustand tendenziell in der Zeit nach der ersten Diagnose spontan etwas bessert, weshalb man nicht übereifrig für sich in Anspruch nehmen sollte, den Patienten geheilt zu haben!

Phantomschmerzen

Man untersucht den Stumpf auf Triggerpunkte und behandelt sie aufgrund des Risikos für schmerzhafte Reaktionen vorsichtig. Bei Neuromschmerzen kann eine sehr sanfte direkte Nadelung des Neuroms eine nützliche Technik sein, die man nach den hier empfohlenen Standardmethoden ausprobieren kann. Die häufigste Methode ist die Verwendung klassischer Punkte im Stumpf oder Gliedergürtel oder paravertebraler Punkte auf der gleichen Seite oder bilateral.

Man behandelt Spiegelpunkte auf der anderen Extremität – spiegelbildliche Punkte im Schmerzareal – und kann Ohrakupunktur in Erwägung ziehen.

Trigeminus- oder postherpetische Neuralgie

Man behandelt das Segment über (oder unter) dem betroffenen Segment oder das Segment auf der gegenüberliegenden Seite (Spiegelpunkte), um schmerzhafte Reaktionen auf die Nadelung des betroffenen Segments zu vermeiden. Ggf. muss man zusätzlich Elektroakupunktur anwenden.

Wenn sich keine Reaktion einstellt, behandelt man innerhalb des Segments, aber zu Beginn nur sanft.

Komplexes regionales Schmerzsyndrom und Morbus Raynaud

Auch wenn sich die Pathologie dieser beiden Erkrankungen deutlich unterscheidet, können sie auf ähnliche Weise therapiert werden, und einige Patienten mit der jeweiligen Krankheit werden darauf ansprechen.

Man wählt lokale Hauptpunkte in der betroffenen Extremität und im Gliedergürtel, führt aber keine intensive Therapie an empfindlichen Stellen durch, um die Symptome nicht zu verschlimmern.

Man führt zusätzlich eine paraspinale segmentale Nadelung an den relevanten Segmenten durch (➤ Abb. 19.14), um sowohl die somatischen Segmente als auch diejenigen Segmente zu beeinflussen, die für den sympathischen Outflow zuständig sind.

Richtlinien für Bauchsymptome

Gastrointestinale Symptome

Akupunktur wirkt hauptsächlich symptomatisch und ist auf die Schmerzlinderung und die Besserung von Dysfunktionen bei Erkrankungen wie Reizdarmsyndrom ausgerichtet. Die einfachste und effektivste Methode ist die Nadelung von empfindlichen Punkten in den Muskeln der Bauchwand (segmentaler Ansatz) oder starker Bauchpunkte wie etwa Ren 12 und Ma 25. Hauptpunkte in der unteren Extremität wie Ma 36 und Le 3 haben absteigend hemmende und zentralregulatorische Effekte.

Blasensymptome

Wie bei den gastrointestinalen Symptomen nadelt man bei Blasensymptomen (wie z. B. Reizblase) die empfindlichen Punkte über der Unterbauchwand. Man fügt Punkte über dem Sakrum (Blasen-Punkte) und mehrere lumbale paravertebrale Punkte für den autonomen Outflow hinzu und greift die sakralen Segmente in der unteren Extremität heraus, zum Beispiel Mi 6 , Ni 3, Ma 36 und Le 3 (➤ Tab. 19.5 und ➤ Tab. 19.6).

Richtlinien für schmerzlose Erkrankungen

Übelkeit

Übelkeit aufgrund von Schwangerschaft, Operationen oder Chemotherapie kann häufig durch eine Akupunkturtherapie verringert werden, typischerweise an Pe 6 und ggf. an Ma 36, wobei die Nadellokalisation ggf. gar nicht entscheidend ist. Idealerweise beginnt man die Therapie vor dem Einsetzen der Übelkeit. Anders als bei der Therapie von Schmerzen scheint die Linderung der Übelkeit nicht länger anzuhalten als etwa einen Tag. Patienten sollten deshalb entweder häufig behandelt werden – etwa dreimal pro Woche – oder man zeigt ihnen, wie man Akupressurmanschetten verwendet, mit denen sie alle zwei Stunden das Handgelenk massieren sollen. Auch Ren 12 wird bei Übelkeit verwendet, aber dieser Punkt scheint am wichtigsten zu sein, wenn eher eine Magenreizung dafür verantwortlich ist.

Heuschnupfen, allergische Rhinitis

Typische Punkte hierfür sind Di 20, *Yintang* und *Taiyang*, in Kombination mit Di 11 und Ma 36. Wenn die Dosis erhöht werden muss, fügt man Di 4 und Le 3 hinzu.

Bei Heuschnupfen kann Akupunktur eine sofortige Besserung bewirken, vermutlich aufgrund einer lokalen oder regional sympathischen Reaktion der Blutgefäße in den Nasenschleimhäuten. Wenn die Behandlung wöchentlich ca. dreimal vor der Saison wiederholt wird, können Heuschnupfenattacken ganz vermieden werden.

Menopausale Hitzewallungen

Jede allgemeine Stimulation, typischerweise an Di 4, Mi 6 und Le 3, ruft in der Regel bei entsprechend empfänglichen Patientinnen eine Wirkung hervor. Elektroakupunktur könnte im Vergleich zur manuellen Nadelung einen stärkeren Nutzen haben.

Atemnot

Atemnot oder Dyspnoe kommt bei einer Reihe von ernsten Erkrankungen vor. Wir empfehlen deshalb, Akupunktur erst dann anzuwenden, wenn die konventionellen Therapiemöglichkeiten ausgeschöpft bzw. solche gar nicht vorhanden sind. Die Behandlung dieses Symptoms ist normalerweise Teil der Palliativversorgung von Patienten mit Lungenkrebs oder chronisch obstruktiven Lungenerkrankungen im fortgeschrittenen Stadium. Es werden ASAD-Punkte (zwei periosteale Punkte über dem Manubrium [die Abkürzung steht für Anxiety, Sickness, And Dyspnoea – Ängstlichkeit, Krankheit und Dyspnoe, Anm. d. Übers.]), thorakale paraspinale Punkte von T2 bis T5, Triggerpunkte in der Schultergürtelmuskulatur, besonders im M. trapezius, sowie allgemeine Punkte wie Di 4 verwendet.

Tinnitus

Tinnitus kann in seltenen Fällen das Symptom eines MTrP im tiefen Anteil des M. masseter oder des Caput claviculare des M. sternocleidomastoideus sein – wahrscheinliche Hinweise sind eine Fluktuation der Symptome, die meist unilateral sind und nicht mit einem Hörverlust einhergehen. Persistierender, kontinuierlicher Tinnitus hat gelegentlich auf die lokale Nadelung von Dü 19, Gb 20 etc. angesprochen, aber randomisierte kontrollierte Studien haben keine spezifischen Effekte gezeigt.

Juckreiz

Manchmal spricht Pruritus auf Akupunktur an – lokale Nadeln in der Umgebung einer bestimmten Läsion und die üblichen Hauptpunkte für eine Gesamtwirkung. Man sollte sich bewusst sein, dass ein generalisierter Pruritus ein Anzeichen für eine ernste zugrunde liegende Pathologie sein kann.

Sicherheit geht vor

Wir wollen hier nicht die Empfehlungen zur sicheren Praxis aus anderen Kapiteln dieses Buches wiederholen, sondern die Leser einfach daran erinnern, dass sie stets auf die Sicherheit des Patienten sowie die Wirksamkeit der Akupunkturtherapie bedacht sein müssen.

Dokumentation der Therapie

Aufzeichnungen über den Therapieverlauf müssen – im Rahmen der in klinischen Berichten zur Verfügung stehenden begrenzten Platzkapazität – so präzise sein wie möglich. Angegeben werden müssen die verwendeten Punkte, die Stimulationshäufigkeit und die Nadelverweildauer. Es ist wichtig zu wissen, was man in einer Therapiesitzung gemacht hat, um beim nächsten Mal die Therapie an die Reaktion anzupassen – die ebenfalls dokumentiert werden sollte, besonders nach der ersten Behandlung.

Als eine Art Kurzschrift (Stenogramm) können einige Standardsymbole verwendet werden, wie in ➤ Tab. 18.3 aufgeführt. Die verwendeten Punkte (oder ein kleines Bild, wenn es sich nicht um einen

Tab. 18.3 Beispiele für Dokumentationen der Akupunkturtherapie

Therapiedetails	Stenogramm in Berichten
Eine Nadel oberflächlich an Di 11 ohne Stimulation, Nadelverweildauer 5 Minuten	Di 11 O1 x0–5'
Therapie dieser vier Hauptpunkte mit tiefen Nadeln, einmalige Stimulation und Nadelverweildauer 20 Minuten	Di 4, Le 3 T4 x1–20'
Mäßig starke manuelle Nadelung von drei Punkten, Nadelverweildauer 20 Minuten	Ma 36, Mi 9, Mi 10 T3 x2–20'
Intensive periosteale Nadelung an einem Punkt von 10 Sekunden Dauer (den Punkt beschreiben, z. B. Spitze des Akromions, oder kleines Bild malen)	P1 x3–10' '
30-minütige Elektroakupunktur mit den angegebenen Frequenzen (Bild zeigt die Lokalisation)	EA 2/15 Hz–30'

bekannten Punkt handelt) können bei bilateraler Behandlung mit zwei Kreisen darüber und bei unilateraler Therapie mit einem einfachen Kreis mit den Buchstaben R oder L versehen werden. Die Tiefe kann wie folgt festgehalten werden: O für oberflächlich, T für tief und P für periosteale Nadelung. Mit einer Skala wie x0 bis x3 kann man die Häufigkeit der manuellen Stimulation dokumentieren; EA steht für Elektroakupunktur, und die Nadelverweildauer wird in Minuten angegeben.

KAPITEL

19 Referenztabellen und -abbildungen: Punkte und Innervationen

Wie man Akupunkturpunkte lokalisiert

Schmerzübertragungsmuster myofaszialer Triggerpunkte

Man bittet den Patienten, das Schmerzareal so genau wie möglich zu beschreiben, dann sucht man das Muster in der passenden Abbildung. In den Abbildungen mit den myofaszialen Triggerpunkten (MTrP) (➤ Abb. 19.4 bis ➤ Abb. 19.13) ist die Lokalisation des MTrP mit einem Rautensymbol markiert. Die langen Striche dieses Symbols stehen für die Ausrichtung der Muskelfasern. Die zweifarbig schattierten Areale sind Beispiele für mögliche Schmerzübertragungsmuster, die von den jeweiligen TrPs ausgehen. Die dunkler schattierten Areale stehen für die häufiger vorkommenden Schmerzstellen. Man hält dabei die Akupunkturnadel bereit, um alle auffindbaren Punkte unmittelbar nadeln zu können.

Die Fasern ertastet man unter den Fingerspitzen und sucht nach dem Hartspann, dann nach dem empfindlichsten Teil des Hartspanns. Die meisten Muskeln können durch flache Palpation untersucht werden. Die Zangengriff-Palpation verwendet man für den anterioren Rand des M. trapezius in der Schulter schlanker Patienten, für die lateralen Fasern des M. pectoralis major in der anterioren Axillarwand und für den M. sternocleidomastoideus (sanft).

Traditionelle Akupunkturpunkte

Wir haben eine Auswahl von Punkten für dieses Einführungsbuch nach folgenden Kriterien zusammengestellt:

- Es handelt sich um Hauptpunkte für die absteigende Analgesie oder für zentralregulatorische Effekte: Di 4, SJ 5, Pe 6, Di 11, Ma 36, Mi 6, Ni 3, Bl 60, Le 3.
- Sie eignen sich für die Therapie häufiger Erkrankungen (in der Umgebung arthritischer Gelenke).
- Sie illustrieren Prinzipien der Punktlokalisation anderswo (entlang der Wirbelsäule).
- Sie befinden sich an oder in der Nähe von häufigen myofaszialen Triggerpunkten (z. B. Gb 21).

Leser, die mehr traditionelle Punkte kennenlernen möchten (statt ihre Finger zu benutzen, um angemessene Areale zur Therapie zu finden), können in den Werken nachschauen, die wir am Ende dieses Kapitels zusammengestellt haben.

Knöcherne Orientierungsmarken

Klassische Punkte sind häufig entweder Mulden, in die die Finger natürlicherweise hineingleiten (Ma 36), oder die höchsten Stellen einer Erhebung, beispielsweise eines hervortretenden Muskels (Di 4). Sie werden oft mit Bezug auf eine bestimmte Hautfalte oder eine knöcherne Orientierungsmarke beschrieben – die Protuberanzen der Dornfortsätze, eine Gelenklinie oder der höchste Punkt der Tuberositas des Oberschenkels. Für Leser, die mit der Oberflächenanatomie nicht so vertraut sind, fügen wir bei Bedarf einige Gedächtnisstützen zur Identifizierung individueller Lokalisationen hinzu.

Den tatsächlichen Punkt zum Einführen der Nadel findet man, indem man mit dem Finger nach der empfindlichsten Stelle sucht. Myofasziale Triggerpunkte müssen durch die spezielle, in ➤ Kap. 6 beschriebene Technik lokalisiert werden.

Körpermessungen

Das chinesische System der proportionalen Messung ist immer noch hilfreich, um manche Punkte aufzufinden. Die Chinesen behaupteten, dass Patienten nicht fixen Maßen entsprechen, weshalb sie jeden Körperteil in eine konstante Anzahl von Einheiten unterteilten. Die Einheit nannten sie *cun* (Aussprache: tsun), was manchmal als „chinesisches Zoll" bezeichnet wird. Beispielsweise entspricht das mittlere Fingerglied des Mittelfingers 1 *cun*, der Abstand zwischen Ellenbogenfalte bis zur Handgelenksfalte beträgt 12 *cun* (➤ Abb. 19.1). Man findet die Punkte am besten, indem man die ganze Strecke unterteilt, alternativ kann man auch von einem Ende anfangend die einzelnen *cun* abzählen.

Praktischerweise können die Finger in verschiedenen Kombinationen verwendet werden, um Messungen vorzunehmen (➤ Abb. 19.2). Beispielsweise ist der bedeutende Punkt Pe 6 2 *cun* oberhalb des Handgelenks lokalisiert. Obwohl natürlich die Hand des Patienten als Maßstab genommen werden sollte, kommt doch in der Praxis häufig die Hand des Untersuchenden nach einem schnellen Vergleich mit der Hand des Patienten zum Einsatz – dies ist völlig in Ordnung, da die Punkte gar nicht so genau lokalisiert sein müssen.

Die meisten Punkte findet man durch Messung mit den Fingern, indem man von einer knöchernen Orientierungsmarke ausgeht. Auf dem Abdomen wird jedoch meist, zumindest in axialer Richtung, mit Hilfe fixierter Unterteilungen bzw. *cun* gemessen.

Akupunkturpunkte nach Regionen

In den den Abbildungen in diesem Abschnitt (➤ Abb. 19.4 bis ➤ Abb. 19.13) sind die Punkte nach Regionen dargestellt. In den zugehörigen Tabellen (➤ Tab. 19.1 bis ➤ Tab. 19.5) finden sich Beschreibungen der Punkte und Hinweise, wo sie zu lokalisieren sind, sowie einige Erkrankungen, für die sie häufig verwendet werden. Ebenfalls angegeben ist die Innervation des Dermatoms (D), des Myotoms (M) und des Sklerotoms (S), sofern diese Informationen klinisch bedeutsam sind. Wenn das Sklerotom des Punktes nicht anwendbar ist (z. B. weil das Periost nicht zugänglich ist), wird keine Ebene angeben. Wenn ein Punkt eindeutig mit einem einzelnen MTrP zusammenhängt, wird der relevante Muskel genannt.

Wenn nicht anders angegeben, kann davon ausgegangen werden, dass die Nadelrichtung senkrecht ist.

Der Ort des MTrP wird durch eine Raute angegeben (statt durch das in anderen Werken übliche X), sodass die langen Striche des Symbols für die Ausrichtung der Muskelfasern stehen (➤ Abb. 19.3). Die unterschiedlich schattierten Areale sind Beispiele für mögliche Schmerzübertragungsmuster von den einzelnen MTrPs, wobei die dunkleren Areale die häufigeren Schmerzstellen angeben.

Der Vermerk „Cave" neben einem Punkt oder Verwendungshinweisen zeigt ein besonderes Risiko an. Hier sollte keine Nadel eingeführt werden, ohne vorher zu hinterfragen, ob die lokale Anatomie ein Therapierisiko darstellt.

In den Tabellen sind Erkrankungen angegeben, bei denen der jeweilige Punkt häufig angewendet wird.

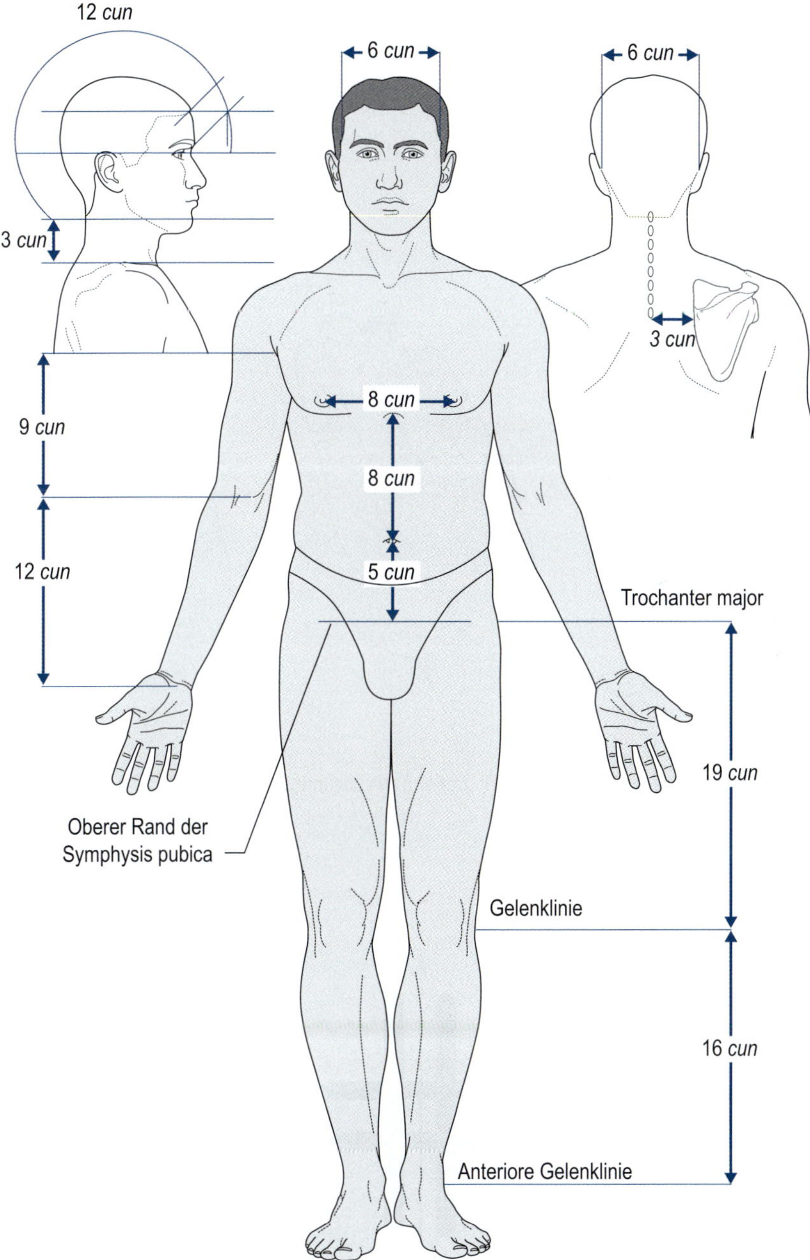

Abb. 19.1 Proportionsmessungen der verschiedenen Körperteile.

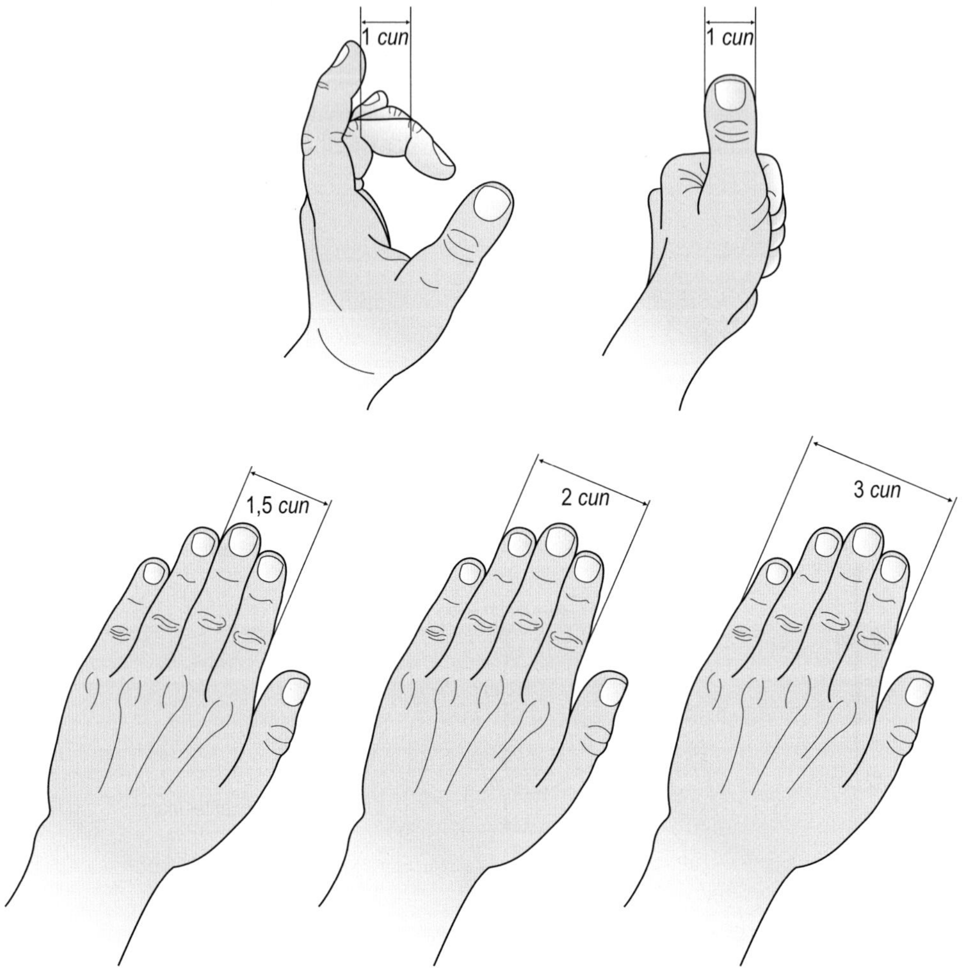

1 *cun*

1 *cun*

1,5 *cun*

2 *cun*

3 *cun*

Abb. 19.2 Verwendung von Fingern und Daumen, um 1, 2 oder 3 *cun* abzumessen.

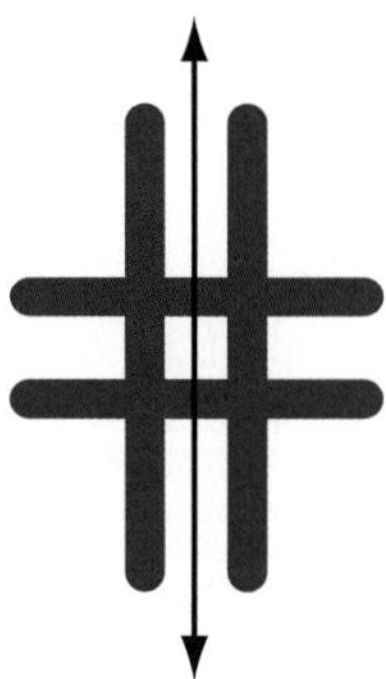

Abb. 19.3 Rautensymbol, das den Triggerpunkt anzeigt (die Längsstriche stehen für die Ausrichtung der Muskelfasern).

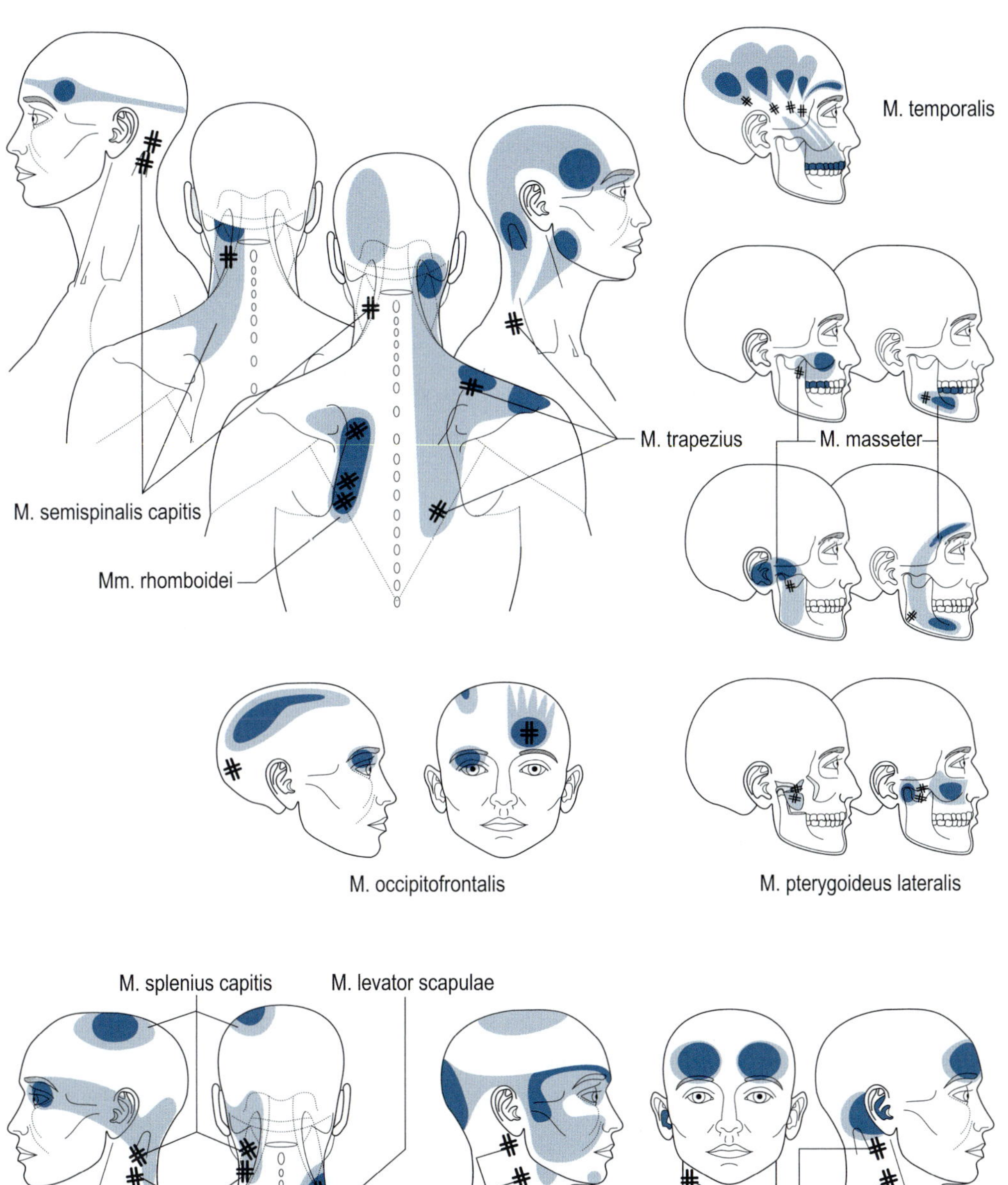

Abb. 19.4 Kopf, Gesicht und Hals: myofasziale Triggerpunkte und Schmerzübertragungszonen.

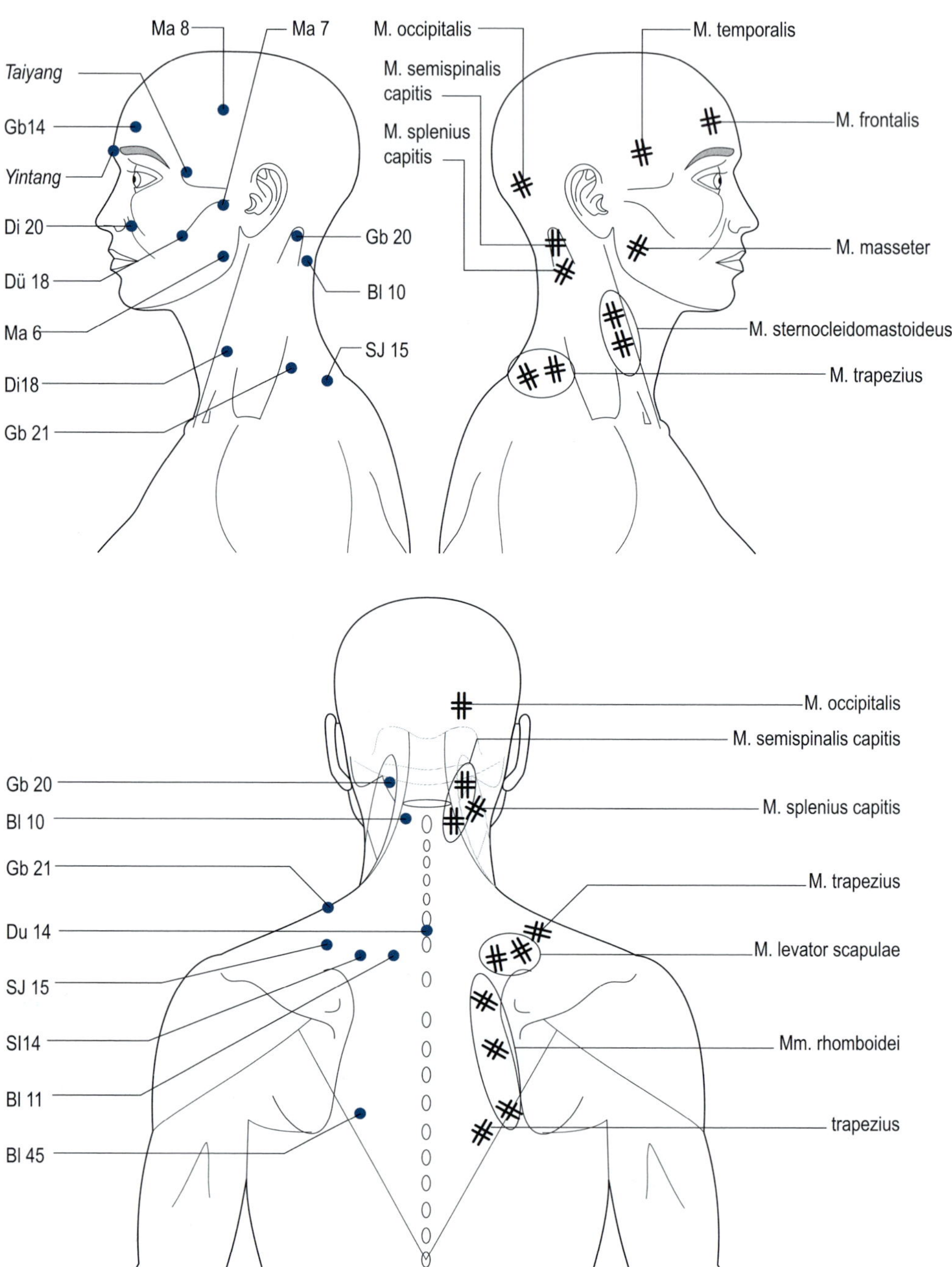

Abb. 19.5 Kopf, Gesicht und Hals: klassische Akupunkturpunkte und Triggerpunkte.

Tab. 19.1 Kopf, Gesicht und Hals: Punktbeschreibungen zu ➤ Abb.19.4 und ➤ Abb. 19.5

Punkt	Beschreibung		Segmente
Kopf und Hals			
Gb 20	Unter dem Hinterhauptbein, in der Vertiefung zwischen M. trapezius und M. sternocleidomastoideus und oberhalb des M. splenius capitis		D C2/C3 M C1/C2 S C1/C2
	Nadelwinkel: in Richtung der gegenüberliegenden Augenbraue	**Zielgebiet:** M. semispinalis capitis	
	Kopfschmerzen, Nackenschmerzen und -steifheit		
	Cave: die Position der A. vertebralis beachten		
Bl 10	1,3 *cun* lateral des Dornfortsatzes von C2, zwischen C1 und C2		D C3 M C1 bis C5 S C2/C3
	Nadelwinkel: Richtung Lamina von C2	**Zielgebiet:** M. obliquus inferior	
	Nackenschmerzen und -steifheit		
	Cave: die Position und Tiefe des Rückenmarks und der A. vertebralis beachten		
Gb 21	In der Mitte zwischen Du 14 und der Akromionspitze am höchsten Punkt des M. trapezius		D C3 M C3/C4 S n. v.
	Nadelwinkel: tangential zu den Rippen, nach dorsal	**Zielgebiet:** oberer Anteil des M. trapezius	
	Kopfschmerzen, Nackenschmerzen und -steifheit, Angstlichkeit		
	Cave: die Nähe der Pleura zwischen 1. und 2. Rippe beachten		
SJ 15	In der Mitte zwischen den Punkten Gb 21 und Dü 13 am superioren Winkel der Skapula (Dü 13 – empfindliche Mulde am medialen Ende der Spina scapulae)		D C3 M C3/C4 S n. v.
	Nadelwinkel: senkrecht	**Zielgebiet:** M. trapezius	
	Schulterschmerzen, Nackenschmerzen und -steifheit		
	Cave: die Nähe der Pleura bei schlanken Patienten beachten		
Du 14	Zwischen den Dornfortsätzen von C7 und T1		D C4/C5/T1 M C8 S C8
	Nadelwinkel: transversal	**Zielgebiet:** Interspinalband	
	Spinale Nackenschmerzen, zervikogener Kopfschmerz		
Dü 14	3 *cun* lateral des Dornfortsatzes von T1		D C3/C4 M C3/C4/C5 S C5
	Nadelwinkel: tangential in Richtung Skapula	**Zielgebiet:** M. levator scapulae	
	Schulterschmerzen, Nackenschmerzen und -steifheit		
	Cave: nicht tief nadeln, wenn man sich bezüglich des Nadelwinkels in Relation zur Skapula nicht sicher fühlt		
Bl 11	1,5 *cun* lateral der Unterkante des Dornfortsatzes von T1		D C4/T1 M C4/C5 S T1/T2
	Nadelwinkel: schräg Richtung Wirbelsäule	**Zielgebiet:** M. rhomboideus minor	
	Nackenschmerzen und -steifheit, Dyspnoe		
	Cave: nicht tief nadeln, wenn man sich bezüglich des Nadelwinkels in Relation zur Pleura nicht sicher fühlt		
Bl 45	3 *cun* lateral der Unterkante des Dornfortsatzes von T6		D T5/T6 M T6/T7 S T6/T7
	Nadelwinkel: schräg Richtung Wirbelsäule	**Zielgebiet:** M. iliocostalis thoracis	
	Rückenschmerzen, Dyspnoe		
	Cave: nicht tief nadeln, wenn man sich bezüglich des Nadelwinkels in Relation zur Pleura nicht sicher fühlt		
Gesicht			
Yintang	In der Mitte zwischen den Augenbrauen		D Vi M VII S Vi
	Nadelwinkel: schräg nach kaudal	**Zielgebiet:** M. procerus oder Periost	
	Kopfschmerzen, Heuschnupfen, Entspannung		

Tab. 19.1 Kopf, Gesicht und Hals: Punktbeschreibungen zu ➤ Abb.19.4 und ➤ Abb. 19.5 *(Forts.)*

Gesicht			
Taiyang	1 *cun* posterior von der Mitte zwischen dem lateralen Ende der Augenbraue und dem äußeren Augenwinkel		D Vii M Viii S Vii
	Nadelwinkel: senkrecht	**Zielgebiet:** M. temporalis	
	Kopfschmerzen, Augensymptome		
Gb 14	1 *cun* oberhalb der Augenbrauenmitte, direkt über der Pupille bei Geradeausblick		D Vi M VII S Vi
	Nadelwinkel: schräg nach kaudal	**Zielgebiet:** M. frontalis	
	Kopfschmerzen, Augensymptome		
Di 20	In der Nasolabialfalte, auf einer Höhe mit dem breitesten Teil der Nasenflügel		D Vii M VII S Vii
	Nadelwinkel: nach kranial entlang der Falte	**Zielgebiet:** Gesichtsmuskeln	
	Heuschnupfen, Nasensymptome		
Ma 6	1 Fingerbreite anterior und superior des Unterkieferwinkels, auf der höchsten Erhebung des M. masseter		D C2/C3 M Viii S Viii
	Nadelwinkel: senkrecht	**Zielgebiet:** M. masseter	
	Zahnschmerzen, Gesichtsschmerzen		
Ma 7	In der Vertiefung anterior des Kiefergelenks und unterhalb des Jochbeinbogens		D Viii M Viii S Viii
	Nadelwinkel: senkrecht	**Zielgebiet:** M. pterygoideus lateralis	
	Zahnschmerzen, Gesichtsschmerzen		
Ma 8	0,5 *cun* oberhalb des Oberrands vom Ursprung des M. temporalis, direkt über Ma 7 und Ma 6 auf einer vertikalen Linie 0,5 *cun* posterior von *Taiyang*		D Vi/Vii M Viii/VII S Vi/Vii
	Nadelwinkel: senkrecht	**Zielgebiet:** epikraniales Gewebe	
	Kopfschmerzen		
Dü 18	Direkt unterhalb des äußeren Augenwinkels in der Vertiefung an der Unterkante des Jochbeinbogens, am Vorderrand des M. masseter		D Vii M Viii S Vii
	Nadelwinkel: leicht nach kranial	**Zielgebiet:** Bindegewebsraum	
	Gesichtsschmerzen, Trigeminusneuralgie		
Di 18	Zwischen Caput sternalis und Caput clavicularis des M. sternocleidomastoideus, auf einer Höhe mit der Larynxprominenz (Spitze des Adamsapfels)		D C2/C3 M XI/C2/C3 S n.v.
	Nadelwinkel: nach dorsal	**Zielgebiet:** Faszienebene im M. sternocleidomastoideus	
	Vom M. sternocleidomastoideus ausgehende Schmerzen – Kopf- oder Gesichtsschmerzen		
	Cave: die Nähe der A. carotis beachten		

D = Dermatom, M = Myotom, S = Sklerotom, V = Trigeminusnerv, i = Augenast, ii = Oberkieferast, iii = Unterkieferast, VII = Gesichtsnerv, XI = N. accessorius, n. v. = nicht verfügbar
Meridianabkürzungen ➤ Tab. 19.10 und ➤ Tab. 19.11

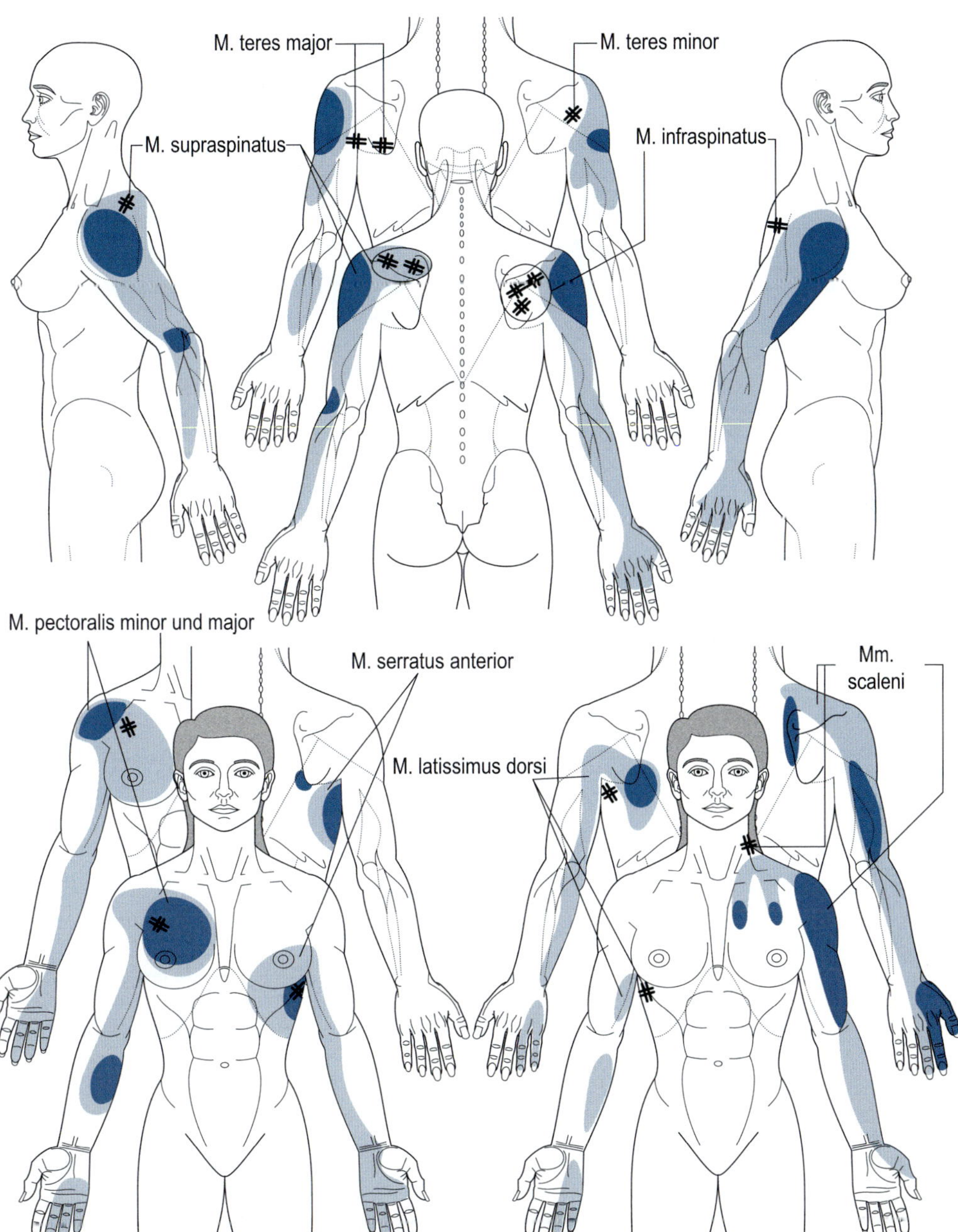

Abb. 19.6 Schulter und Arm: myofasziale Triggerpunkte und Schmerzübertragungszonen.

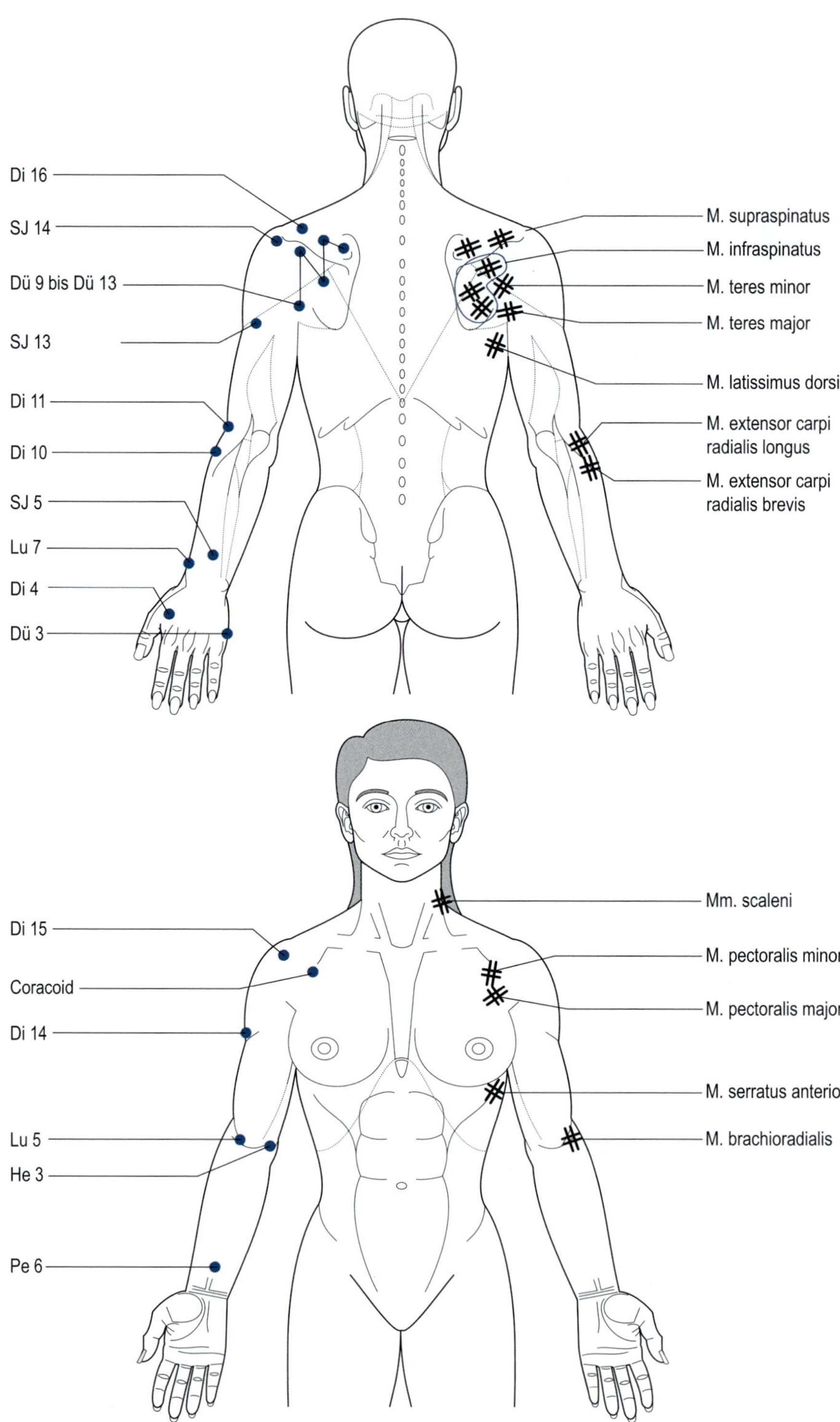

Abb. 19.7 Schulter und Arm: klassische Akupunkturpunkte und Triggerpunkte.

Tab. 19.2 Schulter und Arm: Punktbeschreibungen zu ➤ Abb.19.6 und ➤ Abb. 19.7

Rückseite			
Di 16	In der Vertiefung medial des Akromions zwischen den lateralen Enden der Klavikula und der Spina scapulae		D C3 M C3–C 6 S C5/C6
	Nadelwinkel: senkrecht	**Zielgebiet:** M. supraspinatus	
	Schulter- und Armschmerzen		
SJ 14	Posterolateral und unterhalb der dorsalen Akromionspitze, in der Vertiefung zwischen den mittleren und posterioren Fasern des M. deltoideus		D C3/C4 M C5/C6 S C6
	Nadelwinkel: senkrecht	**Zielgebiet:** Ansatz des M. infraspinatus	
	Schulter- und Armschmerzen		
Dü 9	1 *cun* oberhalb der dorsalen Achselfalte bei an der Körperseite herabhängendem Arm		D T3/T4 M C5/C6/C7 S C7
	Nadelwinkel: senkrecht	**Zielgebiet:** M. teres major	
	Schulter- und Armschmerzen		
Dü 10	In der Vertiefung unterhalb der Spina scapulae, direkt oberhalb der dorsalen Achselfalte bei an der Körperseite herabhängendem Arm		D C3/C4 M C5/C6 S C6
	Nadelwinkel: senkrecht	**Zielgebiet:** M. infraspinatus	
	Schulter- und Armschmerzen		
Dü 11	Im 1. Drittelabstand der Verbindungslinie zwischen der Mitte der Spina scapulae und dem Angulus inferior scapulae		D C4/T1/T2 M C5/C6 S C5/C6
	Nadelwinkel: senkrecht	**Zielgebiet:** M. infraspinatus	
	Schulter- und Armschmerzen		
Dü 12	Direkt über Dü 11 in der Mitte der Fossa supraspinata, ca. 1 *cun* über der Mitte der Oberkante der Spina scapulae		D C3/C4 M C3–C6 S C5
	Nadelwinkel: in Richtung Fossa supraspinata	**Zielgebiet:** M. supraspinatus	
	Schulter- und Armschmerzen		
	Cave: nicht tief nadeln, wenn man sich bezüglich der Position in Relation zur Skapula nicht sicher fühlt		
Dü 13	In der empfindlichen Vertiefung über dem medialen Ende der Spina scapulae		D C4/T1 M C3–C6 S C5
	Nadelwinkel: in Richtung Fossa supraspinata	**Zielgebiet:** M. supraspinatus	
	Schulter- und Armschmerzen		
	Cave: nicht tief nadeln, wenn man sich bezüglich der Position in Relation zur Skapula nicht sicher fühlt		
SJ 13	Auf der Verbindungslinie zwischen Olekranon und SJ 14, distal von SJ 14 am Hinterrand des M. deltoideus, 2 *cun* lateral der posterioren Achselfalte		D C5 M C6/C7/C8 S C6/C7
	Nadelwinkel: senkrecht	**Zielgebiet:** Caput laterale des M. triceps	
	Schulter- und Armschmerzen		
	Cave: die Nähe des N. radialis beachten		
Di 11	Am radialen Ende der Ellenbeugenfalte, in der Mitte zwischen der Bizepssehne und dem Epicondylus lateralis humeri		D C5/C6 M C5/C6 S C6/C7
	Nadelwinkel: senkrecht	**Zielgebiet:** M. extensor carpi radialis longus	
	Epicondylitis lateralis humeri (Tennisellenbogen), Unterarmschmerzen; Immunmodulation		
Di 10	2 *cun* distal von Di 11, auf der Verbindungslinie zwischen Di 11 und Di 5 (Mitte der Tabatière)		D C5/C6 M C5/C6/C7 S C6/C7
	Nadelwinkel: senkrecht	**Zielgebiet:** M. extensor carpi radialis longus oder M. supinator	
	Epicondylitis lateralis humeri (Tennisellenbogen), Unterarmschmerzen		

Tab. 19.2 Schulter und Arm: Punktbeschreibungen zu ➤ Abb.19.6 und ➤ Abb. 19.7 *(Forts.)*

Punkt	Beschreibung		Segmente
Rückseite			
SJ 5	Auf der dorsalen Unterarmseite, 2 *cun* proximal des Handgelenks, zwischen Radius und Ulna und zwischen dem M. extensor indicis und M. extensor pollicis longus		D C6–C8 M C7/C8 S C7/C8
	Nadelwinkel: senkrecht	**Zielgebiet:** Bindegewebszone	
	Lokale Schmerzen; Handgelenks- und Unterarmschmerzen; Hauptpunkt für zentrale Effekte		
Lu 7	Auf der radialen Seite des Processus styloideus radii, 1,5 *cun* von der Handgelenksfalte, zwischen den Sehnen des M. abductor pollicis longus und M. brachioradialis		D C6 M C7/C8 S C6
	Nadelwinkel: schräg nach proximal	**Zielgebiet:** Bindegewebsraum	
	Handgelenks- und Unterarmschmerzen		
Di 4	Auf dem Handrücken, in der Mitte der 1. Schwimmhautfläche auf halber Strecke zum Os metacarpale II		D C6/C7 M T1 S n. v.
	Nadelwinkel: senkrecht	**Zielgebiet:** M. interosseus dorsalis I	
	Genereller Schmerzpunkt; Hauptpunkt für zentrale Effekte		
	Cave: die A. radialis befindet sich am Apex der 1. Schwimmhautfläche		
Dü 3	Auf der palmaren Seite des Übergangs Schaft/Köpfchen des Os metacarpale V, in der Bindegewebszone zwischen metakarpalem Übergang und den Hypothenarmuskeln		D C8 M T1 S C8
	Nadelwinkel: senkrecht	**Zielgebiet:** Bindegewebszone	
	Handschmerzen; wird auch bei Schmerzen anderswo – besonders Schmerzen im Wirbelsäulenbereich – verwendet		
Vorderseite			
Di 15	Anterolateral und unterhalb der vorderen Akromionspitze, in der Falte zwischen den anterioren und mittleren Fasern des M. deltoideus		D C4 M C5 S C5
	Nadelwinkel: senkrecht	**Zielgebiet:** Ansatz des M. supraspinatus	
	Schulter- und Armschmerzen		
Coracoid	Vor dem Glenohumeralgelenk, zwischen den Fasern des M. deltoideus und M. pectoralis major		D C4 M C5/C6 S C5
	Nadelwinkel: senkrecht	**Zielgebiet:** Coracoid	
	Schulter- und Armschmerzen		
Di 14	Zwischen dem distalen Ansatz des M. deltoideus und dem Caput longum des M. biceps, in einer empfindlichen Vertiefung, 3/5 der Strecke auf einer Verbindungslinie von Di 11–Di 15		D C5/C6 M C5/C6 S C5/C6
	Nadelwinkel: senkrecht	**Zielgebiet:** Bindegewebszone	
	Schulter- und Armschmerzen		
Lu 5	In der Ellenbeugenfalte, in der Vertiefung auf der radialen Seite der Bizepssehne		D C5/C6 M C5/C6 S C5/C6
	Nadelwinkel: senkrecht	**Zielgebiet:** M. brachioradialis	
	Ellenbogen- oder Unterarmschmerzen		
He 3	Am medialen Ende der Ellenbeugenfalte bei vollständiger Ellenbogenflexion		D T1 M C5–T1 S C7
	Nadelwinkel: senkrecht	**Zielgebiet:** M. pronator teres	
	Epicondylitis medialis humeri (Tennisellenbogen), Unterarmschmerzen		
	Cave: die Nähe zur A. brachialis beachten		
Pe 6	2 *cun* proximal der distalen Handgelenksfalte, zwischen den Sehnen des M. flexor carpi radialis und des M. palmaris longus		D C6/C8/T1 M C7/C8 S n. v.
	Nadelwinkel: schräg nach proximal	**Zielgebiet:** M. flexor digitorum superficialis	
	Übelkeit und Erbrechen; Karpaltunnelsyndrom		
	Cave: die Position des N. medianus direkt darunter beachten		

D = Dermatom, M = Myotom, S = Sklerotom, n. v. = nicht verfügbar
Meridianabkürzungen ➤ Tab. 19.10 und ➤ Tab. 19.11

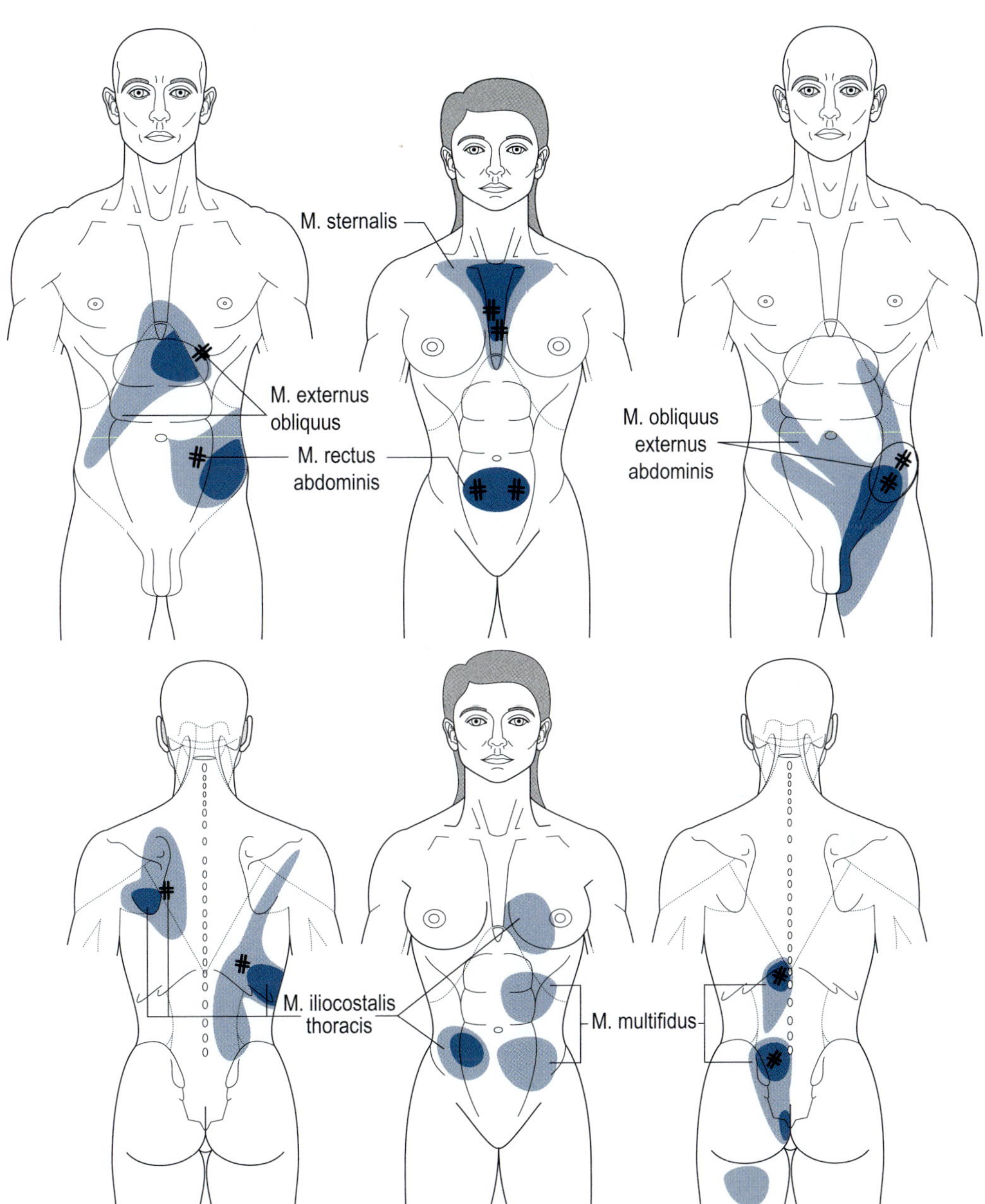

Abb. 19.8 Thorax und Abdomen: myofasziale Triggerpunkte und Schmerzübertragungszonen.

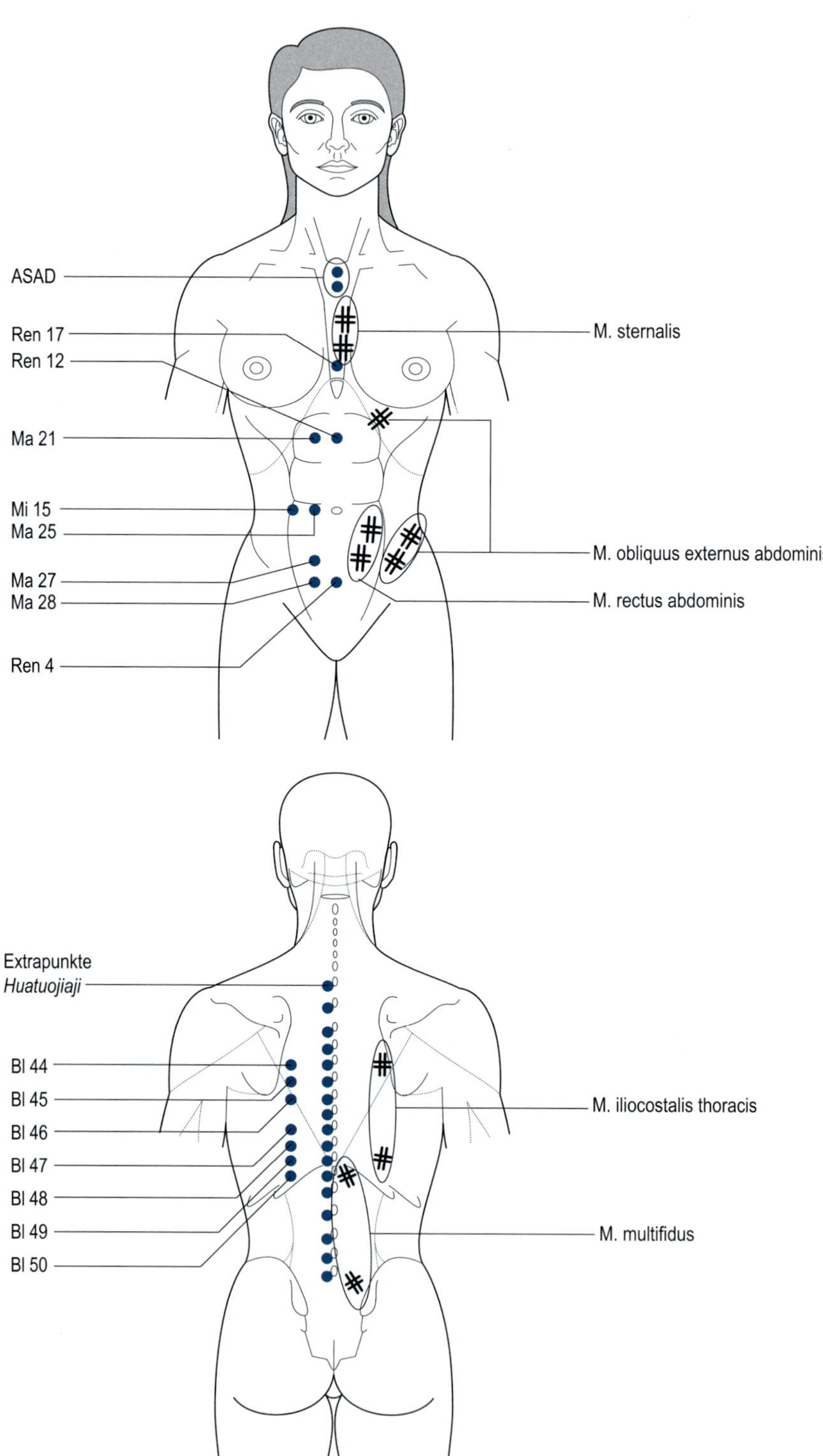

Abb. 19.9 Thorax, Abdomen und Wirbelsäule: klassische Akupunkturpunkte und Triggerpunkte.

Tab. 19.3 Thorax und Abdomen: Punktbeschreibungen zu ➢ Abb.19.8 und ➢ Abb. 19.9

Vorderseite			
ASAD	Zwei Punkte auf der Mittellinie genau unter der Fossa jugularis über dem Manubrium		D C4/T2 M C5/C6 S T1
	Nadelwinkel: senkrecht	**Zielgebiet:** Periost des Manubriums	
	Ängstlichkeit, Übelkeit und Dyspnoe		
Ren 17	In der Mitte des Sternums im 4. Interkostalraum (auf einer Höhe mit den Brustwarzen beim Mann)		D T5 M C8, T1 S T1
	Nadelwinkel: schräg nach kranial in einem Winkel von 30^{0} zum Sternum	**Zielgebiet:** Periost des Sternums oder M. sternalis	
	Thoraxschmerzen, Atemwegserkrankungen		
	Cave: bei 10 % der Männer und 4 % der Frauen befindet sich an diesem Punkt ein Foramen sternale; niemals senkrecht nadeln		
Ren 12	Auf der Mittellinie des Oberbauchs, in der Mitte zwischen Bauchnabel und Oberrand des Corpus sterni		D T8 M T8 S n. v.
	Nadelwinkel: senkrecht	**Zielgebiet:** Linea alba	
	Störungen des oberen Gastrointestinaltrakts, u. a. Übelkeit und Erbrechen		
	Cave: nicht durch die Bauchwand nadeln		
Ren 4	Auf der Mittellinie des Unterbauchs, 3 *cun* unter dem Bauchnabel und 2 *cun* über der Symphysis pubica		D T11/T12 M T11/T12 S n. v.
	Nadelwinkel: senkrecht	**Zielgebiet:** Linea alba	
	Störungen des unteren Gastrointestinaltrakts, Harnwegserkrankungen und gynäkologische Symptome		
	Cave: nicht durch die Bauchwand nadeln		
Mi 15	Am seitlichen Rand des M. rectus abdominis auf einer Höhe mit dem Bauchnabel		D T10/T11 M T10/T11 S n. v.
	Nadelwinkel: senkrecht	**Zielgebiet:** Linea semilunaris	
	Bauchschmerzen		
	Cave: nicht durch die Bauchwand nadeln		
Der Nieren- und der Magen-Meridian verlaufen parallel zum Konzeptionsgefäß und weisen Bauchpunkte in den meisten Segmenten auf – alle empfindlichen Punkte können behandelt werden			
Ma 21	2 *cun* lateral von Ren 12		D T7/T8 M T7/T8 S n. v.
	Nadelwinkel: schräg nach medial (nicht klassisch)	**Zielgebiet:** M. rectus abdominis	
	Oberbauchschmerzen; gastroenterologische Symptome		
	Cave: nicht durch die Bauchwand nadeln		
Ma 25	2 *cun* lateral vom Bauchnabel, auf halber Strecke zwischen Bauchnabel und der Linea semilunaris (Mi 15)		D T10 M T10 S n. v.
	Nadelwinkel: senkrecht	**Zielgebiet:** M. rectus abdominis	
	Bauchschmerzen; gastroenterologische Symptome		
	Cave: nicht durch die Bauchwand nadeln		
Ma 27	2 *cun* lateral der Mittellinie und 2 *cun* unter dem Bauchnabel		D T11/T12 M T11/T12 S n. v.
	Nadelwinkel: schräg nach medial (nicht klassisch)	**Zielgebiet:** M. rectus abdominis	
	Bauchschmerzen; Störungen des unteren Gastrointestinaltrakts, Harnwegserkrankungen und gynäkologische Symptome		
	Cave: nicht durch die Bauchwand nadeln		

19

Tab. 19.3 Thorax und Abdomen: Punktbeschreibungen zu ➤ Abb.19.8 und ➤ Abb. 19.9 *(Forts.)*

Punkt	Beschreibung		Segmente
Vorderseite			
Ma 28	2 *cun* lateral der Mittellinie und 3 *cun* unter dem Bauchnabel		D T12/L1 M T12/L1 S n. v.
	Nadelwinkel: schräg nach medial (nicht klassisch)	**Zielgebiet:** M. rectus abdominis	
	Bauchschmerzen; Störungen des unteren Gastrointestinaltrakts, Harnwegserkrankungen und gynäkologische Symptome		
	Cave: nicht durch die Bauchwand nadeln		
Rückseite			
Huatuo-jiaji	Eine Reihe von 17 Extrapunkten, 0,5 *cun* lateral der Unterkante der Dornfortsätze von T1 bis L5		D T1–L1 M T1–L5 S T1–L5
	Nadelwinkel: schräg in Richtung Wirbelsäule	**Zielgebiet:** M. multifidus	
	Schmerzen im Wirbelsäulenbereich; segmentale Akupunktur		
Äußerer Ast des Blasen-Meridians	3 *cun* lateral der Mittellinie, auf einer vertikalen Linie, die die mediale Kante der Skapula und den äußeren Rand des lumbalen Anteils des M. erector spinae verbindet		D T5–T9 M T6–T12 S T6–T12 (Rippenhöhe)
	Nadelwinkel: schräg in Richtung Wirbelsäule	**Zielgebiet:** M. iliocostalis thoracis	
	Rückenschmerzen, ventrale Schmerzen		
	Cave: nicht tief nadeln, wenn man sich bezüglich des Nadelwinkels in Relation zur Pleura nicht sicher fühlt		
Bl 44	Auf einer Höhe mit dem Unterrand von T5		
Bl 45	Auf einer Höhe mit dem Unterrand von T6		
Bl 46	Auf einer Höhe mit dem Unterrand von T7		
Bl 47	Auf einer Höhe mit dem Unterrand von T9		
Bl 48	Auf einer Höhe mit dem Unterrand von T10		
Bl 49	Auf einer Höhe mit dem Unterrand von T11		
Bl 50	Auf einer Höhe mit dem Unterrand von T12		

D = Dermatom, M = Myotom, S = Sklerotom, n. v. = nicht verfügbar
Meridianabkürzungen ➤ Tab. 19.10 und ➤ Tab. 19.11

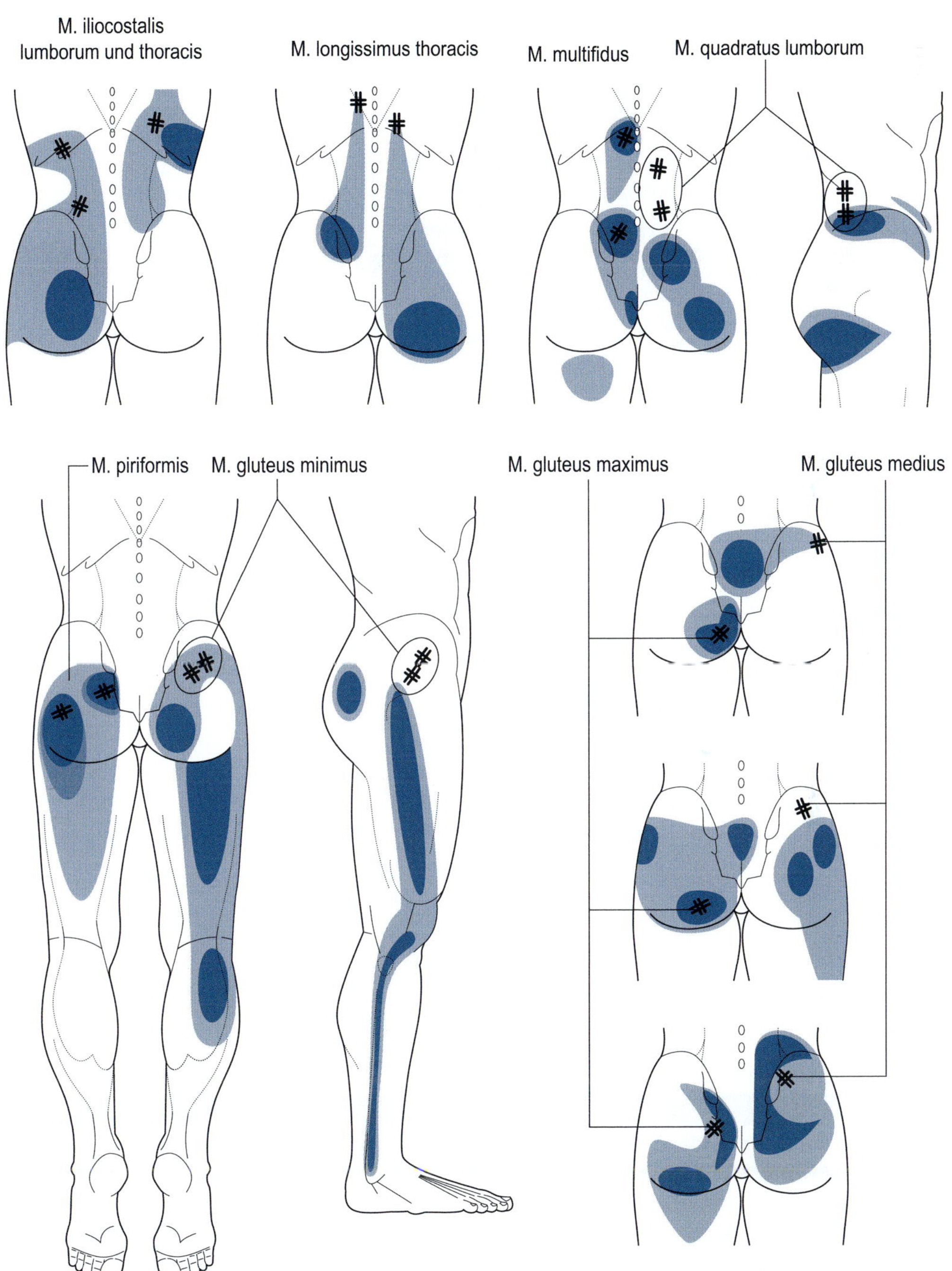

Abb. 19.10 Unterer Rücken und Hüftgürtel: myofasziale Triggerpunkte und Schmerzübertragungszonen.

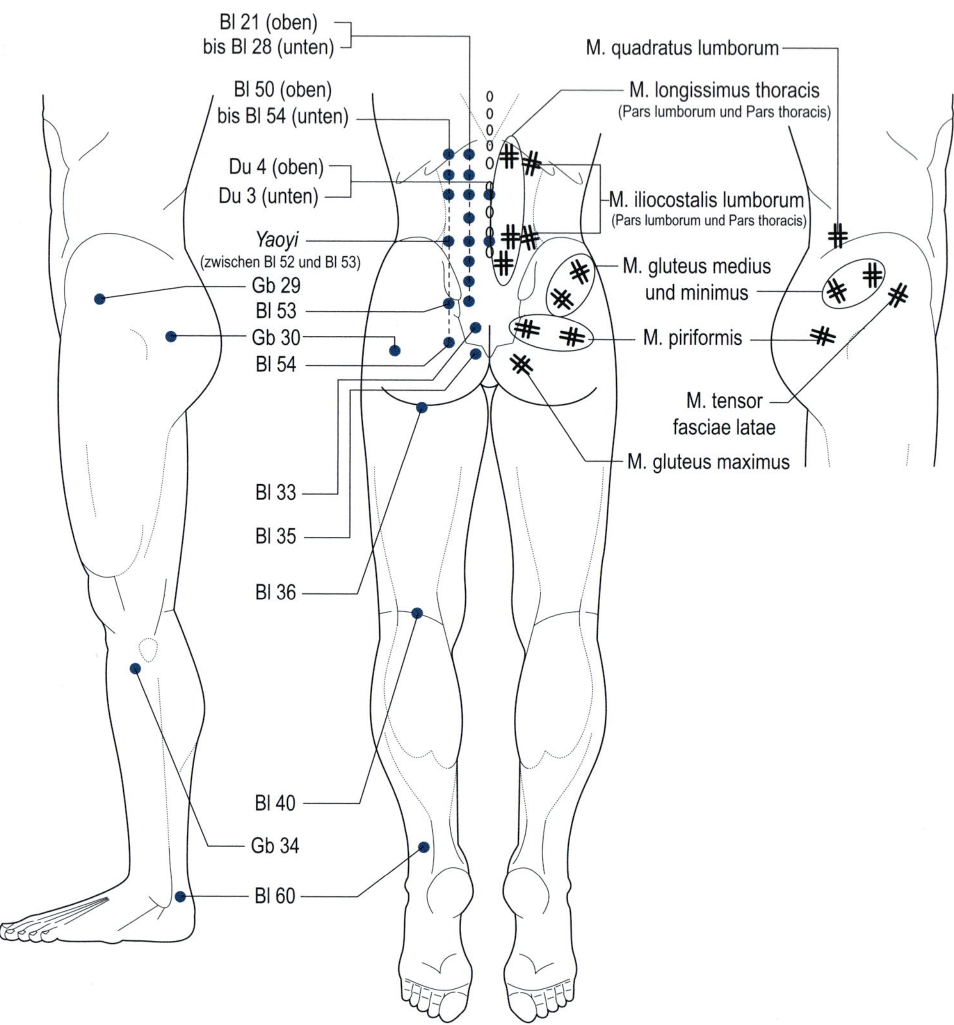

Abb. 19.11 Unterer Rücken und Hüftgürtel: klassische Akupunkturpunkte und Triggerpunkte.

Tab. 19.4 Unterer Rücken und Hüftgürtel: Punktbeschreibungen zu ➤ Abb.19.10 und ➤ Abb. 19.11

Seite			
Gb 29	In der Mitte der Verbindungslinie zwischen Spina iliaca anterior superior und Trochanter major		D L2/L3 M L5/A1/S2 S L4/L5/S1
	Nadelwinkel: senkrecht	**Zielgebiet:** M. tensor fasciae latae	
	Hüftgürtelschmerzen		
	Cave: tiefe Nadelung kann die Kapsel des Hüftgelenks durchdringen		
Gb 30	Ein Drittel der Strecke zwischen dem höchsten Punkt des Trochanter major und dem Hiatus sacralis		D L2/L3 M L5/S1/S2 S L4/L5/S1
	Nadelwinkel: in Richtung der Symphysis pubica	**Zielgebiet:** M. tensor fasciae latae	
	Hüftgürtelschmerzen, Rückenschmerzen, Beinschmerzen, Ischialgie		
	Cave: eine direkte Nadelung des Ischiasnervs vermeiden		

19

Tab. 19.4 Unterer Rücken und Hüftgürtel: Punktbeschreibungen zu ➤ Abb.19.10 und ➤ Abb. 19.11 *(Forts.)*

Seite			
Gb 34	In der Vertiefung vor und unterhalb des Fibulaköpfchens		D L5 M L5/S1 S L5
	Nadelwinkel: senkrecht	**Zielgebiet:** M. peroneus longus	
	Beinschmerzen; allgemeiner Punkt bei muskuloskelettalen Schmerzen		
	Cave: die Nadelung des N. fibularis communis vermeiden		
Bl 60	In der Vertiefung auf halber Strecke zwischen Malleolus lateralis und Achillessehne		D L5/S1 M L5/S1 S S1/S2
	Nadelwinkel: senkrecht	**Zielgebiet:** Bindegewebe	
	Beinschmerzen, Achillessehnenschmerzen		
Rückseite			
Du 4	Zwischen den Dornfortsätzen von L2 und L3		D T9/T10 M L2 S L2
	Nadelwinkel: transversal	**Zielgebiet:** Ligamentum interspinale	
	Schmerzen im Wirbelsäulenbereich		
Du 3	Zwischen den Dornfortsätzen von L4 und L5		D T11/T12 M L4 S L4
	Nadelwinkel: transversal	**Zielgebiet:** Ligamentum interspinale	
	Schmerzen im Wirbelsäulenbereich		
Huatuo-jiaji	Eine Reihe von 17 Extrapunkten, 0,5 *cun* lateral der Unterkante der Dornfortsätze von T1 bis L5		D T1–L1 M T1–L5 S T1–L5
	Nadelwinkel: schräg in Richtung Wirbelsäule	**Zielgebiet:** M. multifidus	
	Schmerzen im Wirbelsäulenbereich; segmentale Akupunktur		
Innerer Ast des Blasen-Meridians	1,5 *cun* lateral der Mittellinie, auf halber Strecke zwischen äußerem Ast des Blasen-Meridians und der Wirbelsäule		D T9–S2 S T12–S2
	Nadelwinkel: schräg in Richtung Wirbelsäule	**Zielgebiet:** M. erector spinae	
	Rückenschmerzen		
Bl 21	Auf einer Höhe mit der Unterkante von T12		M T10/T11
Bl 22	Auf einer Höhe mit der Unterkante von L1		M T11/T12
Bl 23	Auf einer Höhe mit der Unterkante von L2		M T12/L1
Bl 24	Auf einer Höhe mit der Unterkante von L3		M L1/L2
Bl 25	Auf einer Höhe mit der Unterkante von L4		M L2/L3
Bl 26	Auf einer Höhe mit der Unterkante von L5		M L3/L4
Bl 27	Auf einer Höhe mit dem 1. Foramen sacrale oder der Oberkante der Spina iliaca posterior superior		M L4 S S1
	Nadelwinkel: senkrecht	**Zielgebiet:** M. erector spinae oder M. multifidus	
Bl 28	Auf einer Höhe mit dem 2. Foramen sacrale oder der Unterkante der Spina iliaca posterior superior		M L5 S S2
	Nadelwinkel: senkrecht	**Zielgebiet:** M. erector spinae oder M. multifidus	
Bl 33	Über dem 3. Foramen sacrale		D S2/S3 M L5 S S3
	Lokale Schmerzen; Störungen der Beckenorgane (z. B. Detrusorinstabilität)		

Tab. 19.4 Unterer Rücken und Hüftgürtel: Punktbeschreibungen zu ➤ Abb.19.10 und ➤ Abb. 19.11 *(Forts.)*

Rückseite			
Bl 35	0,5 *cun* lateral der Steißbeinspitze		D S3/S4 M L5/S1/S2 S S4/Steißbein
	Nadelwinkel: senkrecht	**Zielgebiet:** Ligamentum sacrotuberale	
	Steißbeinschmerzen		
Bl 36	In der transveralen Glutealfalte in einer Vertiefung zwischen den rückseitigen Oberschenkelmuskeln		D S2/S3 M L5/S1/S2 S L5
	Nadelwinkel: senkrecht	**Zielgebiet:** Ansatz der rückseitigen Oberschenkelmuskeln	
	Lokale Schmerzen; Schmerzen in den rückseitigen Oberschenkelmuskeln, Ischialgie		
Bl 40	In der Kniegelenksfalte in der Mitte zwischen den Sehnen des M. biceps femoris und des M. semitendinosus		D S1/S2 M S1/S2 S n. v.
	Nadelwinkel: senkrecht	**Zielgebiet:** Bindegewebe	
	Lokale Schmerzen, Ischialgie		
Äußerer Ast des Blasen-Meridians	3 *cun* lateral der Mittellinie, auf einer vertikalen Linie, die die mediale Kante der Skapula und den äußeren Rand des lumbalen Anteils des M. erector spinae verbindet		D T9–S2 S meist n. v.
	Nadelwinkel: schräg in Richtung Wirbelsäule, wenn nicht anders angegeben		
	Rückenschmerzen		
Bl 50	Auf einer Höhe mit dem Unterrand von T12		M T10/T11
Bl 51	Auf einer Höhe mit dem Unterrand von L1		M T11/T12
Bl 52	Auf einer Höhe mit dem Unterrand von L2		M T12/L1
Yaoyi	Auf einer Höhe mit dem Unterrand von L4		M L2/L3
Bl 53	Auf einer Höhe mit dem 2. Foramen sacrale oder der Unterkante der Spina iliaca posterior superior		D L2/S3 M L4–S2 S L5
	Nadelwinkel: senkrecht	**Zielgebiet:** M. gluteus medius	
	Hüftgürtelschmerzen, Rückenschmerzen		
Bl 54	Auf einer Höhe mit dem 4. Foramen sacrale im Foramen ischiadicum		D S2/S3 M L5–S2 S S2/S3
	Nadelwinkel: senkrecht	**Zielgebiet:** M. piriformis	
	Hüftgürtelschmerzen, Rückenschmerzen, Beinschmerzen, Ischialgie		
	Cave: Nadelung des Ischiasnervs vermeiden		
Bl 60	Auf einer Höhe mit der höchsten Erhebung des Malleolus lateralis, in der Mitte zwischen diesem und der Achillessehne		D L5/S1 M L5/S1 S n. v.
	Nadelwinkel: senkrecht	**Zielgebiet:** Bindegewebsraum	
	Schmerzerkrankungen, besonders der Wirbelsäule, Fernpunkt bei Ischialgie		

D = Dermatom, M = Myotom, S = Sklerotom, n. v. = nicht verfügbar
Meridianabkürzungen ➤ Tab. 19.10 und ➤ Tab. 19.11

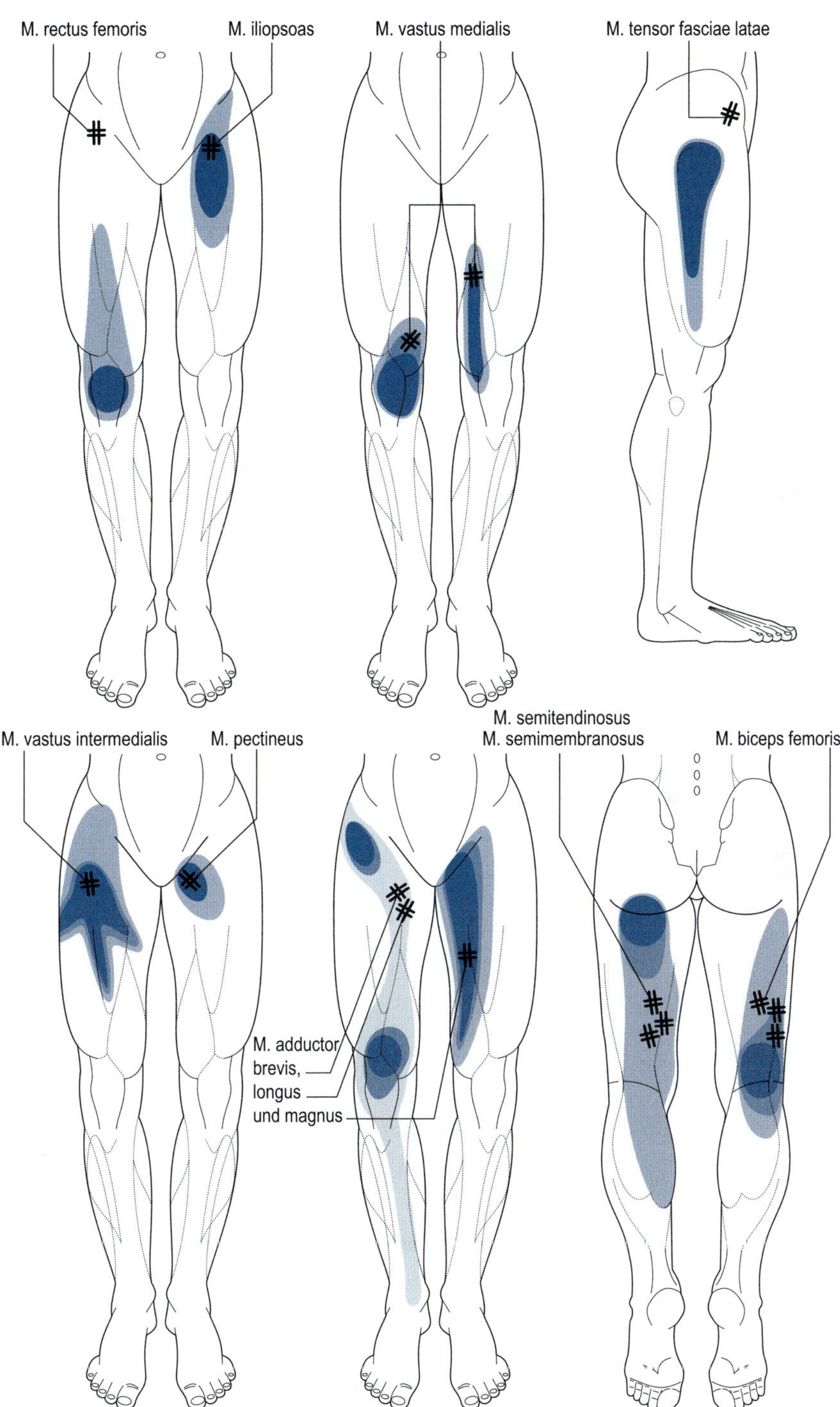

Abb. 19.12 Untere Extremität: myofasziale Triggerpunkte und Schmerzübertragungszonen.

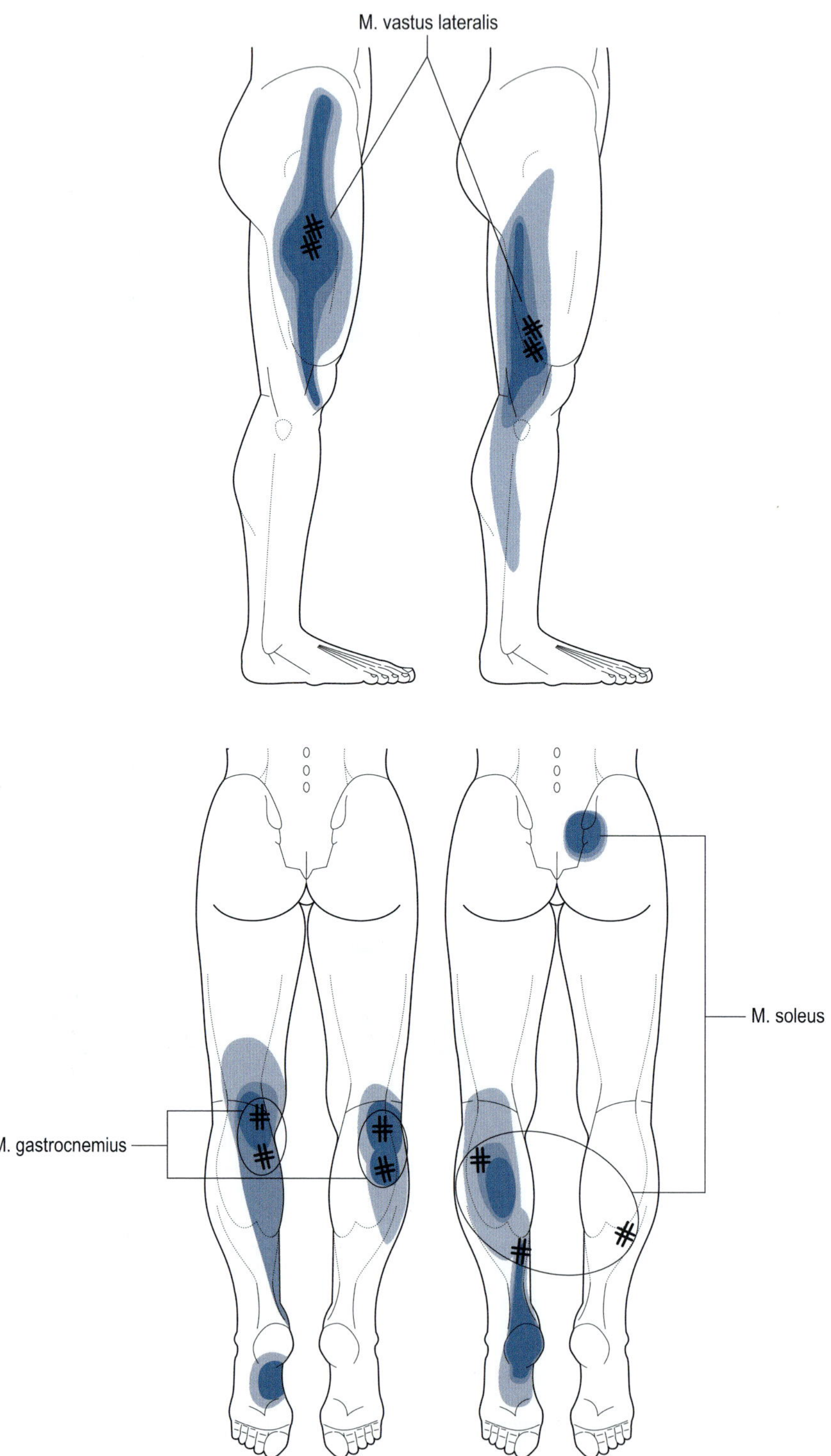

Abb. 19.12 Untere Extremität: myofasziale Triggerpunkte und Schmerzübertragungszonen *(Forts.)*.

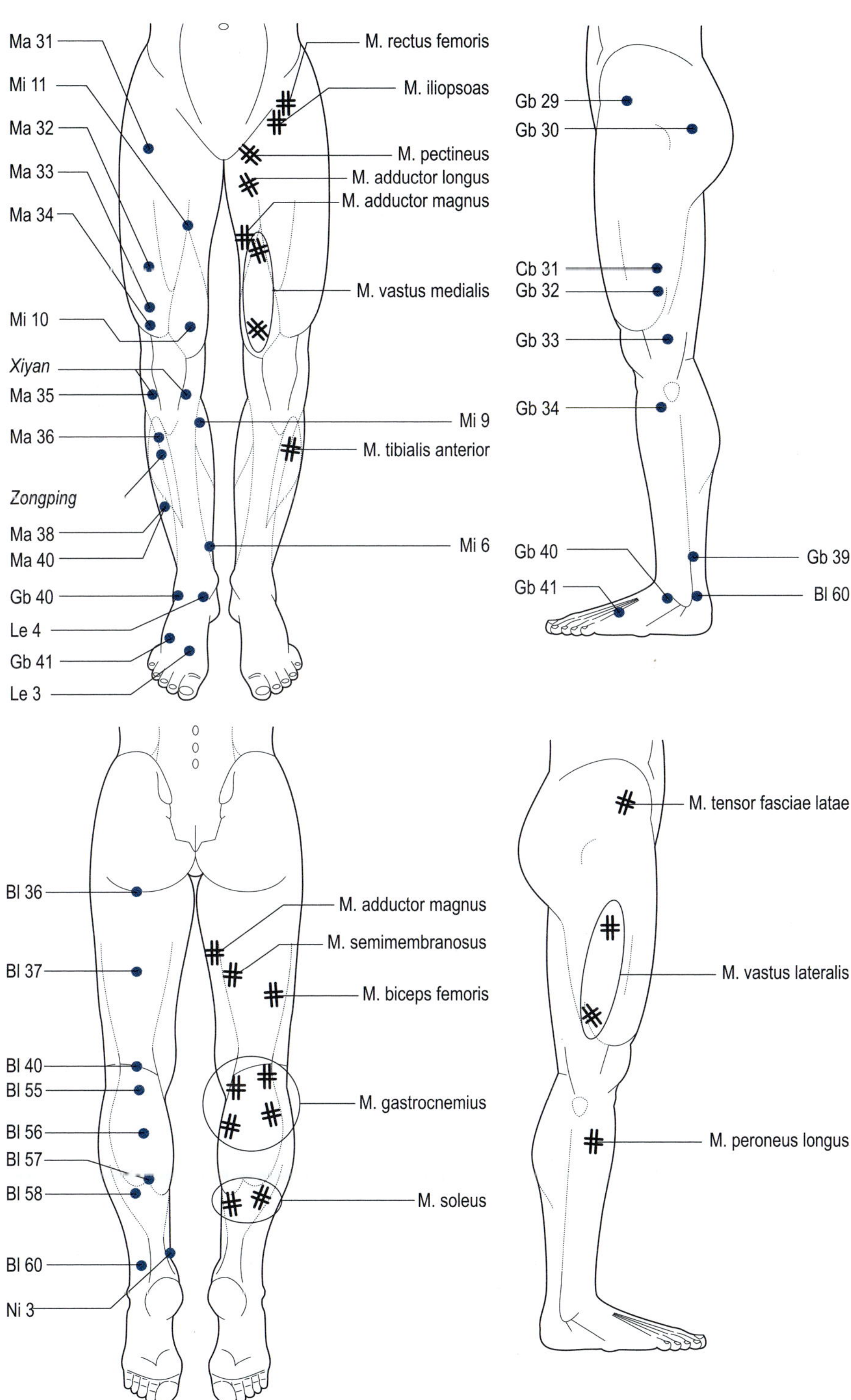

Abb. 19.13 Untere Extremität: klassische Akupunkturpunkte und Triggerpunkte.

Tab. 19.5 Untere Extremität: Punktbeschreibungen zu ➤ Abb.19.12 und ➤ Abb. 19.13

Ober- und Unterschenkel: Vorderseite			
Ma 31	In einer Vertiefung genau lateral des M. sartorius, am Kreuzungspunkt einer vertikalen Linie durch die Spina iliaca anterior superior und einer horizontalen Linie auf Höhe des Unterrands der Symphysis pubica		D L2 M L2/L3/L4 S L3/L4
	Nadelwinkel: senkrecht	**Zielgebiet:** M. rectus femoris	
	Oberschenkelschmerzen, anteriore Knieschmerzen (M. rectus femoris)		
Ma 32	6 *cun* über dem oberen lateralen Patellarand auf einer Linie, die den seitlichen Patellarand mit der Spina iliaca anterior superior verbindet		D L2 M L3/L4 S L3
	Nadelwinkel: senkrecht	**Zielgebiet:** M. vastus lateralis	
	Oberschenkelschmerzen		
Ma 33	3 *cun* über dem oberen lateralen Patellarand auf einer Linie, die den seitlichen Patellarand mit der Spina iliaca anterior superior verbindet		D L2/L3 M L3/L4 S L3
	Nadelwinkel: senkrecht	**Zielgebiet:** M. vastus lateralis	
	Oberschenkel- und Knieschmerzen		
Ma 34	2 *cun* über dem oberen lateralen Patellarand auf einer Linie, die den seitlichen Patellarand mit der Spina iliaca anterior superior verbindet		D L2/L3 M L3/L4 S L3
	Nadelwinkel: senkrecht	**Zielgebiet:** M. vastus lateralis	
	Knieschmerzen		
Ma 35	In einer Mulde an der lateralen Seite des Ligamentum patellae direkt über der Gelenklinie		D L3/L4/L5 M L3/L4 S L3/L4/L5
	Nadelwinkel: in Richtung Ligamentum patellae (nicht klassisch)	**Zielgebiet:** Kniegelenkkapsel	
	Knieschmerzen		
	Cave: nicht ins Kniegelenk nadeln		
Xiyan	In den Mulden an beiden Seiten des Ligamentum patellae direkt über der Gelenklinie		D L3/L4/L5 M L3/L4 S L3/L4/L5
	Nadelwinkel: in Richtung Ligamentum patellae (nicht klassisch)	**Zielgebiet:** Kniegelenkkapsel	
	Knieschmerzen		
	Cave: nicht ins Kniegelenk nadeln		
Ma 36	3 *cun* unter dem Kniegelenk, 1 Fingerbreite lateral der Unterkante der Tuberositas tibiae, in der Mitte des oberen Drittels des M. tibialis anterior		D L4/L5 M L4/L5 S L4/L5
	Nadelwinkel: senkrecht	**Zielgebiet:** M. tibialis anterior	
	Knieschmerzen; Bauchbeschwerden; Hauptkombination für zentrale Effekte		
Zongping	1 *cun* unter Ma 36		D L4/L5 M L4/L5 S L4/L5
	Nadelwinkel: senkrecht	**Zielgebiet:** M. tibialis anterior	
	Wird mit Ma 36 für Elektroakupunktur verwendet – Hauptkombination für zentrale Effekte		
Ma 40	An der anterolateralen Seite des Unterschenkels, in der Mitte der Verbindungslinie zwischen tibiofemoraler Gelenklinie und dem Malleolus lateralis, 2 Fingerbreiten lateral der Tibiavorderkante		D L5 M L5/S1 S L5/S1
	Nadelwinkel: senkrecht	**Zielgebiet:** M. extensor hallucis longus	
	Lokale Schmerzen; viele traditionelle Indikationen		
	Cave: nicht bis zur Tiefe der A. tibialis anterior nadeln		

Tab. 19.5 Untere Extremität: Punktbeschreibungen zu ➢ Abb.19.12 und ➢ Abb. 19.13 *(Forts.)*

Punkt	Beschreibung	Segmente
Ober- und Unterschenkel: Vorderseite		
Mi 11	6 *cun* über Mi 10 auf einer Verbindungslinie zwischen Mi 10 und Mi 12 **Nadelwinkel:** senkrecht — **Zielgebiet:** M. vastus medialis *Oberschenkel- und Knieschmerzen (M. vastus medialis)* **Cave: die Position der A. femoralis beachten**	D L3 M L2/L3/L4 S L3
Mi 10	2 *cun* proximal des medialen Patellaoberrands, in der Mitte des M. vastus medialis **Nadelwinkel:** senkrecht — **Zielgebiet:** M. vastus medialis *Knieschmerzen (M. vastus medialis)*	D L3 M L2/L3/L4 S L3
Mi 9	In einer Vertiefung unter dem Condylus medialis tibiae und am medialen Tibiahinterrand, auf einer Höhe mit Gb 34 **Nadelwinkel:** senkrecht — **Zielgebiet:** Bindegewebsraum *Knieschmerzen; gynäkologische und urologische Störungen*	D L3 M L2/L3/L4 S L3
Mi 6	3 *cun* oberhalb der höchsten Prominenz des Malleolus medialis am medialen Tibiahinterrand **Nadelwinkel:** senkrecht — **Zielgebiet:** M. flexor digitorum longus *Gynäkologische Störungen; Hauptpunkt für zentrale Effekte*	D L4/S1/S2 M S1/S2 S L4/L5
Le 4	Anterior des Malleolus medialis, in der Vertiefung genau medial der Sehne des M. tibialis anterior **Nadelwinkel:** senkrecht — **Zielgebiet:** Bindegewebsraum *Knöchelschmerzen* **Cave: nicht ins Knöchelgelenk nadeln**	D L4/L5 M L4/L5 S L4/L5
Le 3	Auf dem Fußrücken, im 1. Metatarsalraum, in einer Vertiefung distal der Verbindungslinie der Grundgelenke von 1. und 2. Metatarsalknochen **Nadelwinkel:** senkrecht — **Zielgebiet:** M. interosseus dorsalis I *Lokale Schmerzen; Kopfschmerzen; Bauchbeschwerden; Hauptpunkt für zentrale Effekte* **Cave: die A. pedis dorsalis befindet sich am Apex des 1. Metatarsalraums**	D L4/L5 M S2/S3 S L5/S1
Ober- und Unterschenkel: Seite		
Gb 29	An der Hüftseite in der Mitte zwischen Spina iliaca anterior superior und Trochanter major **Nadelwinkel:** senkrecht — **Zielgebiet:** M. tensor fasciae latae oder Mm. glutei *Hüftgürtelschmerzen* **Cave: tiefe Nadelung kann die Kapsel des Hüftgelenks durchdringen**	D L2 M L4/L5/S1 S L3/L4/L5
Gb 30	Ein Drittel der Strecke vom Hiatus sacralis bis zur höchsten Prominenz des Trochanter major **Nadelwinkel:** senkrecht — **Zielgebiet:** lateraler Anteil des M. piriformis *Kreuzschmerzen, Hüftgürtelschmerzen, Ischialgie* **Cave: eine Nadelung des Ischiasnervs vermeiden**	D L2/L3/S2 M L5/S1/S2 S L4/L5/S1
Gb 31	7 *cun* oberhalb der Kniegelenksfalte in der tastbaren Furche genau posterior des Iliotibialtrakts **Nadelwinkel:** senkrecht — **Zielgebiet:** M. vastus lateralis oder intermedius *Oberschenkel- und Knieschmerzen*	D L2 M L3/L4 S L3

19

Tab. 19.5 Untere Extremität: Punktbeschreibungen zu ➤ Abb. 19.12 und ➤ Abb. 19.13 *(Forts.)*

Punkt	Beschreibung		Segmente
Ober- und Unterschenkel: Seite			
Gb 32	In der tastbaren Furche genau posterior des Iliotibialtrakts, 2 *cun* unter Gb 31		D L2 M L3/L4 S L3
	Nadelwinkel: senkrecht	**Zielgebiet:** M. vastus lateralis oder intermedius	
	Oberschenkel- und Knieschmerzen		
Gb 33	An der lateralen Knieseite 3 *cun* über Gb 34, in einer Vertiefung zwischen Femur und der Sehne des M. biceps femoris		D L2/L3/S2 M L4 bis S 2 S L3/L4
	Nadelwinkel: senkrecht	**Zielgebiet:** Bindegewebsraum	
	Knieschmerzen		
	Cave: bei gebeugtem Knie befindet sich dieser Punkt in der Nähe der posterioren Gelenkkante		
Gb 34	In der Vertiefung ca. 1 *cun* vor und unterhalb des Fibulaköpfchens		D L5 M L5/S1 S L5
	Nadelwinkel: senkrecht	**Zielgebiet:** M. peroneus longus	
	Knieschmerzen		
	Cave: tiefe Nadelung vermeiden, da die A. tibialis anterior und der N. fibularis communis tief unter diesem Punkt liegen		
Gb 39	3 *cun* oberhalb des Malleolus lateralis, zwischen Fibulaschaft und der Sehne des M. peroneus longus (mit Fingerdruck eine Grube zwischen Sehne und Fibula bilden)		D L5/S1 M L5/S1 S L5/S1
	Nadelwinkel: senkrecht	**Zielgebiet:** M. peroneus brevis	
	Unterschenkel- und Knöchelschmerzen		
	Cave: heftige Knöchelbewegungen vermeiden, wenn sich in diesem Punkt eine Nadel befindet		
Gb 40	In der Vertiefung vor und unterhalb des Malleolus lateralis		D L5/S1 M L5/S1 S S1/S2
	Nadelwinkel: senkrecht	**Zielgebiet:** Bindegewebsraum	
	Knöchelschmerzen		
	Cave: nicht ins Knöchelgelenk nadeln		
Gb 41	In der Vertiefung distal des Kreuzungspunkts des 4. und 5. Metatarsalknochens, lateral der Sehne des M. extensor digitorum longus, die zur 5. Zehe verläuft		D L5/S1 M S1/S2 S S2
	Nadelwinkel: senkrecht	**Zielgebiet:** M. interosseus dorsalis IV	
	Vorderfußschmerzen		
Ober- und Unterschenkel: Rückseite			
Bl 36	In der transveralen Glutealfalte in einer Vertiefung zwischen den rückseitigen Oberschenkelmuskeln		D S2/S3 M L5/S1/S2 S L5
	Nadelwinkel: senkrecht	**Zielgebiet:** Ansatz der rückseitigen Oberschenkelmuskeln	
	Lokale Schmerzen; Schmerzen in den rückseitigen Oberschenkelmuskeln, Ischialgie		
Bl 40	In der Kniegelenksfalte in der Mitte zwischen den Sehnen des M. biceps femoris und des M. semitendinosus, im Bindegewebsraum zwischen den Muskelköpfen des M. gastrocnemius		D S1/S2 M S1/S2 S n. v.
	Nadelwinkel: senkrecht	**Zielgebiet:** Bindegewebsraum	
	Lokale Schmerzen, Ischialgie		
	Cave: man beachte, dass die A. poplitea und der N. tibialis tief unter diesem Punkt liegen		

Tab. 19.5 Untere Extremität: Punktbeschreibungen zu ➤ Abb.19.12 und ➤ Abb. 19.13 *(Forts.)*

Ober- und Unterschenkel: Rückseite			
Bl 55	2 *cun* unterhalb von Bl 40, auf der Verbindungslinie zwischen Bl 40 und Bl 57 zwischen den beiden Muskelköpfen des M. gastrocnemius		D S1/S2 M S1/S2 S n.v
	Nadelwinkel: senkrecht	**Zielgebiet:** fasziale Zone	
	Wadenschmerzen		
Bl 56	In der faszialen Zone zwischen den Köpfen des M. gastrocnemius, 5 *cun* unter Bl 40, in der Mitte zwischen Bl 55 und Bl 57		D S1/S2 M S1/S2 S n. v.
	Nadelwinkel: senkrecht	**Zielgebiet:** fasziale Zone	
	Wadenschmerzen		
Bl 57	In der Vertiefung, die sich unter den beiden Bäuchen des M. gastrocnemius bei gebeugtem Muskel bildet, in der Mitte zwischen Bl 40 und Bl 60		D S1/S2 M S1/S2 S n. v.
	Nadelwinkel: senkrecht	**Zielgebiet:** muskulotendinöser Übergang	
	Wadenschmerzen		
Bl 58	7 *cun* direkt über Bl 60, lateral und ca. 1 *cun* unter Bl 57, am muskulotendinösen Übergang des lateralen Kopfs des M. gastrocnemius		D L5/S1/S2 M S1/S2 S n. v.
	Nadelwinkel: senkrecht	**Zielgebiet:** muskulotendinöser Übergang	
	Wadenschmerzen		
Bl 60	Auf Höhe der höchsten Prominenz des Malleolus lateralis, auf halber Strecke zwischen diesem und der Achillessehne		D L5/S1 M L5/S1 S n. v.
	Nadelwinkel: senkrecht	**Zielgebiet:** Bindegewebsraum	
	Schmerzzustände, besonders der Wirbelsäule; Fernpunkt bei Ischialgie		
Ni 3	Auf Höhe der höchsten Prominenz des Malleolus medialis, auf halber Strecke zwischen diesem und der Achillessehne		D L4/S2 M S2 S n. v.
	Nadelwinkel: senkrecht	**Zielgebiet:** Bindegewebsraum	
	Knöchelprobleme; Urogenitalerkrankungen; Hauptpunkt für zentrale Effekte		
D = Dermatom, M = Myotom, S = Sklerotom, n. v. = nicht verfügbar Meridianabkürzungen ➤ Tab. 19.10 und ➤ Tab. 19.11			

Weitere Referenztabellen- und abbildungen

➤ Tab. 19.6 listet die Segmentebenen der autonomen Innervation des Körpers auf.
➤ Tab. 19.7 gibt eine Übersicht über die spinalen Segmentebenen und ihre Beziehung zu Akupunkturpunkten.
➤ Abb. 19.14 zeigt die Dermatome des Rückens.
➤ Tab. 19.8 nennt häufige Stellen für das periosteale Picken, die zugänglich und generell sicher sind.

Klinische Beobachtungen legen nahe, dass die in ➤ Tab. 19.9 dargestellten Punkte besonders hilfreich für die absteigende Analgesie und zentralregulatorischen Effekte sein dürften. Sie kommen wiederholt in den Behandlungsverschreibungen für eine große Bandbreite von Erkrankungen vor und werden in der Regel bilateral genadelt.

Da es keine Belege dafür gibt, dass die Meridiane eine wie auch immer geartete physische Struktur oder physiologische Funktion aufweisen (abgesehen von nachfolgenden tastbaren faszialen Zonen im Oberarm), erscheint es wenig sinnvoll, sich ihre Verläufe genau zu merken. Sie können als **Gedächtnisstütze** für die Akupunkturpunkte von Nutzen sein. ➤ Abb. 19.15 und ➤ Abb. 19.16 sowie ➤ Tab. 19.10 und ➤ Tab. 19.11 geben einen Überblick über die Informationen, die nach Ansicht der Autoren für medizinische Akupunkteure hilfreich oder relevant sein können. Die Meridiane werden dort einfach aus Gründen der Konvention in der traditionellen Reihenfolge präsentieren.

Tab. 19.6 Segmentebenen der autonomen Innervation des Körpers

Körperteil oder Organ	Sympathisch	Parasympathisch
Kopf und Hals	T1 bis T5	Vier Kranialnerven
Obere Extremität	T2 bis T9	Keine
Untere Extremität	T10 bis L2	Keine
Herz	T1 bis T5	Vagus
Lunge und Bronchien	T2 bis T4	Vagus
Ösophagus (kaudaler Anteil)	T5 bis T6	Vagus
Magen	T6 bis T10	Vagus
Dünndarm	T9 bis T10	Vagus
Dickdarm: bis Flexura coli sinistra (Milzflexur)	T11 bis L1	Vagus
Dickdarm: Flexura coli sinistra (Milzflexur) bis Rektum	L1 bis L2	S2 bis S4
Leber und Gallenblase	T7 bis T9	Vagus
Testis und Ovar	T10 bis T11	Keine
Harnblase	T11 bis L2	S2 bis S4
Uterus	T12 bis L1	S2 bis S4

19

Tab. 19.7 Spinale Segmentebenen und ihre Beziehung zu Akupunkturpunkten

Region	Ebene	Dermatom	Myotom	Sklerotom[a]
Thorakal	1	Du 14	Di 4, Dü 3	–
	2 bis 8	➤ Abb. 19.14	*Huatuojiaji*-Punkt auf jeder Ebene	
	9	Du 4	–	
	10	Du 4, Bl 23, Ma 25	Ma 25	
	11	Bl 23, Bl 25, Du 3, Ren 4	Ren 4	
	12	Bl 25, Du 3, Ren 4	Bl 23, Ren 4	
Lumbal	1	–	Bl 23	–
	2	–	Bl 23, Bl 25, Du 4, Mi 10	Bl 23, Du 4
	3	Mi 9, Le 3	Bl 25, Mi 10	Mi 9
	4	Ma 36, Mi 6, Mi 9, Ni 3, Le 3	Bl 25, Ma 36, Mi 10	Bl 25, Ma 36, Mi 6, Mi 9, Ni 3, Du 3
	5	Ma 36, Le 3	Ma 36, Bl 54 (49)	Ma 36, Le 3
Sakral	1	Mi 6, Bl 40 (54)	Mi 6, Mi 9, Ni 3	Le 3
	2	Mi 6, Ni 3, Bl 40 (54)	Mi 6, Mi 9, Ni 3, Le 3	Ni 3
	3	Bl 54 (49)	–	–
	4	–	–	–
	5	–	–	–

[a] Sklerotomale Punkte beinhalten die Dornfortsätze auf jeder Wirbelebene und die knöchernen Vorsprünge in der Nähe des in dieser Tabelle angegebenen klassischen Punkts, z. B. bei Ni 3 der Malleolus medialis.

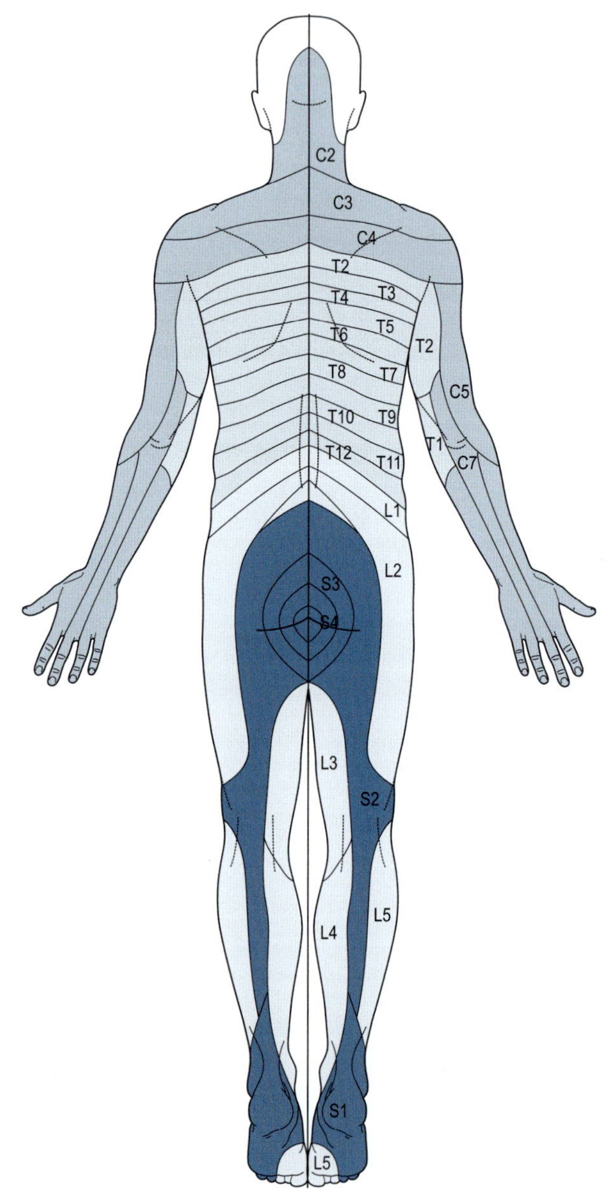

Abb. 19.14 Dermatome auf dem Rücken *(Abdruck mit freundlicher Genehmigung aus Moffat DB. Lecture Notes on Anatomy. 2.A. John Wiley & Sons, 1993).*

Tab. 19.8 Innervationen einiger für das periosteale Picken genutzter Stellen

Zielort für die Nadelung	Sklerotom
Okziput	C1
Akromion	C4
Spina scapulae	C4, C5
Tuberculum majus des Humerus	C5
Epicondylus lateralis	C6, C7
Dornfortsatz	Segmentebene darüber (Dornfortsätze winkeln tendenziell nach unten ab)
Beckenkamm	L2
Trochanter major	L5
Mediale Seite des Tibiaplateaus	L3, L4

Tab. 19.9 Liste der traditionellen Punkte, die als „Hauptpunkte" gelten

Gliedmaßen	Hauptpunkte
Arm	Di 11
	Di 4
	SJ 5
	Pe 6
Bein	Ma 36
	Mi 6
	Le 3
	Ni 3

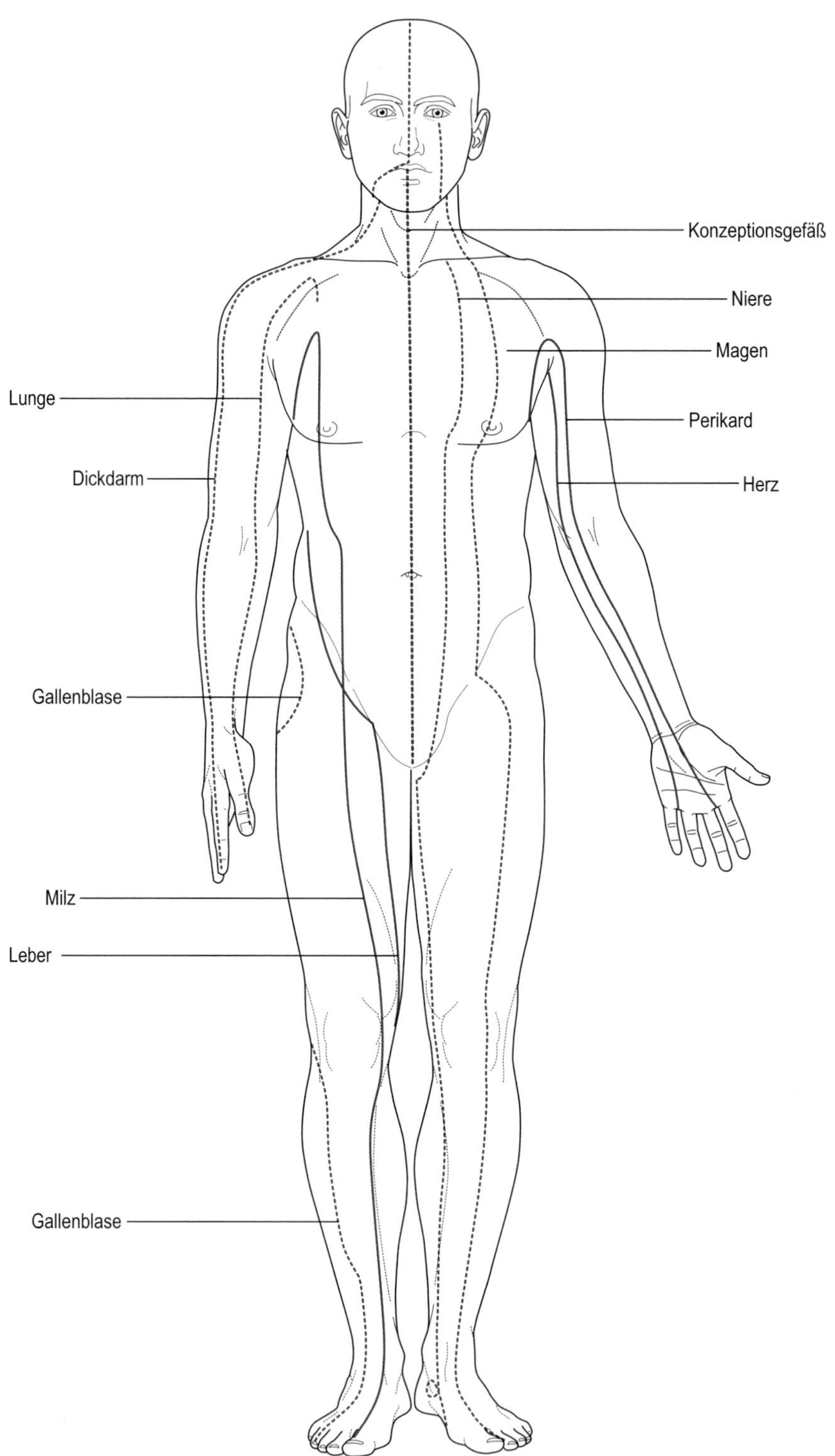

Abb. 19.15 Vorderansicht der traditionellen Meridiane (Hinweis: der Gallenblasen-Meridian befindet sich seitlich, einzelne Abschnitte sind in beiden Schaubildern eingezeichnet, s a. ➤ Abb. 19.16).

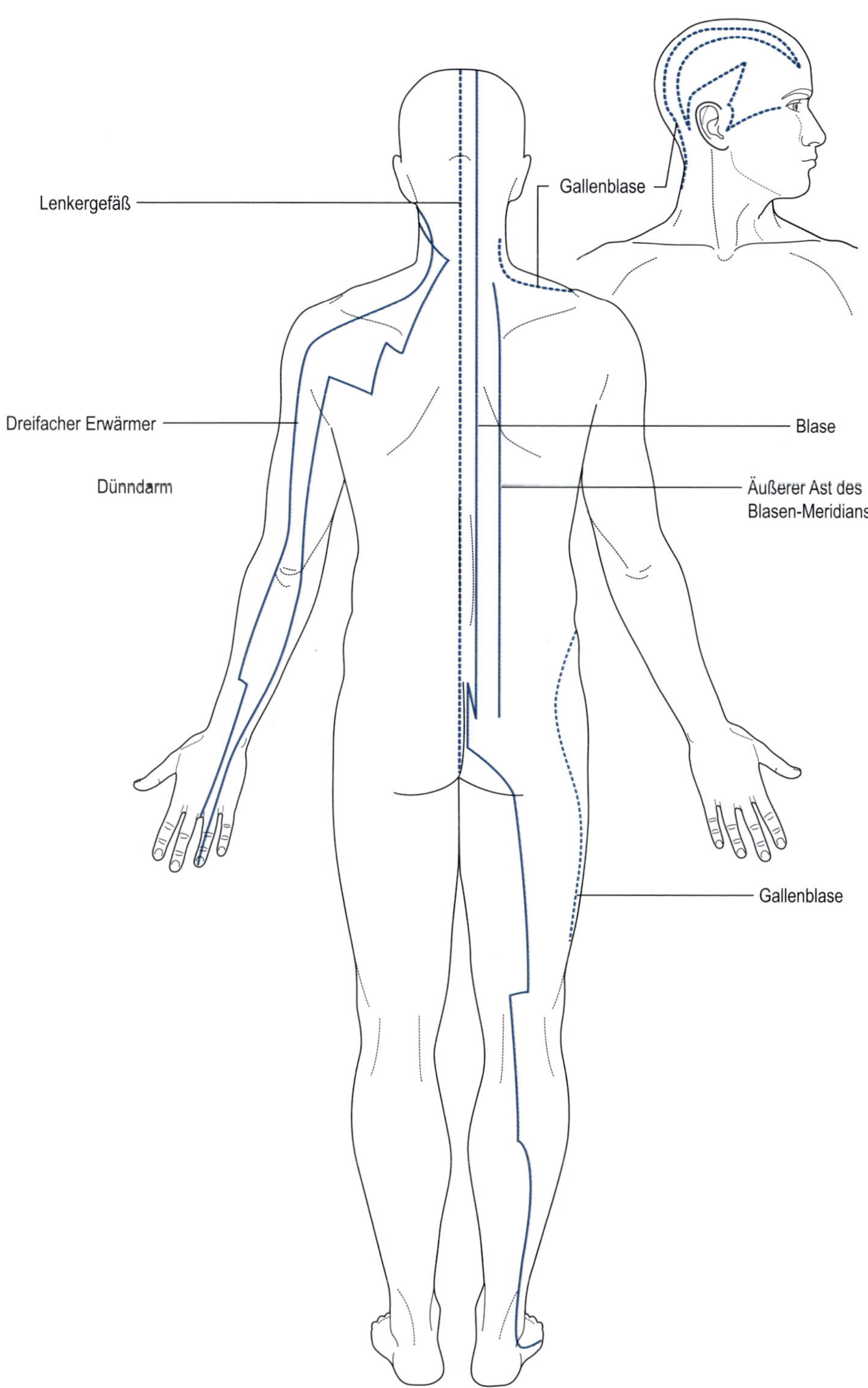

Abb. 19.16 Rückansicht der traditionellen Meridiane (Hinweis: der Gallenblasen-Meridian befindet sich seitlich, einzelne Abschnitte sind in beiden Schaubildern eingezeichnet, s. a. ➤ Abb. 19.15).

19

Tab. 19.10 Meridiane auf der Vorderseite des Körpers, ihre Relevanz für die medizinische Akupunktur und alternative Abkürzungen

Meridianname (und Abkürzung)	Bedeutung des Meridians in der medizinischen Akupunktur	Alternative Abkürzungen in anderen Werken[a]
Lunge (Lu)	Geringe Relevanz	P
Perikard (Pe)	Nur bei Pe 6 relevant	Pc
Herz (He)	Geringe Relevanz	C
Magen (Ma)	Nützlich auf dem Bauch und dann wieder in Knienähe	S
Milz (Mi)	Nur an Punkten am Knöchel und Knie relevant	L
Niere (Ni)	Geringe Relevanz, gelegentlich sind die Bauchpunkte von Nutzen	R
Leber (Le)	Nur bei Le 3 relevant	H
Konzeptionsgefäß (Ren)	Punkte auf der Mittellinie, die auf dem Thorax und auf dem Abdomen relevant sind	Rs

[a] Diese Abkürzungen stammen aus den Namen mit lateinischem Ursprung.

Tab. 19.11 Meridiane auf der Rückseite des Körpers, ihre Relevanz für die medizinische Akupunktur und alternative Abkürzungen

Meridianname (und Abkürzung)	Bedeutung des Meridians in der medizinischen Akupunktur	Alternative Abkürzungen in anderen Werken[a]
Dickdarm (Di)	Punkte an Hand, Ellenbogen und Schultern und dann wieder am Endpunkt in der Nähe der Nase werden verwendet	IC
Dreifacher Erwärmer (SJ)	Nur SJ 5 ist relevant	T, 3E
Dünndarm (Dü)	Wir begegnen diesem Punkt am medialen Rand der Hand und mehr Punkten in der Gegend der Skapula	IT
Gallenblase (Gb)	Punkte in der Nacken- und Schultergegend werden verwendet; andere Punkte auf dem Kopf und am Bein sind ebenfalls nützlich	F
Blase (Bl)	Ein langer Meridian, Punkte werden häufig verwendet, besonders längs der paraspinalen Region und am Knöchel	V
Lenkergefäß (Du)	Punkte auf der Mittellinie werden im Bereich der unteren und oberen Wirbelsäule verwendet	Rg

[a] Diese Abkürzungen stammen (bis auf „3E" für Dreifacher Erwärmer) aus den Namen mit lateinischem Ursprung.

19

WEITERFÜHRENDE LITERATUR

Baldry P E. Acupuncture, Trigger Points and Musculoskeletal Pain. Edinburgh: Elsevier, 2005. *Die Illustrationen und Abbildungen in diesem Buch sind besonders nützlich für Akupunkteure, die ihr Wissen und Können bei der Therapie myofaszialer Schmerzen erweitern möchten.*

Campbell A. Acupuncture in Practice: Beyond Points and Meridians. Oxford: Butterworth-Heinemann, 2001. *Anthony Campbell beschreibt einen rationalen Therapieansatz, den er aus der traditionellen Praxis heraus entwickelt hat, und verwendet „Akupunkturtherapie-Areale". In diesem Buch wird erläutert, wie man diesen Ansatz am ganzen Körper anwendet.*

Hecker H U, Steveling A, Peuker E et al. Color Atlas of Acupuncture. Stuttgart: Thieme, 2001. *Dieses Buch ist ein Muster der Klarheit für alle, die sich genaue Beschreibungen einer Auswahl von Akupunkturpunkten wünschen. Es ist jedoch voll von traditioneller chinesischer Theorie! Es enthält Abschnitte über Körper-,* Ohr- und myofasziale Triggerpunkte.

Mann F. Reinventing Acupuncture. Oxford: Butterworth-Heinemann, 1992. *Felix Mann beschreibt detailliert seinen Therapieansatz, der auf seinen Beobachtungen und seinem anatomischen Wissen basiert. Er benutzt Therapie-Areale statt traditioneller Punkte, und sein Ansatz gründet auf klinischer Erfahrung, nicht auf physiologischen Mechanismen.*

Anhang

Farbtafeln

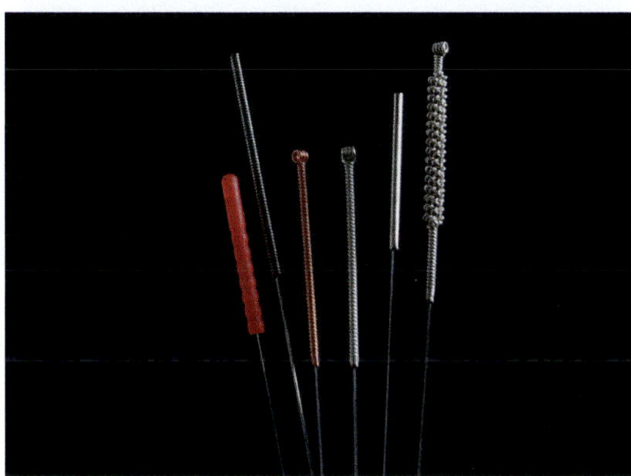

Farbtafel 1 Akupunkturnadeln, die die Entwicklung der Grifftypen im Lauf der Jahre zeigen. Der altmodische, doppelt gewundene Griff aus massivem Silber wurde durch gewundenes Silber, dann Edelstahl oder Kupfer und schließlich durch Plastik ersetzt.

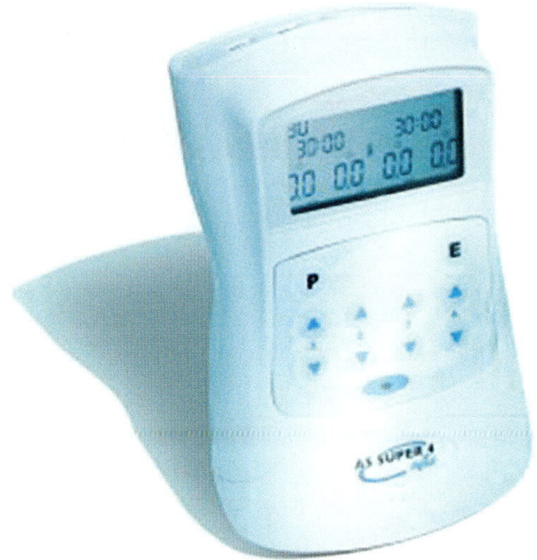

Farbtafel 2 Beispiel für einen Elektroakupunkturstimulator, der in der medizinischen Akupunktur verwendet wird, um Nadeln zu stimulieren, anstelle der starken manuellen Stimulation, die von chinesischen Akupunkteuren verwendet wurde.

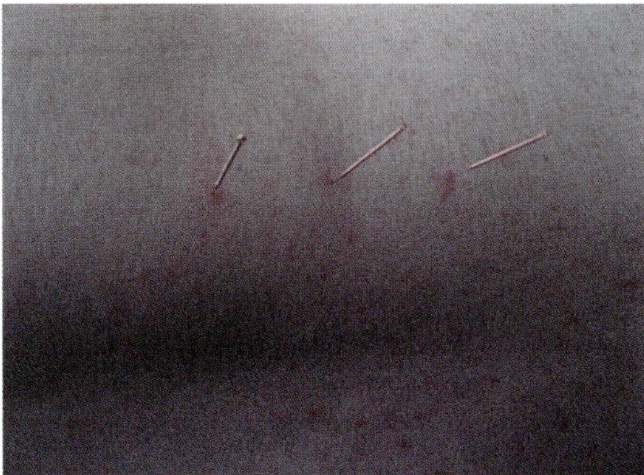

Farbtafel 3 Rötung, die sich im Gewebe in der Nadelumgebung entwickelt und die darauf hindeutet, dass die lokale Blutversorgung durch einen lokalen Nervenreflex erhöht ist.

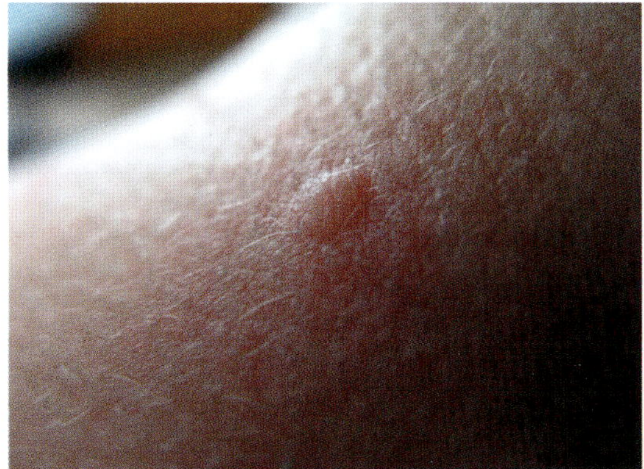

Farbtafel 4 Quaddel nach Entfernung der Akupunkturnadel als Folge eines Austretens von Flüssigkeit aus den kleinen Blutgefäßen – ein Anzeichen für eine lokale Reaktion auf Akupunktur.

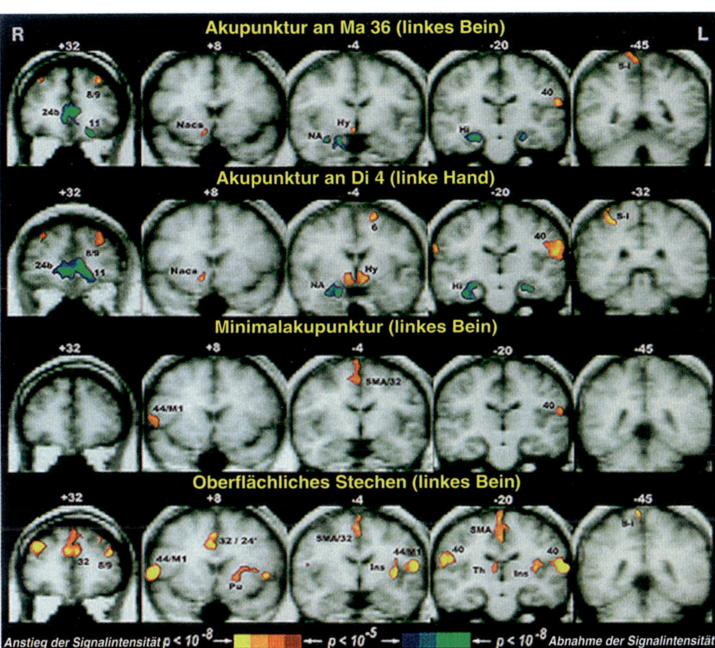

Farbtafel 5 Funktionelle MRT-Aufnahmen der Hirnaktivität, die die Antwort verschiedener Zentren des limbischen Systems bei neun Patienten zeigen, bei denen Akupunktur an Ma 36 und Di 4, minimale Akupunktur (oberflächliche Nadelung an einem Akupunkturpunkt) oder oberflächliches Stechen anderswo durchgeführt wurde. Gelb-rote Färbung: erhöhte Aktivität des Nucleus accumbens (Nacs) und des Hypothalamus (Hy) sowie von Arealen im sensorischen Cortex. Grün-blaue Färbung: verminderte Aktivität an der Amygdala (NA) und am Hippocampus (Hi). Die Zahlen über jedem Bild zeigen den Abstand von der Commissura anterior (in mm). Die Zahlen in den kortikalen Arealen der Aufnahmen entsprechen den Brodmann-Arealen. *(Abdruck mit freundlicher Genehmigung aus Wu et al. Central nervous pathway for acupuncture stimulation: localization of processing with functional MR imaging of the brain – preliminary experience. Radiology 1999; 212(1): 133–141)*

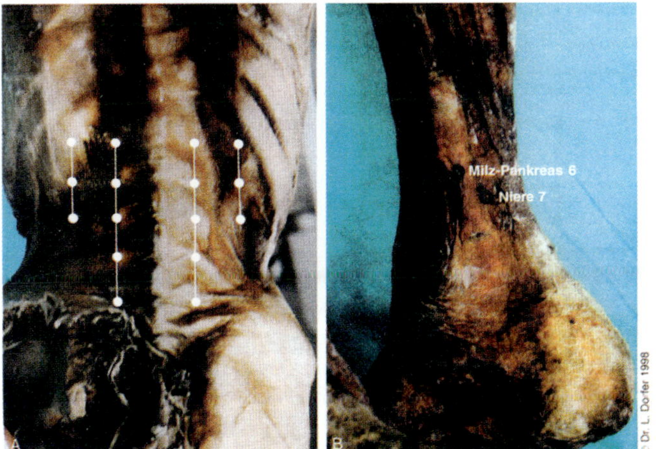

Farbtafel 6 Körper des Ötzi (Eismann), auf dem Rücken zeigen sich Tattoos (A), die sich an auffällig ähnlichen Stellen befinden wie die darüber gelegten klassischen Akupunkturpunkte; (B) Tattoos an der medialen Seite des Unterschenkels an der Lokalisation von Mi 6 und Ni 7 *(Abdruck mit freundlicher Genehmigung von Dr. L. Dorfer).*

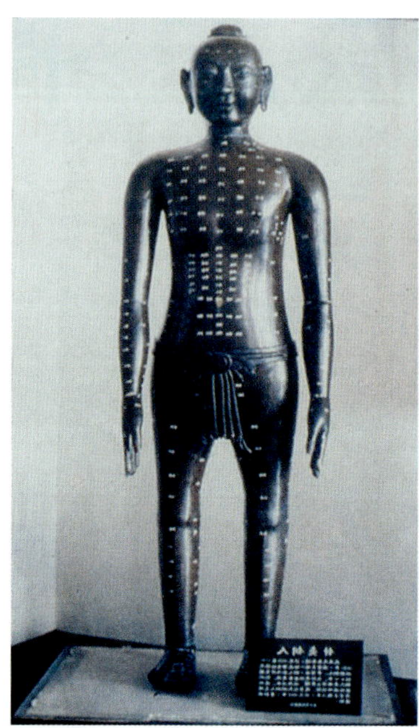

Farbtafel 7 Hohle Bronzefigur mit Akupunkturpunkten. Reproduktion der Originalfigur, die im Jahr 1443 (Ming-Dynastie) gegossen wurde.

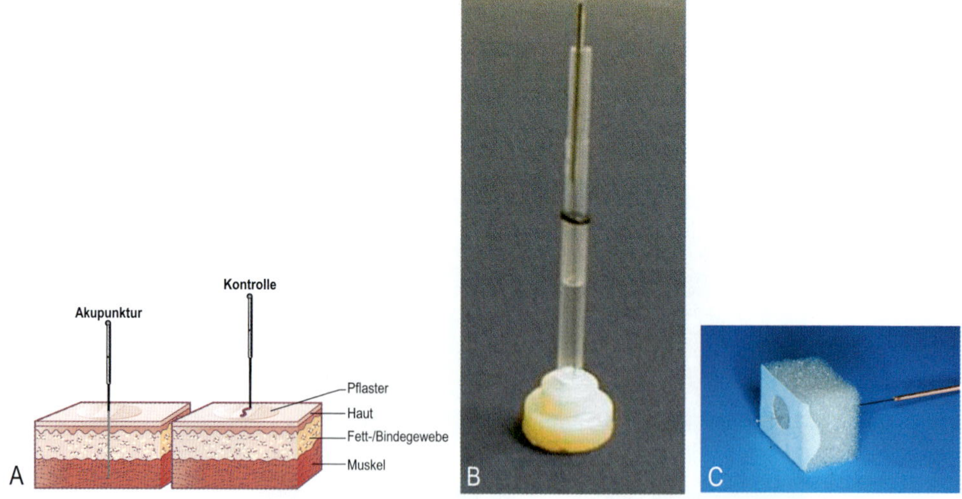

Farbtafel 8 Placebo-Vorrichtungen und unterstützende Maßnahmen: (A) Streitberger-Nadel mit selbstklebendem Pflaster *(Abdruck mit freundlicher Genehmigung aus Martin DP et al. Improvement in fibromyalgia symptoms with acupuncture: results of a randomized controlled trial. Mayo Clin Proc 2006; 81(6): 749–757)*; (B) Park-Nadel mit Führungsröhrchen und Klebeflansch *(Abdruck mit freundlicher Genehmigung von Dr. Jongbae Park)*; (C) stumpfe Nadel mit selbstklebendem chirurgischem Schaumstoff als Unterstützung *(Abdruck mit freundlicher Genehmigung von Dr. Mathias Fink)*.

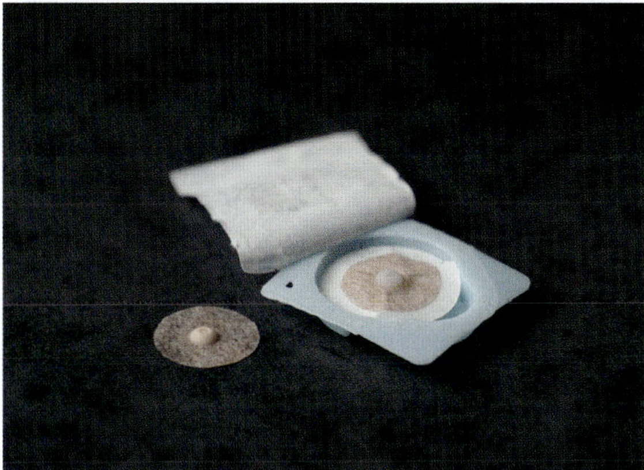

Farbtafel 9 Dauernadel, die in Plastik eingefasst und auf einem Klebepflaster befestigt ist; das Foto zeigt auch ihre Verpackung.

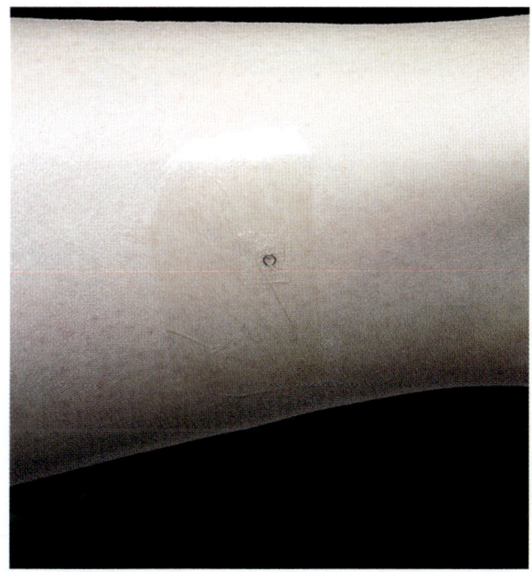

Farbtafel 10 Akupunkturdauernadel mit Klebepflaster.

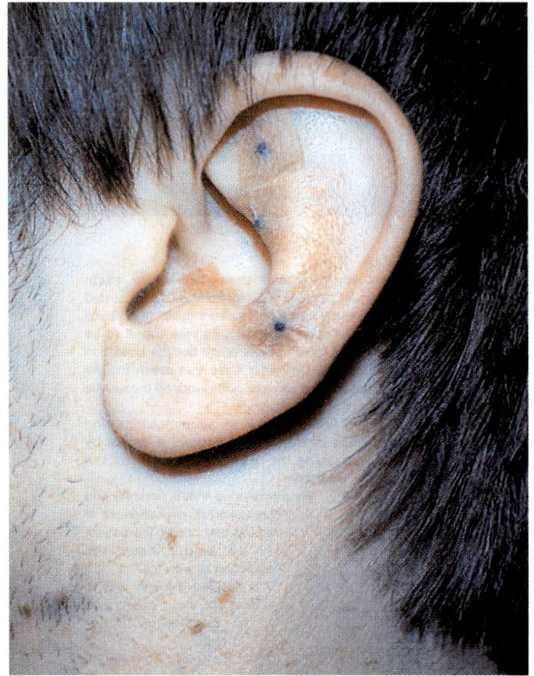

Farbtafel 11 Vaccaria-Samen, die für die Ohrstimulation verwendet werden.

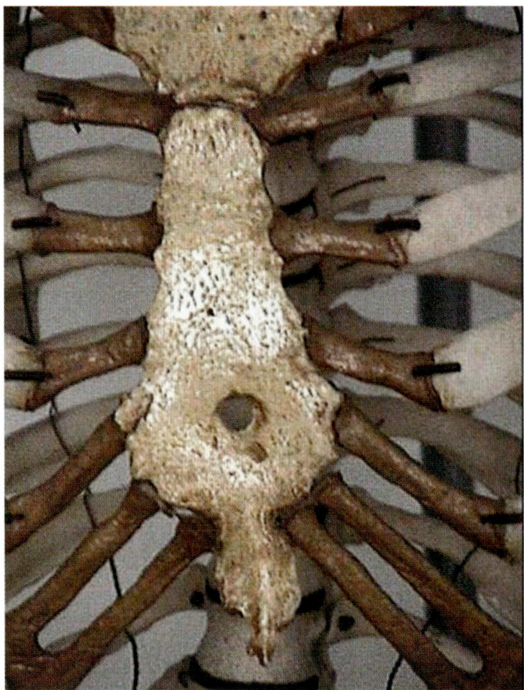

Farbtafel 12 Foramen sternale *(Abdruck mit freundlicher Genehmigung von Dr. Panos Barlas).*

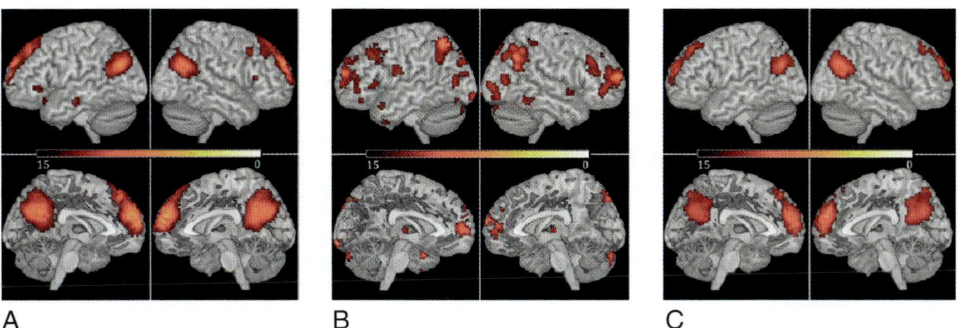

Farbtafel 13 (A) Die Ruhezustandsnetzwerke (DMN) gesunder Testpersonen in Ruhe, zusammengesetzt aus dem Lobulus parietalis inferior, dem Cortex cingularis posterior und den medialen Bereichen des Gyrus frontalis inferior, medius und superior sowie dem Precuneus. (B) Die DMN-Konnektivitäten bei Patienten mit chronischen Schmerzen im unteren Rücken vor der Behandlung waren im dorsolateralen präfrontalen Cortex, medialen präfrontalen Cortex, im Gyrus cingularis anterior und im Precuneus im Vergleich zur Kontrollgruppe herabgesetzt. (C) Nach der Therapie waren die DMNs von Patienten mit chronischen Schmerzen im unteren Rücken fast identisch mit denen der Kontrollgruppe. *(Abdruck mit freundlicher Genehmigung aus Li J. et al. Acupuncture treatment of chronic low back pain reverses an abnormal brain default mode network in correlation with pain relief. Acupuncture in Medicine, 2014;32(2): 102–108)*

Kopiervorlage Patienteninformationsblatt und Einwilligungserklärung

Patienteninformationsblatt und Einwilligungserklärung

Bitte lesen Sie diese Informationen sorgfältig durch und fragen Sie Ihren Therapeuten, wenn Sie etwas nicht verstanden haben.

Was ist Akupunktur?

Akupunktur ist eine Therapieform, bei der feine Nadeln in spezifische Punkte am Körper eingeführt werden.

Ist Akupunktur sicher?

- Akupunktur ist im Allgemeinen sehr sicher. Schwere Nebenwirkungen sind sehr selten – sie kommen in weniger als einem Fall pro 10 000 Therapien vor.
- In dieser Praxis werden sterile Einwegnadeln verwendet.

Hat Akupunktur Nebenwirkungen?

Bitte berücksichtigen Sie Folgendes:

- Nach der Therapie kann bei einigen wenigen Patienten Müdigkeit auftreten. Wenn Sie davon betroffen sind, sollten Sie nicht Autofahren.
- Geringfügige Blutungen oder Hämatome treten nach der Akupunktur bei ca. 3 % der Behandlungen auf.
- Schmerzen während der Behandlung treten bei ca. 1% der Behandlungen auf.
- Symptome können sich (bei weniger als 3 % der Patienten) nach der Therapie verschlimmern. Sie sollten Ihren Therapeuten davon unterrichten, aber in der Regel ist dies ein gutes Zeichen.
- Bei bestimmten Patienten kann eine Ohnmacht auftreten, besonders bei der ersten Therapie.

Wenn zusätzlich bestimmte, auf Ihren Fall zutreffende Risiken bestehen, wird Ihr Therapeut dies mit Ihnen besprechen.

Gibt es etwas, was Ihr Therapeut wissen muss?

Abgesehen von den üblichen medizinischen Details ist es wichtig, dass Sie Ihren Therapeuten über Folgendes informieren:

- wenn Sie früher einmal einen Anfall, Ohnmacht oder Schwindelattacken erlitten haben,
- wenn Sie einen Herzschrittmacher oder andere elektronische Implantate in sich tragen,
- wenn Sie eine Blutungsstörung haben,
- wenn Sie Antikoagulanzien oder andere Medikamente einnehmen,
- wenn Sie geschädigte Herzklappen oder andere Infektionsrisiken aufweisen.

Einwilligungserklärung

Hiermit bestätige ich, dass ich die obigen Informationen gelesen und verstanden habe. Ich willige in eine Behandlung mit Akupunktur ein. Die Therapie kann ich jederzeit verweigern.

Unterschrift

Vollständiger Name in Druckbuchstaben

Datum

Bibliografie

Allen J J B, Schnyer R N, Hitt, S K. 1998. The efficacy of acupuncture in the treatment of major depression in women. Psychol. Sci. 9: 397–401.

Andersson S, Lundeberg T. 1995. Acupuncture – from empiricism to science: functional background to acupuncture effects in pain and disease. Med. Hypotheses 45(3): 271–281.

Andersson U, Tracey K J. 2012. A new approach to rheumatoid arthritis: treating inflammation with computerized nerve stimulation. Cerebrum 3.

Anon. 1823. Acupuncturation. Lancet: 200–201.

Baldry P E. 1993. Acupuncture, Trigger Points and Musculoskeletal Pain. 2. A. Edinburgh: Churchill Livingstone. [nur die Ausgabe aus dem Jahr 2005 benutzen].

Baldry P. 2005a. The integration of acupuncture within medicine in the UK – the British Medical Acupuncture Society's 25th anniversary. Acupuncture in Medicine 23(1): 2–12.

Baldry P E. 2005b. Acupuncture, Trigger Points and Musculoskeletal Pain. 3. A. Edinburgh: Elsevier.

Bally M, Dendukuri N, Rich B et al. 2017. Risk of acute myocardial infarction with NSAIDs in real world use: bayesian meta-analysis of individual patient data. BMJ 357: j1909.

Basser S. 1999. Acupuncture: a history. Scientific Review of Alternative Medicine 3(1): 34–41.

Berkovitz S, Cummings M, Perrin C, Ito R. 2008. High volume acupuncture clinic (HVAC) for chronic knee pain – audit of a possible model for delivery of acupuncture in the National Health Service. Acupunct. Med. 26: 46–50.

Birch S, Kaptchuk T. 1999. History, nature and current practice of acupuncture: an East Asian perspective. In: Ernst E, White A (Hrsg.), Acupuncture: A Scientific Appraisal. Oxford: Butterworth-Heinemann. S. 11–30.

Bivens R E. 2000. Acupuncture, Expertise and Cross-cultural Medicine. Manchester: Palgrave.

Brattberg G. 1986. Acupuncture treatments: a traffic hazard? Am. J. Acupunct. 14: 265–267.

Brinkhaus B, Ortiz M, Witt C M et al. 2013. Acupuncture in patients with seasonal allergic rhinitis. Ann. Intern. Med. 158: 225.

Brinkhaus B, Witt C M, Jena S et al. 2008. Acupuncture in patients with allergic rhinitis: a pragmatic randomized trial. Ann. Allergy Asthma Immunol. 101(5): 535–543.

Brumbaugh A G 1993. Acupuncture: new perspectives in chemical dependency treatment. J. Subst. Abuse Treat. 10: 35–43.

Buckner R L, Andrews-Hanna J R, Schacter D L 2008. The brain's default network: anatomy, function, and relevance to disease. Ann. N. Y. Acad. Sci. 1124: 1–38.

Campbell A. 2001. Acupuncture in Practice: Beyond Points and Meridians. Oxford: Butterworth-Heinemann.

Cao H, Li X, Han M, Liu J. 2013. Acupoint stimulation for fibromyalgia: a systematic review of randomized controlled trials. Evidence-Based Complement Altern. Med 2013: 1–15.

Carr D. 2015a. Somatosensory stimulation and assisted reproduction. Acupunct. Med. 33: 2–6.

Carr D J. 2015b. The safety of obstetric acupuncture: forbidden points revisited. Acupunct. Med. 33: 413–419.

Ceccherelli F, Bordin M, Gagliardi G et al. 2001. Comparison between superficial and deep acupuncture in the treatment of the shoulder's myofascial pain: a randomized and controlled study. Acupunct. Electrother Res. 26(4): 229–238.

Ceccherelli, F., Gagliardi, G., Visentin, R., Giron, G., 1998. Effects of deep vs. superficial stimulation of acupuncture on capsaicin- induced edema. A blind controlled study in rats. Acupunct. Electrother Res. 23 (2), 125–134.

Chae Y, Chang D S, Lee S H et al. 2013. Inserting needles into the body: a meta-analysis of brain activity associated with acupuncture needle stimulation. J. Pain 14: 215–222.

Chang B H, Sommers E, Herz L. 2010. Acupuncture and the relaxation response for substance use disorder recovery. J. Subst. Use 15: 390–401.

Chang H, Kwon Y D, Yoon S. S. 2011. Use of acupuncture therapy as a supplement to conventional medical treatments for acute ischaemic stroke patients in an academic medical centre in Korea. Complement. Ther. Med. 19: 256–263.

Chapman C R, Chen A C, Bonica J J. 1977. Effects of intrasegmental electrical acupuncture on dental pain: evaluation by threshold estimation and sensory decision theory. Pain 3(3): 213–227.

Chen Y. 1997. Silk scrolls: earliest literature of meridian doctrine in ancient China. Acupunct. Electrother Res. 22: 175–189.

Cheng L, Li P, Tjen A Looi S C, Longhurst J. C. 2015. What do we understand from clinical and mechanistic studies on acupuncture treatment for hypertension? Chin. Med. 10: 36.

Chiang C Y, Chang C T, Chu H L et al. 1973. Peripheral afferent pathway for acupuncture analgesia. Sci. Sin. 16: 210.

Clement-Jones V, McLoughlin L, Tomlin S et al. 1980. Increased beta-endorphin but not met-enkephalin levels in human cerebrospinal fluid after acupuncture for recurrent pain. Lancet 316: 945–947.

Corbett M S, Rice S J C, Madurasinghe V et al. 2013. Acupuncture and other physical treatments for the relief of pain due to osteoarthritis of the knee: network meta-analysis. Osteoarthr. Cartil. 21: 1290–1298.

Coyle M, Smith C 2005. A survey comparing TCM diagnosis, health status and medical diagnosis in women undergoing assisted reproduction. Acupunct. Med. 23(2): 62–69.

Cummings M. 2009. Modellvorhaben Akupunktur – a summary of the ART, ARC and GERAC trials. Acupunct. Med. 27: 26–30.

Cummings M. 2011. Safety aspects of electroacupuncture. Acupunct. Med. 29: 83–85.

Cummings T. M. 1996. A computerised audit of acupuncture in two populations: civilian and forces. Acupunct. Med. 14: 37–39.

De Stefano R, Selvi E, Villanova M et al., 2000. Image analysis quantification of substance P immunoreactivity in the trapezius muscle of patients with fibromyalgia and myofascial pain syndrome. J. Rheumatol. 27(12): 2906–2910.

Dhond R P, Yeh C, Park K et al. 2008. Acupuncture modulates resting state connectivity in default and sensorimotor brain networks. Pain 136: 407–418.

Dodin S, Blanchet C, Marc I et al. 2013. Acupuncture for menopausal hot flushes. in: Dodin S (Hrsg.), Cochrane Database Syst. Rev. John Wiley & Sons, Ltd, Chichester, UK, CD007410.

Dorfer L, Moser M, Bahr F et al. 1999. A medical report from the stone age? Lancet 354: 1023–1025.

Dorfer L, Moser M, Spindler K et al. 1998. 5200-year-old acupuncture in Central Europe? [Brief]. Science 282: 242–243.

Dyrehag L E, Widerstroem-Noga E G, Carlsson S G et al. 1997. Effects of repeated sensory stimulation sessions (electro-acupuncture) on skin temperature in chronic pain patients. Scand. J. Rehabil. Med. 29: 243–250.

Ee C C, Manheimer E, Pirotta M V, White A R. 2008. Acupuncture for pelvic and back pain in pregnancy: a systematic review. Am. J. Obstet. Gynecol. 198: 254–259.

Elden H, Ladfors L, Olsen M F et al. 2005. Effects of acupuncture and stabilising exercises as adjunct to standard treatment in pregnant women with pelvic girdle pain: randomised single blind controlled trial. Br. Med. J. 330(7494): 761–766.

Ernst G, Strzyz H, Hagmeister H. 2003. Incidence of adverse effects during acupuncture therapy – a multicentre survey. Complement. Ther. Med. 11(2): 93–97.

Fais R S, Reis G M, Rossaneis A C et al. 2012. Amitriptyline converts non-responders into responders to low-frequency electroacupuncture-induced analgesia in rats. Life Sci. 91: 14–19.

Fang J, Jin Z, Wang Y et al. 2009. The salient characteristics of the central effects of acupuncture needling: limbic-paralimbic-neocortical network modulation. Hum. Brain Mapp. 30: 1196–1206.

Feng S, Han M, Fan Y et al. 2015. Acupuncture for the treatment of allergic rhinitis: A systematic review and meta-analysis. Am. J. Rhinol. Allergy 29: 57–62.

Filshie J. 2001. Safety aspects of acupuncture in palliative care. Acupunct. Med. 19 (2): 117–122.

Filshie J, Bolton T, Browne D et al. 2005. Acupuncture and self acupuncture for long-term treatment of vasomotor symptoms in cancer patients – audit and treatment algorithm. Acupunct. Med. 23(4): 171–180.

Filshie J, Hester J 2006. Guidelines for providing acupuncture treatment for cancer patients – a peer-reviewed sample policy document. Acupunct. Med. 24(4): 172–182.

Filshie J, White A, Cummings M (Hrsg.). 2016. Medical Acupuncture: A Western Scientific Approach. 2. A. Edinburgh: Elsevier.

Fink M, Wolkenstein E, Karst M et al. 2002. Acupuncture in chronic epicondylitis: a randomized controlled trial. Rheumatology (Oxford) 41(2): 205–209.

Foster N E, Bishop A, Bartlam B et al. 2016. Evaluating acupuncture and standard care for pregnant women with Back pain (EASE Back): a feasibility study and pilot randomised trial. Health Technol Assess (Rockv) 20: 1–236.

Garcia M K, McQuade J, Haddad R et al. 2013. Systematic review of acupuncture in cancer care: a synthesis of the evidence. J. Clin. Oncol. 31: 952–960.

Gerwin R D, Shannon S, Hong C Z et al. 1997. Interrater reliability in myofascial trigger point examination. Pain 69 (1–2): 65–73.

Goldman N, Chandler-Militello D, Langevin H M et al. 2013. Purine receptor mediated actin cytoskeleton remodeling of human fibroblasts. Cell Calcium 53: 297–301.

Goldman N, Chen M, Fujita T et al. 2010. Adenosine A1 receptors mediate local anti-nociceptive effects of acupuncture. Nat. Neurosci. 13: 883–888.

Greenlee H, DuPont-Reyes M J, Balneaves L G et al. 2017. Clinical practice guidelines on the evidence-based use of integrative therapies during and after breast cancer treatment. CA Cancer J. Clin.

Greville-Harris M, Hughes J, Lewith G et al. 2016. Assessing knowledge about acupuncture: A survey of people with back pain in the UK. Complement. Ther. Med. 29: 164–168.

Gunn C C. 1996. The Gunn Approach to the Treatment of Chronic Pain. London: Churchill Livingstone.

Haker E, Lundeberg T 1990. Acupuncture treatment in epicondylalgia: a comparative study of two acupuncture techniques. Clin. J. Pain 6: 221–226.

Han J S 2004. Acupuncture and endorphins. Neurosci. Lett. 361(1–3): 258–261.

Han J, Cui C, Wu L. 2011. Acupuncture-related techniques for the treatment of opiate addiction: a case of translational medicine. Front Med. 5: 141–150.

Han J, Terenius L. 1982. Neurochemical basis of acupuncture analgesia. Annu. Rev. Pharmacol. Toxicol. 22: 193–220.

Harris R E, Zubieta J K, Scott D J et al. 2009. Traditional Chinese acupuncture and placebo (sham) acupuncture are differentiated by their effects on mu-opioid receptors (MORs). Neuroimage 47: 1077–1085.

Helms J M 1998. An overview of medical acupuncture. Altern. Ther. Health Med. 4(3): 35–45.

Heo I, Shin B C, Kim Y D et al. 2013. Acupuncture for spinal cord injury and its complications: a systematic review and meta-analysis of randomized controlled trials. Evid. Based Complement. Alternat. Med. 2013: 364216.

Hernandez-Diaz S, Rodriguez LA 2000. Association between nonsteroidal anti-inflammatory drugs and upper gastrointestinal tract bleeding/perforation: an overview of epidemiologic studies published in the 1990 s. Arch. Intern. Med. 160(14): 2093–2099.

Hoffman P. 2001. Skin disinfection and acupuncture. Acupunct. Med. 19(2): 112–116.

Hong C Z. 2000. Myofascial trigger points: pathophysiology and correlation with acupuncture points. Acupunct. Med. 18(1): 41–47.

Hong C Z, Kuan T S, Chen JT et al. 1997. Referred pain elicited by palpation and by needling of myofascial trigger points: a comparison. Arch. Phys. Med. Rehabil. 78(9): 957–960.

Hopton A K, Curnoe S, Kanaan M, Macpherson H. 2012. Acupuncture in practice: mapping the providers, the patients and the settings in a national cross-sectional survey. BMJ Open 2, e000456.

Huang W, Pach D, Napadow V et al. 2012. Characterizing acupuncture stimuli using brain imaging with FMRI–a systematic review and meta-analysis of the literature. PLoS ONE 7, e32960.

Hubbard D R, Berkoff G M 1993. Myofascial trigger points show EMG activity. Spine 18: 1803–1807.

Hughes J, Smith TW, Kosterlitz HW et al. 1975. Identification of two related pentapeptides from the brain with potent opiate agonist activity. Nature 258(5536): 577–580.

Hui K K, Liu J, Makris N et al. 2000. Acupuncture modulates the limbic system and subcortical gray structures of the human brain: evidence from fMRI studies in normal subjects. Hum. Brain Mapp. 9(1): 13–25.

Hui K K S, Liu J, Marina O et al. 2005. The integrated response of the human cerebro-cerebellar and limbic systems to acupuncture stimulation at ST 36 as evidenced by fMRI. Neuroimage 27(3): 479–496.

Jenner C, Filshie J. 2002. Galactorrhoea following acupuncture. AiM. 20(2–3): 107–8.

Kaplan G. 1997. A brief history of acupuncture's journey to the West. J. Altern. Complement. Med. 3: S5S10.

Kaptchuk T. 1983. Chinese Medicine: The Web That has no Weaver. London: Rider.

Kelleher C J, Filshie J, Burton G et al. 1994. Acupuncture and the treatment of irritative bladder symptoms. Acupunct. Med. 12(1): 9–12.

Kellgren J H. 1938. Observations on referred pain arising from muscle. Clin. Sci. 3: 175–190.

Kendall D E. 2002. Dao of Chinese Medicine: Understanding an Ancient Healing Art. New York: Oxford University Press.

Kim S Y, Lee H, Chae Y, Park H J. 2012. A systematic review of cost-effectiveness analyses alongside randomised controlled trials of acupuncture. Acupunct. Med. 30: 273–285.

Kong J, Kaptchuk T J, Polich G et al. 2009. Expectancy and treatment interactions: a dissociation between acupuncture analgesia and expectancy evoked placebo analgesia. Neuroimage 45: 940–949.

Lagrue G, Poupy J L, Grillot A et al. 1977. Acupuncture anti-tabagique. La Nouvelle Presse Médicale 9: 966.

Langevin H M, Churchill D L, Fox J R et al. 2001. Biomechanical response to acupuncture needling in humans. J. Appl. Physiol. 91: 2471–2478.

Langevin H M, Storch K N, Cipolla M J et al. 2006. Fibroblast spreading induced by connective tissue stretch involves intracellular redistribution of alpha- and beta-actin. Histochem. Cell Biol. 125: 487–495.

Lawson-Wood D, Lawson-Wood J. 1973. The Five Elements of Acupuncture and Chinese Massage. Holsworthy, Devon: Health Science Press.

Lee A, Chan S K, Fan LT. 2015. Stimulation of the wrist acupuncture point PC6 for preventing postoperative nausea and vomiting. in: Lee A (Hrsg.). Cochrane Database Syst. Rev. John Wiley & Sons, Ltd, Chichester, UK, CD003281.

Lewith G T, Kenyon J N, Broomfield J et al. 2001. Is electrodermal testing as effective as skin prick tests for diagnosing allergies? A double blind, randomised block design study. Br. Med. J. 322(7279): 131–134.

Li C, Ji B U, Kim Y et al. 2016. Electroacupuncture Enhances the Antiallodynic and Antihyperalgesic Effects of Milnacipran in Neuropathic Rats. Anesth. Analg. 122: 1654–1662.

Li J, Zhang J H, Yi T et al. 2014. Acupuncture treatment of chronic low back pain reverses an abnormal brain default mode network in correlation with clinical pain relief. Acupunct. Med. 32: 102–108.

Li P, Tjen-A-Looi S C, Cheng L et al. 2015. Long-lasting reduction of blood pressure by electroacupuncture in patients with hypertension: RCT. Med. Acupunct. 27: 253–266.

Liddle S D, Pennick V. 2015. Interventions for preventing and treating low-back and pelvic pain during pregnancy. in: Liddle S D (Hrsg.). Cochrane Database Syst. Rev. John Wiley & Sons, Ltd, Chichester, UK, CD001139.

Lin X, Huang K, Zhu G et al. 2016a. The effects of acupuncture on chronic knee pain due to osteoarthritis. J. Bone Jt. Surg. 98: 1578–1585.
Lin Y J, Kung Y Y, Kuo W J et al. 2016b. Effect of acupuncture "dose" on modulation of the default mode network of the brain. Acupunct. Med. 34: 425–432.
Lindall S. 1999. Is acupuncture for pain relief in general practice cost-effective? Acupunct. Med. 17(2): 97–100.
Linde K, Allais G, Brinkhaus B et al. 2016a. Acupuncture for the prevention of episodic migraine. In: Linde K (Hrsg.). Cochrane Database Syst. Rev. John Wiley & Sons, Ltd, Chichester, UK, CD001218.
Linde K, Allais G, Brinkhaus B et al. 2016b. Acupuncture for the prevention of tension-type headache. In: Linde K (Hrsg.). Cochrane Database Syst. Rev. John Wiley & Sons, Ltd, Chichester, UK, CD007587.
Linde K, Streng A, Hoppe A et al. 2006. The programme for the evaluation of patient care with acupuncture (PEP-Ac) – a project sponsored by ten German social health insurance funds. Acupunct. Med. 24 (Suppl): 25–32.
Long X, Huang W, Napadow V et al. 2016. Sustained effects of acupuncture stimulation investigated with centrality mapping analysis. Front. Hum. Neurosci. 10: 510.
Lu G D, Needham J. 1980. Celestial Lancets: a History and Rationale of Acupuncture and Moxa. Cambridge: Cambridge University Press.
Lund I, Lundeberg T. 2006. Are minimal, superficial or sham acupuncture procedures acceptable as inert placebo controls? Acupunct. Med. 24(1): 13–15.
Lundeberg T. 1999. Effects of sensory stimulation (acupuncture) on circulatory and immune systems. In: Ernst E, White A (Hrsg.). Acupuncture: A Scientific Appraisal. Oxford: Butterworth-Heinemann.
Lundeberg T, Bondesson L, Thomas M. 1987. Effect of acupuncture on experimentally induced itch. Br. J. Dermatol. 117 (6): 771–777.
Lundeberg T, Eriksson S, Lundeberg S, Thomas M. 1989. Acupuncture and sensory thresholds. Am. J. Chin. Med. 17(3–4): 99–110.
Lundeberg T, Lund I, Näslund J M T. 2009. The Emperor's sham – wrong assumption that sham needling is sham. Acupunct. Med. 26(4): 239–242.
Ma K W. 1992. The roots and development of Chinese acupuncture: from prehistory to early 20th century. Acupunct. Med. 10 (Suppl): 92–99.
MacDonald A J R. 1982. Acupuncture: from Ancient Art to Modern Medicine. 1. A. Boston: George Allen & Unwin.
Maciocia G. 1989. The Foundations of Chinese Medicine. Edinburgh: Churchill Livingstone.
MacPherson H, Thomas K. 2005. Short term reactions to acupuncture – a cross-sectional survey of patient reports. Acupunct. Med. 23(3): 112–120.
MacPherson H, Thomas K, Walters S et al. 2001. A prospective survey of adverse events and treatment reactions following 34,000 consultations with professional acupuncturists. Acupunct. Med. 19(2): 93–102.
Mann F. 1992. Reinventing Acupuncture. Oxford: Butterworth Heinemann.
Mayer D J, Price D D, Rafii A. 1977. Antagonism of acupuncture analgesia in man by the narcotic antagonist naloxone. Brain Res. 121: 368–372.
Melchart D, Thormaehlen J, Hager S et al. 2003. Acupuncture versus placebo versus sumatriptan for early treatment of migraine attacks: a randomized controlled trial. J. Intern. Med. 253 (2): 181–188.
Melzack R, Stillwell D M, Fox E J. 1977. Trigger points and acupuncture points for pain: correlations and implications. Pain 3: 3–23.
Melzack R, Wall P D. 1965. Pain mechanisms: a new theory. Science 150 (699): 971–979.
Melzack R, Wall P D. 1988. The Challenge of Pain. London: Penguin Books.
Mense S, Simons D G. 1999. Muscle Pain: Understanding Its Nature, Diagnosis and Treatment. Philadelphia: Lippincott Williams & Wilkins.
Molsberger A F, Schneider T, Gotthardt H, Drabik A. 2010. German Randomized Acupuncture Trial for chronic shoulder pain (GRASP) – a pragmatic, controlled, patient-blinded, multi-centre trial in an outpatient care environment. Pain 151: 146–154.
Myers C P. 1991. Acupuncture in general practice: effect on drug expenditure. Acupunct. Med. 9: 71–72.
Napadow V., Kettner N. W., Harris R. E. 2016. Neuroimaging: a window into human brain mechanisms supporting acupuncture effects, In: Medical Acupuncture: A Western Scientific Approach, 59–72.
Napadow V, Kim J, Clauw D J, Harris R E. 2012. Decreased intrinsic brain connectivity is associated with reduced clinical pain in fibromyalgia. Arthritis Rheum. 64: 2398–2403.
Nesheim B I, Kinge R. 2006. Performance of acupuncture as labor analgesia in the clinical etting. Acta Obstet. Gynecol. Scand. 85(4): 441–443.
Nguyen V T T, McLaws M L, Dore G J. 2007. Highly endemic hepatitis B infection in rural Vietnam. J. Gastroenterol. Hepatol. 22: 2093–2100.
NIH Consensus Development Panel. 1998. NIH Consensus Conference. Acupuncture. JAMA 280(17): 1518–1524.

Nogier P M F. 1981. Handbook to Auriculotherapy. Moulin-les-Metz: Maisonneuve.
Oomman S, Liu D, Cummings M. 2005. Acupuncture for acute postoperative pain relief in a patient with pregnancy-induced thrombocytopenia – a case report. Acupunct. Med. 23(2): 83–85.
Osler W. 1912. The Principles and Practice of Medicine. 8. A. New York: Appleton.
Pariente J, White P, Frackowiak R S et al. 2005. Expectancy and belief modulate the neuronal substrates of pain treated by acupuncture. Neuroimage 25(4): 1161–1167.
Park J, White A R, Lee H, Ernst E. 1999. Development of a new sham needle. Acupunct. Med. 17: 110–112.
Peuker E, Cummings M. 2003a. Anatomy for the acupuncturist – facts & fiction. 1: the head and neck region. Acupunct. Med. 21(1–2): 2–8.
Peuker E, Cummings M. 2003b. Anatomy for the acupuncturist – facts & fiction. 2: the chest, abdomen, and back. Acupunct. Med. 21(3): 72–79.
Peuker E, Cummings M. 2003c. Anatomy for the acupuncturist – facts & fiction. 3: upper & lower extremity. Acupunct. Med. 21(4): 122–132.
Pham D D, Yoo J H, Tran B Q, Ta T T. 2013. Complementary and alternative medicine use among physicians in oriental medicine hospitals in Vietnam: A hospital-based survey. Evidence-Based Complement Altern. Med 2013: 1–9.
Pomeranz B. 2001. Acupuncture analgesia – basic research. In: Stux G, Hammerschlag R. (Hrsg.). Clinical Acupuncture – Scientific Basis. Berlin: Springer.
Pomeranz B, Chiu D. 1976. Naloxone blockade of acupuncture analgesia: endorphin implicated. Life Sci. 19(11): 1757–1762.
Pullman M. 2016. Acupuncture for urogenital conditions. In: Medical Acupuncture: A Western Scientific Approach. 2. A. Amsterdam: Elsevier. S. 475–488.
Qin Z, Wu J, Zhou J, Liu Z. 2016. Systematic review of acupuncture for chronic prostatitis/chronic pelvic pain syndrome. Medicine (Baltimore) 95: e3095.
Ratcliffe J, Thomas K J, MacPherson H et al. 2006. A randomised controlled trial of acupuncture care for persistent low back pain: cost effectiveness analysis. Br. Med. J. 333(7569): 626–628A.
Reinhold T, Roll S, Willich S N et al. 2013. Cost-effectiveness for acupuncture in seasonal allergic rhinitis: economic results of the ACUSAR trial. Ann. Allergy Asthma Immunol. 111: 56–63.
Reinhold T, Witt C M, Jena S et al. 2008. Quality of life and cost-effectiveness of acupuncture treatment in patients with osteoarthritis pain. Eur. J. Heal Econ 9: 209–219.
Research Group of Acupuncture Anaesthesia. 1974. The role of some neurotransmitters of brain in finger-acupuncture analgesia. Sci. Sin. 17: 112–130.
Reston J. 1971. Now about my operation in Peking. New York Times 1: 6.
Ross J. 2001. An audit of the impact of introducing microacupuncture into primary care. Acupunct. Med. 19(1): 43–45.
Ross J, White A, Ernst E. 1999. Western, minimal acupuncture for neck pain: a cohort study. Acupunct. Med. 17(1): 5–8.
Sandberg M, Lundeberg T, Lindberg L G et al. 2003. Effects of acupuncture on skin and muscle blood flow in healthy subjects. Eur. J. Appl. Physiol. 90(1–2): 114–119.
Sato A, Sato Y, Suzuki A, Uchida S. 1993. Neural mechanisms of the reflex inhibition and excitation of gastric motility elicited by acupuncture-like stimulation in anesthetized rats. Neurosci. Res. 18(1): 53–62.
Schnorrenberger C C. 2003. Chen-Chiu: the Original Acupuncture, a New Healing Paradigm. Somerville, MA: Wisdom Publications.
Sciotti V M, Mittak V L, DiMarco L et al. 2001. Clinical precision of myofascial trigger point location in the trapezius muscle. Pain 93(3): 259–266.
Shah J P, Phillips T M, Danoff J V et al. 2005. An in vivo microanalytical technique for measuring the local biochemical milieu of human skeletal muscle. J. Appl. Physiol. 99(5): 1977–1984.
Shen J, Wenger N, Glaspy J et al. 2000. Electroacupuncture for control of myeloablative chemotherapy-induced emesis: A randomized controlled trial. J. Am. Med. Assoc. 284: 2755–2761.
Shin N Y, Lim Y J, Yang C H, Kim C. 2017. Acupuncture for alcohol use disorder: a meta-analysis. Evidence-Based Complement Altern. Med 2017: 1–6.
Simons D G, Travell J G, Simons L S. 1999. Myofascial Pain and Dysfunction: the Trigger Point Manual, Bd. 1. 2. A. Upper half of body. Baltimore: Williams & Wilkins.
Skootsky S A, Jaeger B, Oye R K. 1989. Prevalence of myofascial pain in general internal medicine practice. Western Journal of Medicine 151(2): 157–160.
Smith C A. 2016. Acupuncture in obstetrics. Medical Acupuncture: A Western Scientific Approach. Amsterdam: Elsevier. S. 552–565.
Smith C A, Armour M, Zhu X. et al. 2016. Acupuncture for dysmenorrhoea. Cochrane Database Syst. Rev. CD007854, in: Smith C A (Hrsg.). Chichester, UK: John Wiley & Sons, Ltd.
Smith C A, Collins C T, Crowther C A, Levett K M. 2011. Acupuncture or acupressure for pain management in labour. Cochrane Database Syst. Rev. CD009232.

Sola A E, Rodenberger M L, Gettys B B. 1955. Incidence of hypersensitive areas in posterior shoulder muscles. Am. J. Phys. Med. 3: 585–590.

Soulié de Morant G. 1957. L'Acuponcture Chinoise. Paris: J. Lafitte.

Spaeth R B, Camhi S, Hashmi J A et al. 2013. A longitudinal study of the reliability of acupuncture deqi sensations in knee osteoarthritis. Evidence-Based Complement Altern. Med. 2013: 1–12.

Stener-Victorin E. 2016. Acupuncture in gynaecology and infertility. Medical Acupuncture: A Western Scientific Approach. Amsterdam: Elsevier.

Stener-Victorin E, Humaidan P. 2006. Use of acupuncture in female infertility and a summary of recent acupuncture studies related to embryo transfer. Acupunct. Med. 24(4): 157–163.

Stener-Victorin E, Jedel E, Janson P O, Sverrisdottir Y B. 2009. Low-frequency electroacupuncture and physical exercise decrease high muscle sympathetic nerve activity in polycystic ovary syndrome. Am. J. Physiol. Regul. Integr. Comp. Physiol. 297: R387–R395.

Stener-Victorin E, Kobayashi R, Kurosawa M. 2003. Ovarian blood flow responses to electro-acupuncture stimulation at different frequencies and intensities in anaesthetized rats. Auton. Neurosci. 108: 50–56.

Stener-Victorin E, Kobayashi R, Watanabe O et al. 2004. Effect of electro-acupuncture stimulation of different frequencies and intensities on ovarian blood flow in anaesthetized rats with steroid-induced polycystic ovaries. Reprod. Biol. Endocrinol. 2: 16.

Streitberger K, Kleinhenz J. 1998. Introducing a placebo needle into acupuncture research. Lancet 352: 364–365.

Stuyt E B. 2014. Ear acupuncture for co-occurring substance abuse and borderline personality disorder: an aid to encourage treatment retention and tobacco cessation. Acupunct. Med. 32(4): 318–324.

Takakura N, Takayama M, Kawase A, Yajima H. 2011. Double blinding with a new placebo needle: a validation study on participant blinding. Acupunct. Med. 29(3): 203–207.

Tang H, Fan H, Chen J et al. 2015. Acupuncture for lateral epicondylitis: a systematic review. Evidence-Based Complement Altern. Med 2015: 1–13.

The Academy of Traditional Chinese Medicine. 1975. An Outline of Chinese Acupuncture. Peking: Foreign Languages Press.

Thomas K J, MacPherson H, Ratcliffe J et al. 2005. Longer term clinical and economic benefits of offering acupuncture care to patients with chronic low back pain. Health Technol. Assess. Rep. 9(32): 1–126.

Thomas K J, Nicholl J P, Coleman P. 2001. Use and expenditure on complementary medicine in England: a population based survey. Complement Therapies in Medicine 9(1): 2–11.

Thomas M, Eriksson S V, Lundeberg T. 1991. A comparative study of diazepam and acupuncture in patients with osteoarthritis. Am. J. Chin. Med. 19: 95–100.

Thomas M, Lundeberg T, Björk G et al. 1995. Pain and discomfort in primary dysmenorrhoea is reduced by preemptive acupuncture or low frequency TENS. European Journal of Physical and Medical Rehabilitation 5(3): 71–76.

Torres-Rosas R, Yehia G, Peña G et al. 2014. Dopamine mediates vagal modulation of the immune system by electroacupuncture. Nat. Med. 20: 291–295.

Tough E A, White A R, Cummings T M et al. 2009. Acupuncture and dry needling in the management of myofascial trigger point pain: a systematic review and meta-analysis of randomised controlled trials. Eur. J. Pain 13: 3–10.

Tough E A, White A R, Richards S et al. 2007. Variability of criteria used to diagnose myofascial trigger point pain syndrome – evidence from a review of the literature. Clin. J. Pain 23(3): 278–286.

Tracey K J. 2002. The inflammatory reflex. Nature 420: 853–859.

Travell J G, Simons D G. 1983. Myofascial Pain and Dysfunction: The Trigger Point Manual. 1. A. Baltimore: Williams & Wilkins.

Travell J G, Simons D G. 1992. Myofascial Pain and Dysfunction: The Trigger Point Manual, Bd. 2. 1. A. The Lower Extremities. Baltimore: Williams & Wilkins.

Ulett G. 1992. Beyond Yin and Yang: How Acupuncture Really Works. St. Louis: Warren H Green.

Ulett G A, Han S P. 2002. The Biology of Acupuncture. St. Louis: Warren H Green.

Uvnas-Moberg K, Bruzelius G, Alster P et al. 1993. The antinociceptive effect of non-noxious sensory stimulation is mediated partly through oxytocinergic mechanisms. Acta Physiol. Scand. 149: 199–204.

Van den Heuvel E, Goossens M, Vanderhaegen H et al. 2015. Effect of acustimulation on nausea and vomiting and on hyperemesis in pregnancy: a systematic review of Western and Chinese literature. BMC Complement. Altern. Med. 16: 13.

Vas J, Ortega C, Olmo V et al. 2008. Single-point acupuncture and physiotherapy for the treatment of painful shoulder: a multicentre randomized controlled trial. Rheumatology 47: 887–993.

Veith I. 1949. The Yellow Emperor's Classic of Internal Medicine. Berkeley: University of California Press.

Vickers A J, Cronin A M, Maschino A C et al. 2012. Acupuncture for Chronic Pain: Individual Patient Data Meta-analysis. Arch. Intern. Med. 172: 1444–1453.

Vickers A J, Vertosick E A, Lewith G et al. 2017. Acupuncture for Chronic Pain: Update of an Individual Patient Data Meta-Analysis. J. Pain doi: 10.1016/j.jpain.2017.11.005. (am 30. November 2017 erstmals im Internet veröffentlicht)

Vida G, Peña G, Deitch EA, Ulloa L. 2011. α7-cholinergic receptor mediates vagal induction of splenic norepinephrine. J. Immunol. 186: 4340–4346.
Vincent C. 2001. The safety of acupuncture. Br. Med. J. 323(7311): 467–468.
Vincent CA, Richardson PH, Black JJ et al. 1989. The significance of needle placement site in acupuncture. J. Psychosom. Res. 33: 489–496.
Vohra S, Adams D, Yasui Y et al. 2011. The safety of pediatric acupuncture: a systematic review. Pediatrics 128, e1575–e1587.
Walsh B. 2001. Control of infection in acupuncture. Acupunct. Med. 19(2): 109–111.
Wang K, Yao S, Xian Y et al. 1985. A study of the receptive field of acupoints and the relationship between the characteristics of needling sensation and groups of afferent fibres. Sci. Sin. 28: 963.
Wang R, Li X, Zhou S et al. 2017. Manual acupuncture for myofascial pain syndrome: a systematic review and meta-analysis. Acupunct. Med. 35(4): 241–250.
Wardle JL, Sibbritt D, Adams J. 2013. Acupuncture referrals in rural primary healthcare: a survey of general practitioners in rural and regional New South Wales, Australia. Acupunct. Med. 31: 375–382.
Wedenberg K, Moen B, Norling A. 2000. A prospective randomized study comparing acupuncture with physiotherapy for low-back and pelvic pain in pregnancy. Acta Obstet. Gynecol. Scand. 79(5): 331–335.
Wen HL, Cheung SYC. 1973. Treatment of drug addiction by acupuncture and electrical stimulation. Asian Med. J. 9: 138–141.
Wheway J, Agbabiaka TB, Ernst E. 2012. Patient safety incidents from acupuncture treatments: a review of reports to the National Patient Safety Agency. Int. J. Risk Saf. Med. 24. 163–169.
White A. 2004. A cumulative review of the range and incidence of significant adverse events associated with acupuncture. Acupunct. Med. 22(3): 122–133.
White A. 2006. The safety of acupuncture – evidence from the UK. Acupunct. Med. 24 (Suppl): S53S57.
White A. 2013. Trials of acupuncture for drug dependence: a recommendation for hypotheses based on the literature. Acupunct. Med. 31: 297–304.
White A, Foster NE, Cummings M et al. 2007. Acupuncture treatment for chronic knee pain: a systematic review. Rheumatology (Oxford) 46(3): 384–390.
White A, Hayhoe S, Hart A et al. 2001. Survey of adverse events following acupuncture (SAFA): a prospective study of 32,000 consultations. Acupunct. Med. 19(2): 84–92.
White A, Richardson M, Richmond P et al. 2012. Group acupuncture for knee pain: evaluation of a cost-saving initiative in the health service. Acupunct. Med. 30: 170–175.
White AR, Rampes H, Liu JP et al. 2014. Acupuncture and related interventions for smoking cessation. Cochrane Database Syst. Rev. (1): CD000009.
Willich SN, Reinhold T, Selim D et al. 2006. Cost-effectiveness of acupuncture treatment in patients with chronic neck pain. Pain 125: 107–113.
Witt CM, Brinkhaus B, Reinhold T et al. 2006a. Efficacy, effectiveness, safety and costs of acupuncture for chronic pain – results of a large research initiative. Acupunct. Med. 24 (Suppl): S33S39.
Witt CM, Jena S, Brinkhaus B et al. 2006b. Acupuncture in patients with osteoarthritis of the knee or hip: a randomized, controlled trial with an additional nonrandomized arm. Arthritis Rheum. 54(11): 3485–3493.
Witt CM, Jena S, Selim D et al. 2006c. Pragmatic randomized trial evaluating the clinical and economic effectiveness of acupuncture for chronic low back pain. Am. J. Epidemiol. 164(5): 487–496.
Witt CM, Reinhold T, Jena S et al. 2008a. Cost-effectiveness of acupuncture treatment in patients with headache. Cephalalgia 28: 334–345.
Witt CM, Reinhold T, Brinkhaus B et al. 2008b. Acupuncture in patients with dysmenorrhea: a randomized study on clinical effectiveness and cost-effectiveness in usual care. Am. J. Obstet. Gynecol. 198: 166.e1–166.e8.
Witt CM, Pach D, Brinkhaus B et al. 2009. Safety of acupuncture: results of a prospective observational study with 229,230 patients and introduction of a medical information and consent form. Forsch. Komplementarmed. 16: 91–97.
Wolfe F, Smythe HA, Yunus MB et al. 1990. The American College of Rheumatology 1990 Criteria for the classification of fibromyalgia. Report of the Multicenter Criteria Committee. Arthritis Rheum. 33(2): 160–172.
Wonderling D, Vickers AJ, Grieve R et al. 2004. Cost effectiveness analysis of a randomised trial of acupuncture for chronic headache in primary care. Br. Med. J. 328 (7442): 747–749.
Woolf C. J. 1996. Windup and central sensitization are not equivalent. Pain 66(2–3): 105–108.
Woollam CHM, Jackson AO. 1998. Acupuncture in the management of chronic pain. Anaesthesia 53(6): 593–595.
Wu MT, Sheen JM, Chuang KH et al. 2002. Neuronal specificity of acupuncture response: a fMRI study with electroacupuncture. Neuroimage 16(4): 1028–1037.
Wyon Y, Lindgren R, Lundeberg T et al. 1995. Effects of acupuncture on climacteric vasomotor symptoms, quality of life, and urinary excretion of neuropeptides among postmenopausal women. Menopause 2: 3–12.

Xie Y M, Xu S, Zhang C S, Xue C C. 2014. Examination of surface conditions and other physical properties of commonly used stainless steel acupuncture needles. Acupunct. Med. 32: 146–154.
Xu S, Wang L, Cooper E et al. 2013. Adverse events of acupuncture: a systematic review of case reports. Evidence-based Complement Altern. Med 2013: 581203.
Yamashita H, Tsukayama H, Tanno Y et al. 1999. Adverse events in acupuncture and moxibustion treatment: a six-year survey at a national clinic in Japan. J. Altern. Complement. Med. 5(3): 229–236.
Yang H P, Wang L, Han L, Wang S C. 2013. Nonsocial Functions of Hypothalamic Oxytocin. ISRN Neurosci 2013: 1–13.
Yang J, Yang Y, Chen J M. et al. 2007. Effect of oxytocin on acupuncture analgesia in the rat. Neuropeptides 41: 285–292.
Yoon S S, Kwon Y K, Kim M R et al. 2004. Acupuncture-mediated inhibition of ethanol-induced dopamine release in the rat nucleus accumbens through the GABA-B receptor. Neurosci. Lett. 369(3): 234–238.
Yuan Q, Guo T, Liu L et al. 2015. Traditional Chinese medicine for neck pain and low back pain: a systematic review and meta-analysis. PLoS ONE 10, e0117146.
Yue J, Zhang Q, Sun Z et al. 2013. A case of electroacupuncture therapy for pressure ulcer. Acupunct. Med. 31: 450–451.
Zhao Z Q. 2008. Neural mechanism underlying acupuncture analgesia. Prog. Neurobiol. 85: 355–375.

Stichwortverzeichnis

B

T

U

V

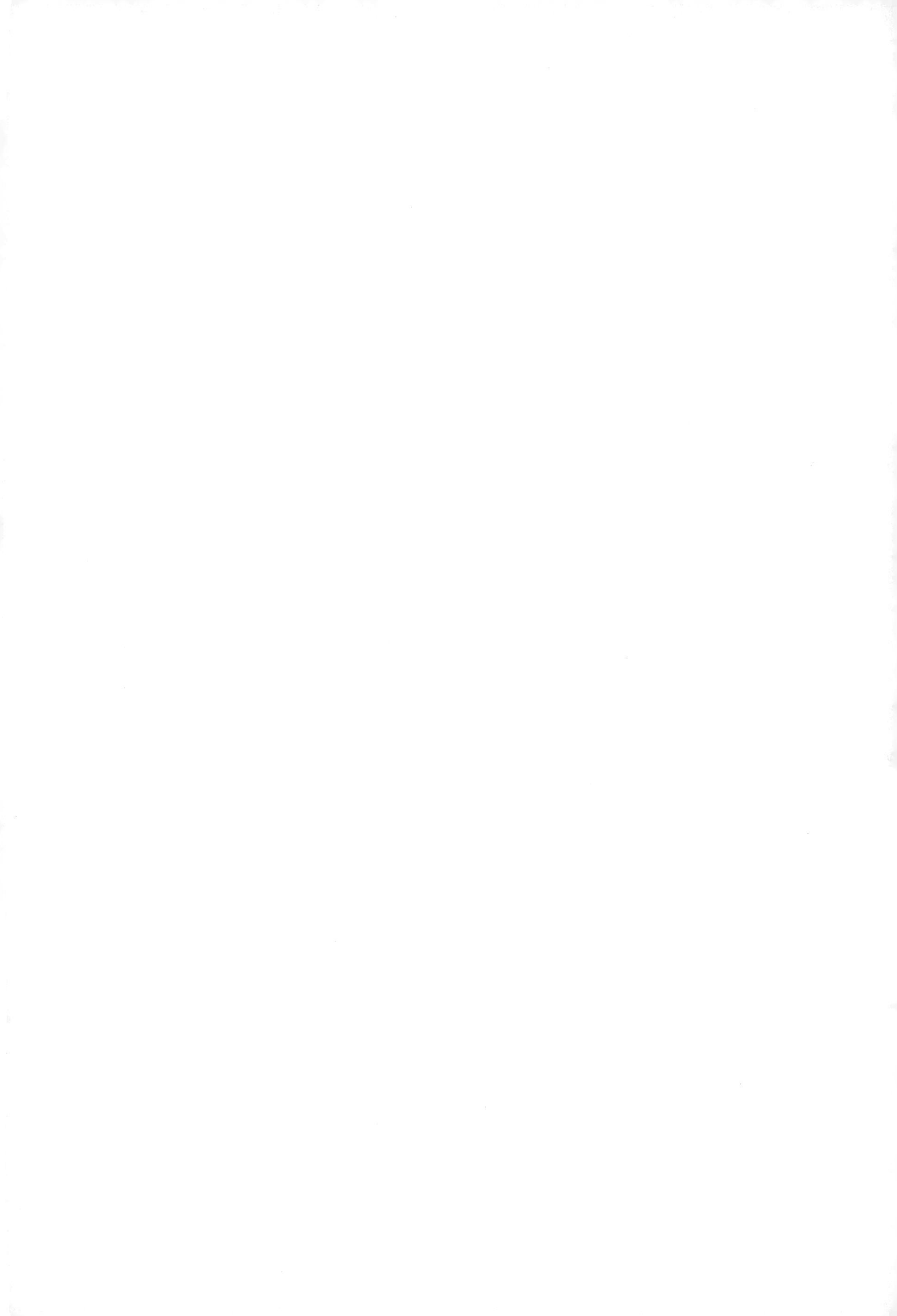